乳腺癌病例集锦 2018

主　编　陆劲松　胡夕春

中华医学电子音像出版社
CHINESE MEDICAL MULTIMEDIA PRESS
北　京

图书在版编目（CIP）数据

乳腺癌病例集锦. 2018/陆劲松，胡夕春主编. —北京：中华医学电子音像出版社，2018. 6

ISBN 978-7-83005-167-9

Ⅰ. ①乳…　Ⅱ. ①陆… ②胡…　Ⅲ. ①乳腺癌-病案　Ⅳ. ①R737. 9

中国版本图书馆 CIP 数据核字（2018）第 086419 号

网址：www.cma-cmc.com.cn（出版物查询、网上书店）

乳腺癌病例集锦 2018
RUXIAN AI BINGLI JIJIN 2018

主　　编：陆劲松　胡夕春
策划编辑：史仲静　冯晓冬
责任编辑：史仲静　王翠棉　宫宇婷
校　　对：龚利霞
责任印刷：李振坤
出版发行：中华医学电子音像出版社
通信地址：北京市东城区东四西大街 42 号中华医学会 121 室
邮　　编：100710
E-mail：cma-cmc@cma.org.cn
购书热线：010-85158544
经　　销：新华书店
印　　刷：廊坊市佳艺印务有限公司
开　　本：889mm×1194mm　1/16
印　　张：14. 25
字　　数：370 千字
版　　次：2018 年 6 月第 1 版　　2018 年 6 月第 1 次印刷
定　　价：80. 00 元

《乳腺癌病例集锦2018》
编委会

主　　编　陆劲松　胡夕春

副 主 编　孙　涛　欧阳取长　王碧芸　殷文瑾

主编助理　林燕苹　蒋一维　张　捷

病例提供者（以姓氏笔画为序）

马　越　王永刚　王根和　王晓稼　王智煜　王富文
王懋莉　王耀辉　尹清云　孔令泉　厉红元　叶　欣
申　辉　吕　叶　任国胜　刘红光　刘新兰　许勇刚
孙春晓　严婷婷　李　纲　李　薇　李志华　李建文
杨　凡　杨　帆　杨　梅　吴玉团　吴克瑾　吴秀凤
吴凯男　何　奇　汪　洁　沈　赞　张凤春　张远起
张迎舟　张明迪　张徽声　陆劲松　陈　夏　陈宏亮
邵秋菊　周洁晶　赵　晖　郝春芳　胡　滨　胡尔维
厚玉瑾　袁春秀　贾　岩　夏　爽　顾　蓓　党雪飞
钱六七　钱国伟　徐　滔　徐迎春　徐玲玉　徐燕军
殷咏梅　高媛媛　郭　斌　黄　平　黄　英　黄　香
黄胜超　蒋一维　戴　斌

病例点评者（以姓氏笔画为序）

马　越　上海交通大学医学院附属仁济医院
王红霞　上海市第一人民医院
王佳玉　中国医学科学院肿瘤医院
王海波　青岛大学附属医院
王碧芸　复旦大学附属肿瘤医院
田　璨　湖南省肿瘤医院
刘　强　上海交通大学医学院附属仁济医院
刘晓安　江苏省人民医院
刘新兰　宁夏医科大学总医院肿瘤医院
孙　涛　辽宁省肿瘤医院
李　曼　大连医科大学附属第二医院
杨子昂　复旦大学附属中山医院
肖华伍　河南省肿瘤医院
吴　晖　湖南省肿瘤医院
辛　玫　上海交通大学医学院附属仁济医院
汪　洁　复旦大学附属华山医院
张　剑　复旦大学附属肿瘤医院
张雪晴　上海交通大学医学院附属仁济医院
陆劲松　上海交通大学医学院附属仁济医院

陈　波　　中国医科大学附属第一医院
陈　洁　　上海交通大学医学院附属仁济医院
陈占红　　浙江省肿瘤医院
陈凌翔　　江苏省肿瘤医院
林海平　　上海交通大学医学院附属仁济医院
欧阳取长　湖南省肿瘤医院
周力恒　　上海交通大学医学院附属仁济医院
郑唯强　　第二军医大学附属长海医院
莫雪莉　　北京大学首钢医院
徐迎春　　上海交通大学医学院附属仁济医院
徐曙光　　上海交通大学医学院附属仁济医院
葛　睿　　复旦大学附属华东医院
蒋为民　　复旦大学附属华山医院
谢　宁　　河南省肿瘤医院
潘跃银　　安徽省立医院

内容提要

本书编委会在全国范围内收集了大量乳腺癌典型病例，诚邀乳腺外科、肿瘤内科、放疗科、影像科、病理科等科室的知名专家对病例进行多层次、多维度剖析，重点对病例的诊疗经过、治疗方案的选择、治疗效果及预后情况进行了详细的阐述，力求将完整信息展现给读者。本书旨在通过对典型病例的分析及点评，让读者有最大的获益。

前　言

当前，乳腺癌在全球范围内依旧是女性发病率居首位的恶性肿瘤，每年有200万例新发乳腺癌患者，同时有50万例女性患者死于该疾病，平均每26秒就有一例女性被诊断为乳腺癌，这些触目惊心的数据让广大乳腺肿瘤领域的临床医务工作者倍感责任重大。令人欣慰的是，随着乳腺癌领域基础、临床及其转化性研究的不断深入，近年来诊疗水平也得到了笃实稳健的提高，新思路、新理念推陈出新，各类临床新药层出不穷，极大改善了乳腺癌的治疗效果，乳腺癌作为慢性疾病的全程管理理念也在实践中取得了巨大进步。随着多学科诊疗模式的诞生与不断发展，乳腺癌的治疗早已不局限在外科的手术，相关的肿瘤内科、放疗科、影像科、病理科，以及大内科、大外科等已融合成一个协作整体，为复杂、特殊病情的乳腺癌患者提供最佳、最规范的诊疗方案，实现个体化治疗与全程综合管理。上海交通大学医学院附属仁济医院乳腺疾病中心多学科诊疗模式（MDT）团队自2013年成立以来已举行多学科病例会诊百余场，诊治患者超两千人次。

科技的飞速发展导致时代迅猛变化，新技术的异军突起将会大大促进诊断和治疗的效能和准确度。当围棋九段高手柯洁惜败给机器人阿尔法狗而流泪的时候，已经充分显示人工智能（AI）的强大能力，而当人工智能在医疗实践中跃跃欲试、小试牛刀时，强烈冲击了我们医疗业务工作者的思维。医疗领域人工智能Watson医师的出现给医学界也带来了振动，它最初的定位是辅助医师进行诊断和医疗，以后能否直接对患者进行诊疗还有很长的路要走。随着大数据的发展，Watson医师一定比单个具体的医疗专家可以更快、更全面地掌握各种临床试验的结果，就像法律界的AI整理卷宗一样，对于医学病例数据分析也是未来AI的发展方向。新药多、方法多、疗效提高是乳腺癌治疗进展的特点，信息科技的发展也使患者可以多渠道、多途径、方便地获得最新的治疗信息，这也将推动我们临床工作者在科研和临床实践中不断开拓自己的思维，更加融入人性化的思考，为患者赢得更多的获益。上海交通大学医学院附属仁济医院乳腺疾病中心MDT团队率先在每周例行的多学科疑难病例讨论中引入人工智能辅助系统Watson肿瘤医师，并进行了积极有益的深入探索。

本书的目的就是向广大乳腺肿瘤相关专业的同道提供最新、最实用的临床乳腺癌实战病例。书中征集了来自全国多家医院乳腺癌治疗的真实案例，其可以是一个典型的病例或一个罕见的病例，也可以是一个探索性的创新治疗。同时邀请了全国知名的乳腺癌多学科知名专家、结合自身丰富的临床经验和最新的国际临床研究进展，针对性地对病例进行深入专业性的点评和解读，对每一个病例的细节、病情、治疗及疾病的演进变化过程做出了详实精辟的场景分析，解开其中可能的内在机制和规律，可帮助读者在短时间内快速提高临床乳腺癌诊治的实践水平。

本书的姐妹篇《乳腺癌临床与转化性研究进展2018》系统性介绍了一年内新近报道的具有创新性、临床重点和难点相关的重大临床试验及其转化性研究的结果，这些结果有可能会影响目前或将来的诊疗决策，以及一些以前重大临床试验的长期随访更新结果、具有普遍临床意义的亚组研究探索报道，并邀请国内乳腺癌相关的著名专家针对性结合自身的智慧深入解读其中的临床规律和意义，有利于读者快速领会这些临床试验的精髓所在，从而提高临床诊治能力。临床试验不断积累，随访更新、亚组分析、转化性研究等结果不断深入，将引发读者更深入的思考，并不断提高其理论知识，再回到本书中的病例中来，可进一步提高其对临床患者的诊治水平。

病例实践和前瞻性的临床研究既需要融会贯通，又不能依样画瓢；医学理论脱离临床实践就如无源之水，而临床实践若无研究数据支撑，那就回到了盲目的“头痛医头、脚痛医脚”的误区。每个病例的治疗都具有当时的时间和空间的局限性，没有最好的答案，只有不断地探索与提高，不断地将乳腺癌相关的系统和最新的理论知识联系临床实际病例，结合本书中专家对病例的分析思路，在大量的循证研究中思考可能的获益患者特征，同时在临床患者的治疗中思考相关的临床研究，激发锤炼我们的临床思维，才能不断提高我们的诊断治疗水平，更好地提高乳腺癌患者的治疗效果。

陆劲松　胡夕春

2018年6月于上海

目录

病例 1　激素受体阳性/人表皮生长因子受体 2 阴性转移性乳腺癌病例分享

钱国伟　王永刚　沈　赞*

上海市第六人民医院

【病史及治疗】

➢ 患者，女性，49 岁，未停经，无激素类药物使用史，无家族病史。既往史：2 型糖尿病 2 年，甲状腺功能减退 6 年，原发性高血压病 3 年。

➢ 2007-12 因“右乳肿块伴疼痛 1 个月”入院。查体：右乳腺外上象限触及 5.0 cm×5.0 cm 肿块，质硬，边界不清，可活动。右侧腋下可及一融合性肿块，大小 4.0 cm× 4.0 cm。2007-12-14 行右乳癌改良根治术。术后病理：右乳浸润性导管癌（Ⅱ~Ⅲ级），部分区域呈小叶癌表现；脉管内见癌栓，乳头皮肤未见癌累及，大小 5.5 cm× 4.5 cm，同侧区域淋巴结（9/16）（+），雌激素受体（estrogen receptor，ER）（+），孕激素受体（progesterone receptor，PR）（-），增殖细胞抗原（Ki-67）（10%+），人表皮生长因子受体 2（human epiderma growth factor receptor 2，HER2）（2+），荧光原位杂交（fluorescence in situ hybridization，FISH）（-）。

➢ 术后辅助化疗：ET 方案［表柔比星（EPI）60 mg 第 1 天+多西他赛（TXT）120 mg 第 2 天］，共 6 次，末次化疗时间在 2008-05，化疗过程中停经。

➢ 术后辅助放疗：右侧胸壁+右侧腋窝淋巴引流区放疗 25 次（具体剂量不详）。

➢ 2008-05 至 2012-04 内分泌治疗：使用药物托瑞米芬、阿那曲唑和来曲唑，每一种药物使用时间及剂量不详。

【辅助检查】

➢ 2012-04-23 检查肿瘤标志物：癌胚抗原（carcino-embryonic antigen，CEA）28.27 μg/L↑，糖类抗原 153（carbohydrate antigen 153，CA 153）61.68 U/ml↑，均升高。

➢ 2012-04-23 骨发射型计算机体层成像（emission computed tomography，ECT）（图 1-1）：左第 5、6、7、8 肋骨、右肩胛骨、左髋臼多发放射性浓聚区。

➢ 2012-04-24 开始行氟维司群 500 mg 肌内注射，每 2 周 1 次，共 3 次；后改为 250 mg 肌内注射，每 4 周 1 次。

➢ 2012-04-24 开始行唑来膦酸治疗 4 mg，每 4 周 1 次。

【本阶段小结】

绝经前女性，诊断：右侧乳腺癌（$pT_1N_2M_0$ ⅢA 期，Lumina A 型），经过了手术治疗、术后辅

* 通信作者，邮箱：sshenzzan@ vip. sina. com

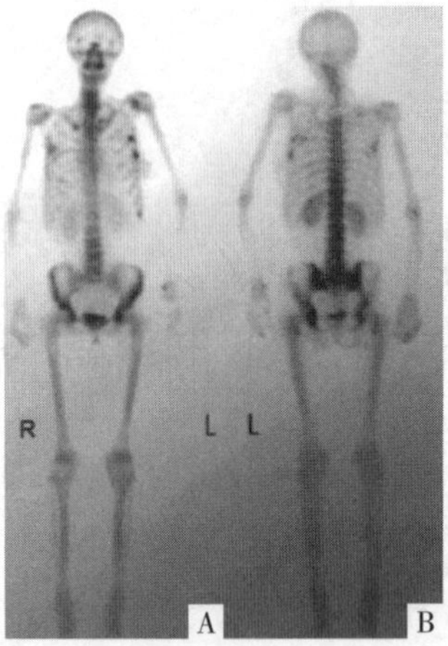

图 1-1　2012-04-23　全身骨扫描

注：A. ECT 正面观图像；B. ECT 背面观图像

助化疗、辅助放疗和辅助内分泌治疗，在内分泌治疗 4 年出现了多发骨转移。对于 HR（+）、HER2（-）的转移性乳腺癌（metastatic breast cancer，MBC），如果病变局限在乳腺、骨和软组织且无症状，肿瘤负荷不大的内脏转移患者，推荐首选内分泌治疗。本例患者当时仅存在无症状的骨转移，且内分泌治疗已达 4 年，所以优先选择内分泌治疗。而激素受体（hormone receptor，HR）（+）、HER2（-）的 MBC 一线内分泌治疗优先选择氟维司群 500 mg、CDK4/6 抑制药帕博西尼（palbociclib）+来曲唑，当然也可以选择他莫昔芬（TAM）、不同机制的芳香化酶抑制药（AI）或依维莫司+芳香化酶抑制药。本患者在当时条件下选择了氟维司群，在此内分泌抗肿瘤治疗的基础上联合唑来膦酸抗骨质破坏治疗。

【病史及治疗续一】

➢ 2012-06-27 因“腰背疼痛”就诊我科。

➢ 2012-06 胸腰椎电子计算机体层成像（computed tomography，CT）（图 1-2）：多椎体骨质破坏，第 12 胸椎椎体病理性压缩骨折。

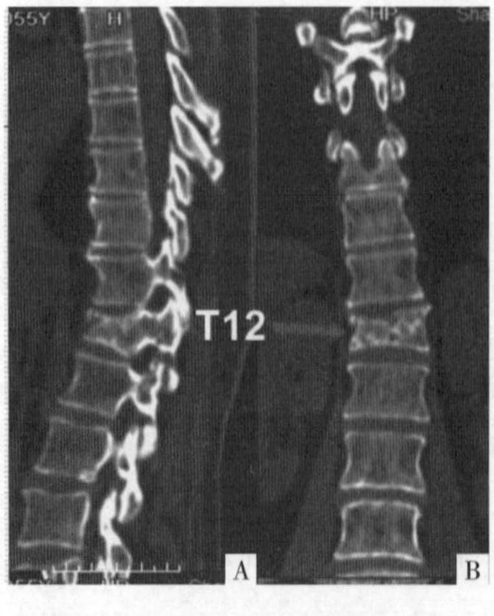

图 1-2　2016-06 腰胸椎 CT 平扫片

注：A. 胸腰椎 CT 矢状位；B. 胸腰椎 CT 冠状位

➢ 2012-06 骨盆 CT（图 1-3）：多发斑片状骨质破坏。

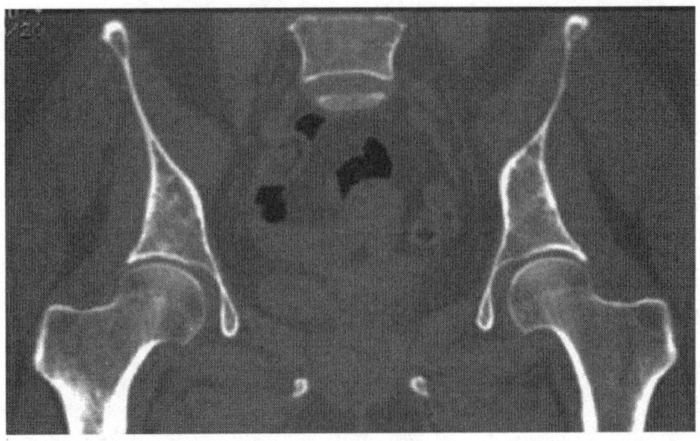

图 1-3　2012-06 骨盆 CT 平扫片

➢ 2012-06 胸腹部 CT：未见异常。

➢ 2012-06 行骨活检术+经皮椎体成形术（percutaneous vertebroplasty，PVP）+射频消融（图1-4）：第10～12 胸椎椎体分别注入骨水泥 5 ml、5 ml、4 ml，术后腰背疼痛明显缓解。

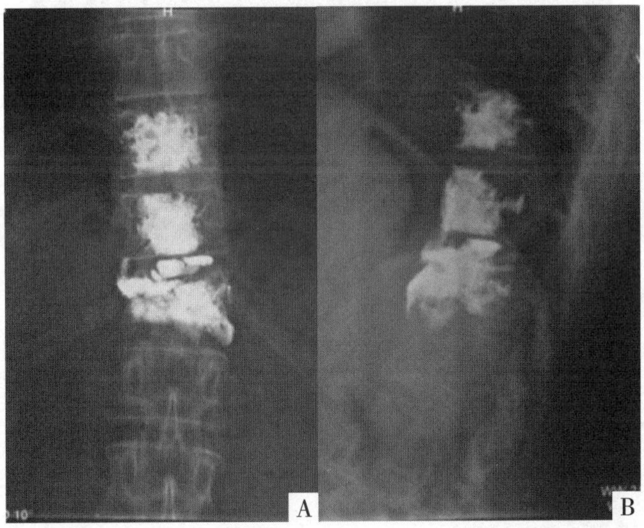

图 1-4　2012-06 第 10～12 胸椎椎体注入骨水泥后 X 线正侧位片

注：A. 胸腰椎 X 线正位片；B. 胸腰椎 X 线侧位片

➢ 穿刺病理：第 10 胸椎穿刺活检示转移性乳腺浸润性导管癌伴神经内分泌分化。免疫组织化学（以下简称免疫组化）：细胞角蛋白 7（cytokeratin 7，CK7）（+），细胞角蛋白 20（CK20）（-），绒毛蛋白（Villin）（-），ER（2+），PR（2+），HER2（+），Ki-67（30%+），突触素（Syn）（+），波形蛋白（Vimentin，Vim）（-），CEA（-），甲状腺转录因子 1（thyroid transcription factor 1，TTF1）（-）。原发灶我院病理会诊：右乳浸润性导管癌Ⅱ级，ER（3+），PR（-），HER2（-），Ki-67（30% +）。

➢ 术后继续氟维司群（250 mg，每 4 周 1 次）+唑来膦酸（4 mg，每 4 周 1 次）+钙剂和维生素 D_3 治疗。

【本阶段小结】

患者使用氟维司群+唑来膦酸治疗 4 个月后新出现多发椎体骨质破坏和骨盆骨质破坏，评价疾病进展（progression of disease，PD），并出现骨相关事件（skeletal-related events，SREs）即第 10 胸椎椎体的病理性骨折，在治疗上患者氟维司群的使用剂量从 500 mg 降至 250 mg。一方面，可能剂量不够导致疗效下降［CONFIRM 研究，500 mg 与 250 mg ，无进展生存（progression-free survival，PFS）为 6.5 个月与 5.5 个月比较，$P=0.006$）；另一方面，在一线内分泌治疗 6 个月内出现进展可视为内分泌耐药。对于骨转移引起的椎体病理性骨折，影响了脊柱的稳定性，可能导致椎体后移压迫脊髓，引起截瘫，本患者第 10~12 胸椎椎体行 PVP 术+射频消融，一方面修复受损椎体，增加脊柱的稳定性；另一方面可以对椎体转移灶中的肿瘤细胞产生杀伤作用。术后腰背疼痛明显缓解，术后患者当天可以下床活动，较传统的外科手术创伤小且疗效显著，同时辅以唑来膦酸治疗+钙剂和维生素 D_3 治疗，进一步抗骨质破坏。

【病史及治疗续二】

➢ 2013-08 检查肿瘤标志物：CEA 129.1 μg/L↑，CA153 141.5 U/ml↑，神经元烯醇化酶（neuron-specific enolase，NSE）66.36 μg/L↑。

➢ 2013-08-04 腹部 CT（图 1-5）：肝多发转移，双侧肾上腺转移。

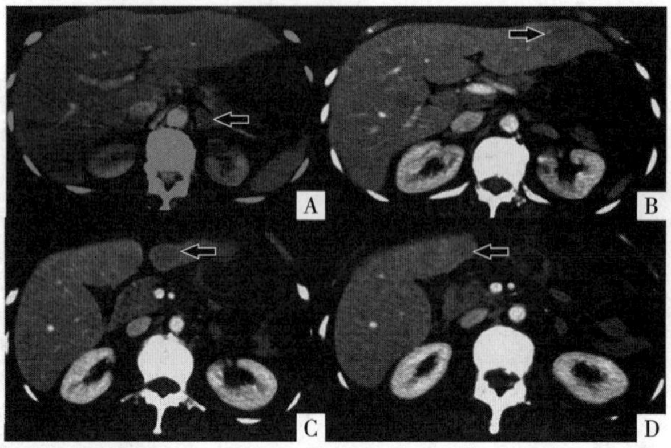

图 1-5　2013-08-04 腹部增强 CT 片

注：A. 箭头为左侧肾上腺转移灶；B. 箭头为肝转移灶；C. 箭头为肝转移灶；D. 箭头为肝转移灶

➢ 2013-08-08 胸部 CT（图 1-6）：双肺多发转移结节影。

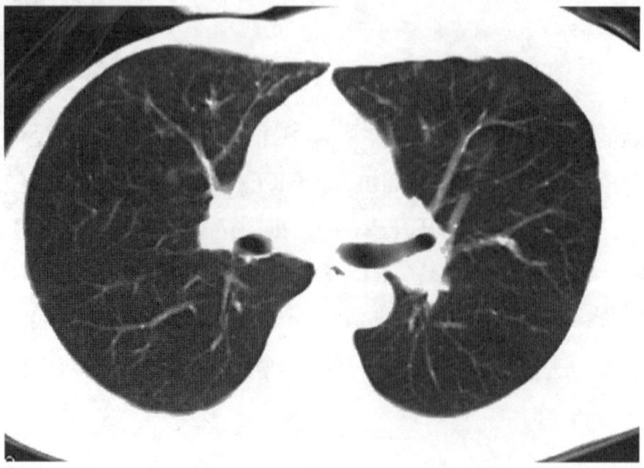

图 1-6　2013-08-08　胸部 CT 平扫片

➤ 2013-08-06 骨扫描（图 1-7）：多发骨放射性浓聚灶，较前增多。

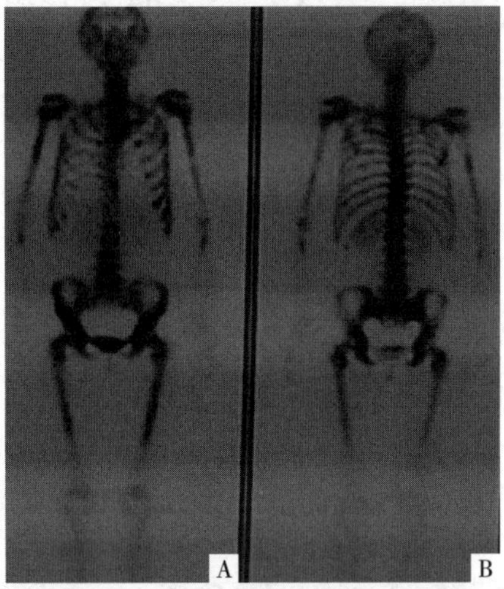

图 1-7　2013-08-06 全身骨扫描片

注：A. ECT 正面观图像；B. ECT 背面观图像

➤ 2013-08-06 腰椎磁共振成像（magnetic resonance imaging，MRI）（图1-8）：多发骨质破坏。

➤ 2013-08-06 颈椎 CT（图 1-9）：多发骨质破坏。

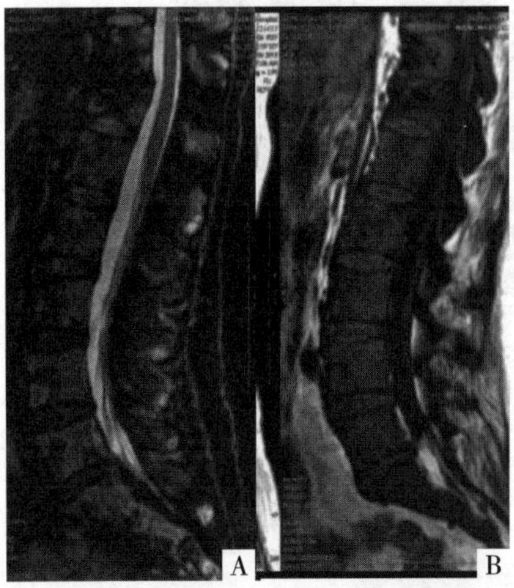

图 1-8　2013-08-06 腰椎 MRI

注：A. T_2 加权；B. T_1 加权

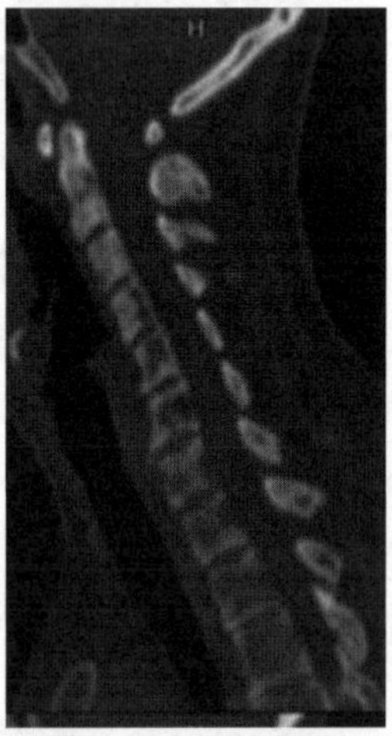

图 1-9　2013-08-06 颈椎 CT 平扫片

➤ 2013-08-12 骨髓活检（图 1-10）：骨髓侵犯。

➤ 2013-08-25 停用氟维司群，改用依维莫司 10 mg，每天 1 次+他莫昔芬 10 mg，每天 2 次治疗，因骨髓抑制［白细胞（white blood cell，WBC）2.6×10^9/L，血红蛋白（hemoglobin，Hb 74 g/L］，依维莫司减量至 10 mg，隔日 1 次；5 mg，隔日 1 次交替服用后骨髓抑制改善。

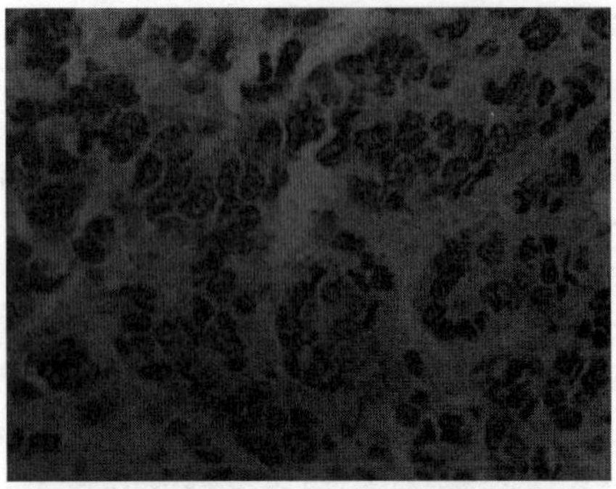

图 1-10　2013-08-12　骨髓活检

➢ 2013-12 骨痛缓解，停止服用镇痛药。肿瘤标志物进行性下降。

➢ 2013-12 腹部 CT（图 1-11）：肝脏病灶明显缩小或消失。

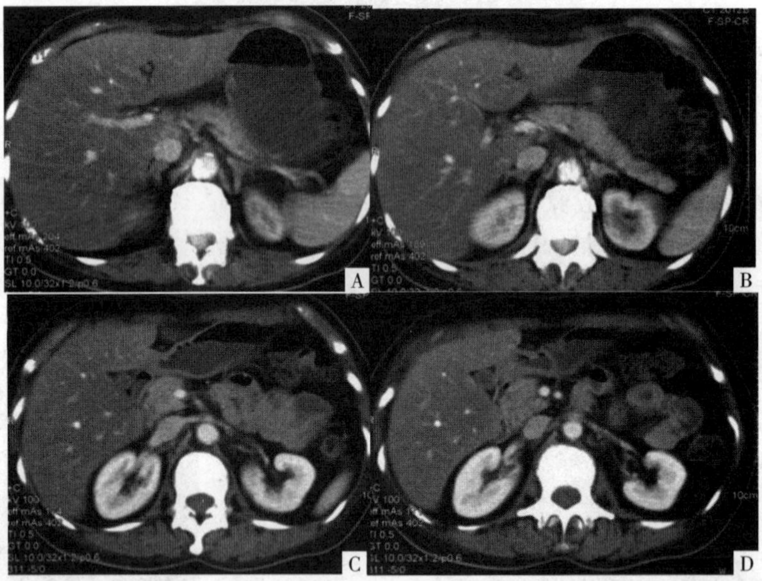

图 1-11　2013-12 腹部增强 CT 片

注：A. 腹部 CT 层面 1；B. 腹部 CT 层面 2；C. 腹部 CT 层面 3；D. 腹部 CT 层面 4

➢ 2013-12 胸部 CT（图 1-12）：肺内病灶大部分消失。

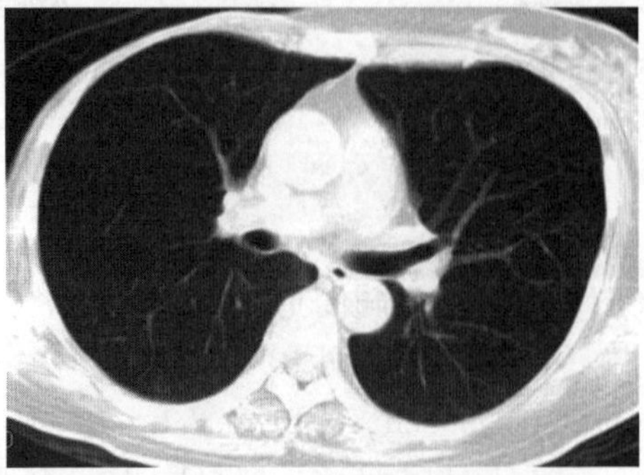

图 1-12　2013-12 胸部 CT 平扫片

➢ 2014-08 肿瘤标志物：CEA 45.03 μg/L，CA153 49.43 U/ml，NSE 16.18 μg/L。
➢ 2014-08 胸部 CT：未见明显异常。
➢ 2014-08 腹部 CT：未见明显异常。
➢ 2014-08 骨扫描：左侧锁骨、第6肋骨、第1腰椎椎体代谢异常，考虑转移瘤。

【本阶段小结】

患者一线氟维司群内分泌治疗后疾病进展，肿瘤标志物升高，新发肝转移和肺转移，骨转移病灶较前增多，并出现骨髓侵犯。此时换用二线内分泌治疗。对于二线内分泌治药物没有明确的使用顺序，可以使用芳香化酶抑制药、他莫昔芬、氟维司群+CDK4/6 抑制药、芳香化酶抑制药+依维莫司、他莫昔芬+依维莫司、甲地孕酮等，本例患者在当时的条件（CDK4/6 抑制药还未上市）下选择了他莫昔芬+依维莫司，经过二线治疗患者腰背部疼痛缓解，停用镇痛药，肿瘤标志物下降，肺部转移灶和肝转移灶逐渐消失，接近完全缓解（complete remission，CR），部分骨转移病灶消失。

【病史及治疗续三】

➢ 2015-01 患者腰背部疼痛进行性加重。
➢ 2015-01 肿瘤标志物：CEA 163.02 μg/L↑，CA153 136.5 U/ml ↑，NSE 48.99 μg/L↑。
➢ 2015-01 胸部 CT：未见明显异常。
➢ 2015-01 腹部 MRI（图 1-13）：肝内多发转移瘤；肝门区及腹膜后多发肿大淋巴结。

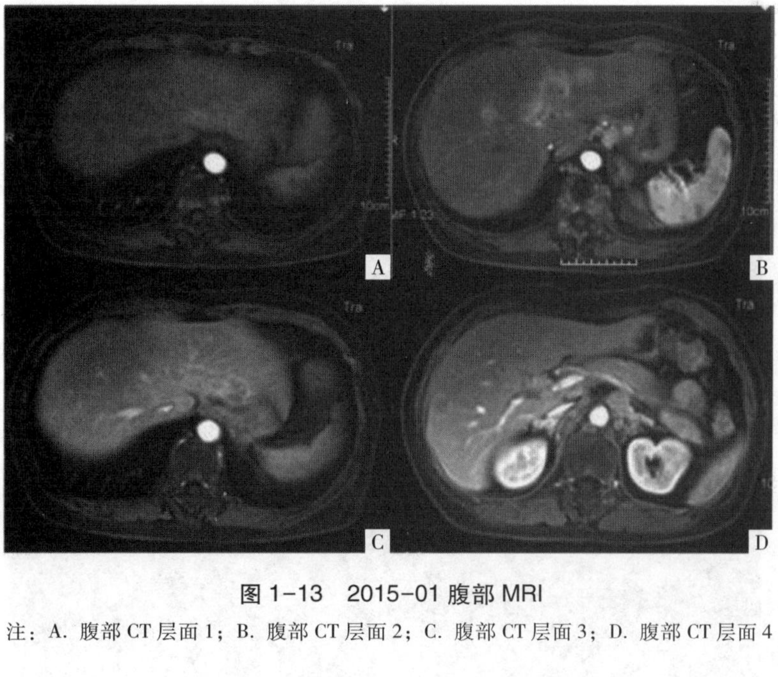

图 1-13　2015-01 腹部 MRI

注：A. 腹部 CT 层面 1；B. 腹部 CT 层面 2；C. 腹部 CT 层面 3；D. 腹部 CT 层面 4

➢ 2015-01 胸部及腰椎 CT（图 1-14）：多发椎体溶骨性骨质破坏。

➢ 2015-01-16 至 2015-03-04 行紫杉醇（PTX）120 mg，每周1次，化疗6次，无明显不良反应。

➢ 2015-03 腰背痛无缓解。

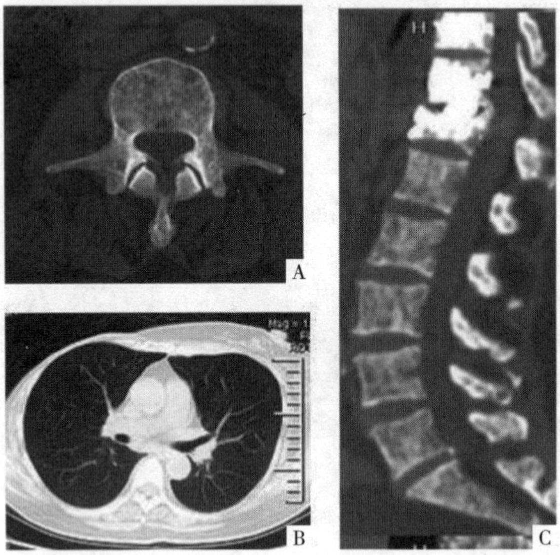

图 1-14　2015-01 胸部及腰椎 CT 平扫片

注：A. 腰椎 CT 横断面；B. 胸部 CT 平扫；C. 腰椎 CT 矢状面

- 2015-03 肿瘤标志物：CEA 108.02 μg/L↓，CA153 224.5 U/ml ↑，NSE 30.99 μg/L↓。
- 2015-03 胸部 CT：未见明显异常。
- 2015-03 腹部 MRI（图 1-15）：肝内多发转移瘤，后腹膜肿大淋巴结，较前增大。

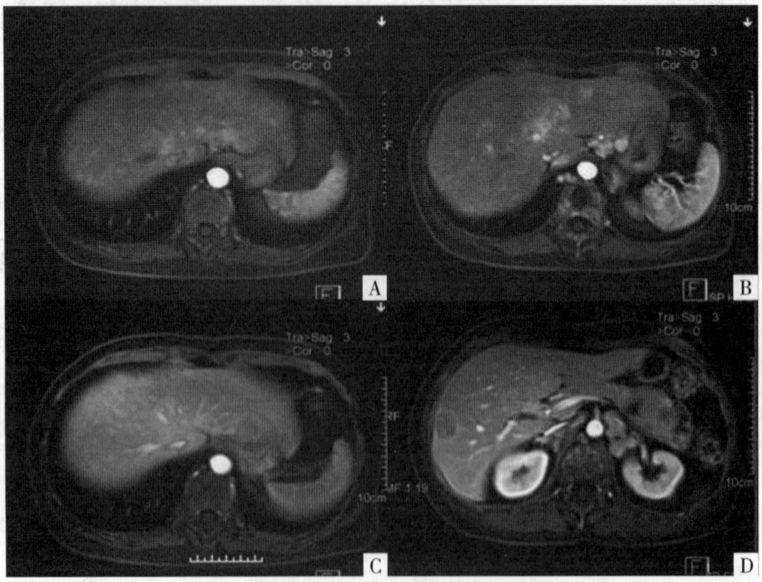

图 1-15　2015-03 腹部增强 MRI

注：A. 腹部 MR 层面 1；B. 腹部 MR 层面 2；C. 腹部 MR 层面 3；D. 腹部 MR 层面 4

➢ 患者拒绝继续化疗，2015-03-25 起依西美坦治疗。
➢ 2015-08 出现乏力，食欲缺乏，功能状态评分（performance status，PS）4 分。
➢ 2015-08 血常规：血红蛋白 36 g/L，血小板计数 $57×10^9$/L。
➢ 2015-08 肿瘤标志物：CEA 259. 56 μg/L↑，CA153 126. 7 U/ml↑，NSE 325. 1 μg/L↑。
➢ 2015-08 胸部 CT：未见明显异常。
➢ 2015-08 腹部超声：肝内多发转移瘤，较大者为 27 mm×19 mm。
➢ 2015-08 骨髓穿刺活检：骨髓纤维化伴广泛肿瘤细胞浸润。
➢ 输血、重组人血小板生成素注射液（TPO）对症治疗，患者拒绝化疗。
➢ 2015-10-27 突发呕血。
➢ 血常规：白细胞计数 7. $7×10^9$/L，血红蛋白 38 g/L，血小板计数 $30×10^9$/L。
➢ 2015-10-28 死亡。

【本阶段小结】

患者二线他莫昔芬+依维莫司内分泌治疗后进展，主要表现为腰背部疼痛加重，肝转移灶进展，骨转移灶进展，肿瘤标志物升高，但肺部未见明显变化，PFS 为 17 个月。后来患者更换三线紫杉醇单药化疗，疾病继续进展，表现为腰背部无缓解，腹膜后淋巴结较前增大。四线方案更换为依西美坦单药治疗，疾病继续进展，肿瘤标志物继续升高，骨髓广泛侵犯并发生纤维化，影响骨髓造血功能。从三、四线治疗到死亡维持了约 10 个月。

【专家点评一】

1. 本例患者是否可以选择内分泌治疗　对 HR（+）、HER2（-）MBC 患者治疗前要充分评估患者是否有内分泌治疗耐药，疾病是否进展迅速，是否合并内脏危象，本例患者没有上述情况，优先选择内分泌治疗。

2. 本例患者应该选择什么样的一线内分泌治疗方案　本例患者化疗后绝经，既往接受过辅助内分泌治疗，可以选择氟维司群 500 mg、来曲唑+CDK4/6 抑制药帕博西林（palbociclib）/瑞博西林（ribociclib），从疗效上来讲，优先选择后者［PALOMA-2 研究：来曲唑+palbociclib *vs.* 来曲唑，无进展生存（progression free survival，PFS）为 24. 8 个月 *vs.* 14. 5 个月；MONALEESA-2 研究：来曲唑+ribociclib *vs.* 来曲唑，来曲唑+ribociclib 组 PFS 尚未达到（95% *CI*：19. 3-未达到（not reached）］，来曲唑+安慰剂组为 14. 7 个月（*HR* 0. 556；95%*CI*：0. 429~0. 720），内脏转移亚组 ribociclib 组［尚未达到中位 PFS，95% *CI*：19. 3-未达到（not reached）］，对照组 13 个月（*HR* 0. 535；95% *CI*：0. 385~0. 742）］。而对于既往没有使用过内分泌治疗、没有内脏转移的患者优选氟维司群 500 mg（FIRST 研究：氟维司群 *vs.* 阿那曲唑，PFS 为 23. 4 个月 *vs.* 13. 1 个月；FALCON 研究：氟维司群 *vs.* 阿那曲唑，无内脏转移亚组 PFS 为 22. 3 个月 *vs.* 13. 8 个月），而且氟维司群 500 mg 疗效更佳（CONFIRM 研究：氟维司群 500 mg *vs.* 氟维司群250 mg，PFS 为 6. 5 个月 *vs.* 5. 5 个月）。而本例患者只用了 250 mg。

3. 一线内分泌治疗用多久　只要患者能够耐受，一直用到疾病进展为止。

4. 如果一线内分泌治疗失败，应选择什么样的二线方案，是否可以继续使用内分泌治疗　对内分泌治疗有反应的患者，推荐继续内分泌治疗，除非患者出现快速进展伴器官衰竭，对于如何安排内分泌治疗药物的次序，没有特别推荐。本例患者一线使用氟维司群进展，二线可以选择氟维司群 500 mg+palbociclib（PALOMA-3 研究：氟维司群 500 mg+palbociclib *vs.* 氟维司群 500 mg+安慰剂，PFS 为 9. 5 个月 *vs.* 4. 6 个月，绝经后亚组 PFS 为 9. 9 个月 *vs.* 3. 9 个月）、芳香化酶抑制药+

依维莫司（BOLERO-2 研究：依西美坦+依维莫司 *vs.* 依西美坦，PFS 为 11.1 个月 *vs.* 4.1 个月）、他莫昔芬+依维莫司（TAMRAD 研究：他莫昔芬+依维莫司 *vs.* 他莫昔芬，PFS 为 8.6 个月 *vs.* 4.5 个月）或氟维司群 500 mg+依维莫司（PrECOG0102 研究：氟维司群 500 mg+依维莫司 *vs.* 氟维司群 500 mg+安慰剂，PFS 10.4 个月 *vs.* 5.1 个月）。因为目前缺乏含 palbociclib 方案和含依维莫司方案头对头的比较，所以从疗效上讲无法评价上述方案孰优孰劣。

5. 多线治疗失败后如何选择后续治疗 目前没有太多循证医学证据支持。目前内分泌治疗相关临床研究只有 2 项（MONARCH-1 研究：CDK4/6 抑制药 abemaciclib 在经过多线治疗的 HR（+）、HER2（-）转移性乳腺癌显示了单药治疗的有效性：客观缓解率（objective response rate，ORR）19.7%，中位 PFS 6.0 个月，中位总生存（overall survival，OS）17.7 个月；BELLE-3 研究：PI3K 抑制药 buparlisib 联合氟维司群治疗经芳香化酶抑制药、哺乳动物雷帕霉素靶蛋白（mammalian target of rapamycin，mTOR）抑制药治疗进展后 HR（+）、HER2（-）局部晚期以及转移性乳腺癌，buparlisib+氟维司群 *vs.* 氟维司群+安慰剂，PFS 3.9 个月 *vs.* 1.8 个月，PIK3CA 突变亚组 PFS 3.9 个月 *vs.* 2.7 个月），在精准医学时代，可以考虑液态活检行全基因检测寻找潜在治疗靶点，实现肿瘤个体化治疗。

6. 本例患者既往治疗按目前指南和共识点评

（1）本次不详细评述患者 2007 年初诊的处理，简要建议如下：建议临床腋窝淋巴结阳性，特别是具有融合表现时，宜先行新辅助化疗；建议术后辅助治疗方案为 EC（E，表柔比星；C，环磷酰胺）序贯紫杉醇类或 TAC（T，多西他赛；A，多柔比星；C，环磷酰胺），尽量不选用循证医学证据较少的 TA（T，多西他赛；A，多柔比星）方案；术后辅助放疗建议包含锁骨上下区域，必要时可包含内乳区；未绝经高危患者建议卵巢功能抑制药+芳香化酶抑制药进一步降低复发风险。

（2）2012 年骨转移证据如能在 ECT 基础上，增加 CT、MRI 或至少 X 线片的证据为佳。患者无内脏危象，辅助内分泌治疗开始 4 年不到出现复发，按照 ABC3 的定义为内分泌继发性耐药，可以选用的策略首选换用内分泌治疗+靶向药物（包括依维莫司、CDK4/6 抑制药），如果使用靶向药物条件优先，可考虑换用选择性雌激素受体降解剂类药物或其他与辅助用药机制有差异的药物。该患者选用氟维司群较为合理。

（3）氟维司群治疗期间，患者 2012 年 CT 提示第 12 胸椎病理性骨折并进行了有效的 PVP 处理，第 12 胸椎累及未在基线 ECT 中显示（当然 ECT 可能存在假阴性，由此可见基线 CT、MRI 的重要性）；分 2 种情况：①如基线存在第 12 胸椎等部位的转移，则此次骨折属于骨相关事件，不属于疾病进展，可继续使用氟维司群+唑来膦酸。②如基线无第 12 胸椎问题，则提示肿瘤进展，且判定原发内分泌耐药，在患者第 10 胸椎活检证实转移灶 ER 为阳性、HER2 为阴性的基础上，建议化疗或更换内分泌治疗+靶向治疗。

（4）从患者肝转移后换用内分泌治疗+靶向治疗（他莫昔芬+依维莫司）疗效显著（PFS 为 17 个月）可以看出，内分泌原发耐药通过靶向药物可以得到改善，重复了临床研究的结果。

（复旦大学附属肿瘤医院　张　剑）

【专家点评二】

1. 本例患者是否可以选择内分泌治疗 对 HR（+）、HER2（-）MBC 患者治疗前要充分评估患者是否有内分泌治疗耐药，疾病是否进展迅速，是否合并内脏危象，本例患者没有上述情况，优先选择内分泌治疗。

2. 本例患者应该选择什么样的一线内分泌治疗方案 本例患者化疗后绝经，既往接受过辅助内分泌治疗，可以选择氟维司群 500 mg、来曲唑+CDK4/6 抑制药 palbociclib/ribociclib，从疗效上来讲，优先选择后者［PALOMA-2 研究：来曲唑+palbociclib *vs.* 来曲唑，PFS 为 24.8 个月 *vs.* 14.5 个月；MONALEESA-2 研究：来曲唑+ribociclib *vs.* 来曲唑，来曲唑+ribociclib 组 PFS 尚未达到［95%*CI*：19.3-未达到（not reached）］，来曲唑+安慰剂组为 14.7 个月（*HR* 0.556；95% *CI*：0.429~0.720），内脏转移亚组 ribociclib 组［尚未达到中位 PFS，95% *CI*：19.3-未达到（not reached）］，对照组 13 个月（*HR* 0.535；95% *CI*：0.385~0.742）］。而对于既往没有使用过内分泌治疗没有内脏转移的患者优选氟维司群 500 mg（FIRST 研究：氟维司群 *vs.* 阿那曲唑，PFS 为 23.4 个月 *vs.* 13.1 个月；FALCON 研究：氟维司群 *vs.* 阿那曲唑，无内脏转移亚组 PFS 为 22.3 个月 *vs.* 13.8 个月），而且氟维司群 500 mg 疗效更佳（CONFIRM 研究：氟维司群 500 mg *vs.* 氟维司群 250 mg，PFS 为 6.5 个月 *vs.* 5.5 个月）。而本例患者只用了 250 mg。

3. 一线内分泌治疗用多久 只要患者能够耐受，一直用到疾病进展为止。

4. 如果一线内分泌治疗失败，选择什么样的二线方案，是否可以继续使用内分泌治疗 对内分泌治疗有反应的患者，推荐继续内分泌治疗，除非患者出现快速进展伴器官衰竭，对于如何安排内分泌治疗药物的次序，没有特别推荐。本例患者一线使用氟维司群进展，二线可以选择氟维司群 500 mg+palbociclib（PALOMA-3 研究：氟维司群 500 mg+palbociclib *vs.* 氟维司群 500 mg+安慰剂，PFS 为 9.5 个月 *vs.* 4.6 个月，绝经后亚组 PFS 为 9.9 个月 *vs.* 3.9 个月）、芳香化酶抑制药+依维莫司（BOLERO-2 研究：依西美坦+依维莫司 *vs.* 依西美坦，PFS 为 11.1 个月 *vs.* 4.1 个月）、他莫昔芬+依维莫司（TAMRAD 研究：他莫昔芬+依维莫司 *vs.* 他莫昔芬，PFS 为 8.6 个月 *vs.* 4.5 个月）或氟维司群 500 mg+依维莫司（PrECOG0102 研究：氟维司群 500 mg+依维莫司 *vs.* 氟维司群 500 mg+安慰剂，PFS 10.4 个月 *vs.* 5.1 个月）。因为目前缺乏含 palbociclib 方案和含依维莫司方案头对头的比较，所以从疗效上讲无法评价上述方案孰优孰劣。

5. 多线治疗失败后如何选择后续治疗 目前没有太多循证医学证据支持。目前内分泌治疗相关临床研究只有 2 项（MONARCH-1 研究：CDK4/6 抑制药 abemaciclib 在经过多线治疗的 HR（+）、HER2（-）转移性乳腺癌显示了单药治疗的有效性，ORR 19.7%，中位 PFS 6.0 个月，中位 OS 17.7 个月；BELLE-3 研究：PI3K 抑制药 buparlisib 联合氟维司群治疗经芳香化酶抑制药、mTOR 抑制药治疗进展后 HR（+）、HER2（-）局部晚期以及转移性乳腺癌，buparlisib+氟维司群 *vs.* 氟维司群+安慰剂，PFS 3.9 个月 *vs.* 1.8 个月，PIK3CA 突变亚组 PFS 3.9 个月 *vs.* 2.7 个月），在精准医学时代，可以考虑液态活检行全基因检测寻找潜在治疗靶点，实现肿瘤个体化治疗。

（湖南省肿瘤医院 田 璨 欧阳取长）

【指南背景】

1. 第三版 ESO-ESMO 晚期乳腺癌国际共识指南（ABC3 指南） 明确了原发性内分泌耐药和继发性内分泌耐药的定义，前者指术后辅助内分泌治疗 2 年内出现复发转移，或转移性乳腺癌内分泌治疗 6 个月内出现疾病进展。后者指术后辅助内分泌治疗 2 年后出现复发转移，或在完成辅助内分泌治疗 12 个月内出现复发转移，或针对转移的一线内分泌治疗≥6 个月出现疾病进展。该患者辅助中判定继发内分泌耐药，晚期一线中判定原发内分泌耐药。目前解救内分泌治疗的最优顺序尚未可知，有多种方式可以选择。依维莫司和 CDK4/6 抑制药是增加内分泌治疗疗效的重要靶向药物，但要关注治疗的线数和之前内分泌治疗的敏感性。

2.《中国抗癌协会乳腺癌诊治指南与规范（2017 年版）》 一般认为，真正意义上施行一线内分泌治疗的对应人群为：初治Ⅳ期或未经内分泌治疗的复发转移患者，若曾接受辅助内分泌治疗，需结束一定时间后（如 1 年以上）出现复发转移。该患者辅助治疗后的治疗建议视为二线治疗。

该指南建议二线治疗，尽量不重复使用辅助治疗或一线治疗用过的药物；他莫昔芬治疗失败的绝经后患者可选氟维司群（500 mg）或芳香化酶抑制药；一类芳香化酶抑制药治疗失败患者可选另外一类芳香化酶抑制药（加或不加依维莫司）或氟维司群（500 mg）；若未证实有他莫昔芬抵抗，也可选用他莫昔芬；二线内分泌治疗之后的内分泌治疗，应选择既往内分泌治疗获益的药物。该患者内分泌治疗选择的路径基本与指南一致。

【循证背景】

1. CONFIRM 研究 CONFIRM Ⅲ期研究入组了绝经后 ER 阳性晚期乳腺癌患者。患者在辅助内分泌治疗过程中或结束后 1 年内出现复发可以入组（占 52.7%，本例患者属于这一人群）。该研究对比了氟维司群 250 mg 和 500 mg 之间疗效的差异，结果提示，主要终点 PFS 500 mg 组更优，PFS 为 6.5 个月对比 5.5 个月，$P=0.006$。提示氟维司群 500 mg 是此类患者的合理选择之一。

2. 含有依维莫司的临床研究 ①TAMRAD Ⅱ期研究纳入了绝经后激素受体阳性且接受过芳香化酶抑制药治疗的患者，随机分层他莫昔芬组和他莫昔芬+依维莫司组，主要终点临床获益率分别为 42.1%和 61.1%，$P=0.045$；疾病进展时间（time to progression，TTP）分别为 4.5 个月和 8.6 个月，$P=0.0021$。②BOLERO-2 研究纳入了 724 例非甾体类芳香化酶抑制药治疗失败（辅助内分泌治疗期间或治疗结束后 12 个月内复发；或晚期治疗期间，或治疗结束后 1 个月内疾病进展）的绝经后晚期乳腺癌患者。患者按 2∶1 随机分组接受依维莫司 10 mg/d+依西美坦 25 mg/d（$n=485$）或安慰剂+依西美坦 25 mg/d（$n=239$）治疗。结果显示，依维莫司联合依西美坦显著延长了 PFS，当地评估中位 PFS 为 7.82 个月与 3.19 个月比较（*HR* 0.45，$P<0.0001$）；中心评估比较 11.01 个月与 4.14 个月（*HR* 0.38，$P<0.0001$）。③PrECOG 0102 研究入组 130 例曾行芳香化酶抑制药治疗的 ER（+）、HER2（-）绝经后转移性乳腺癌，比较依维莫司+氟维司群与氟维司群单药的疗效。研究结果显示，依维莫司联合氟维司群较单药氟维司群治疗显著提高的 PFS 期为 5 个月（两组 PFS 期分别为 10.4 个月和 5.1 个月，*HR* 0.61，$P=0.02$），两组总生存无显著差异，这是继 BOLERO-2 研究和 TAMRAD 研究后，mTOR 抑制药用于改善内分泌耐药的 MBC 的又一新选择。

【核心体会】

（1）内分泌治疗是否敏感的判定非常重要，如患者出现内分泌耐药，首先要考虑到转移灶 ER 表达发生变化的问题，该患者转移灶证实同原发灶一致，其次考虑按照循证医学证据进行内分泌治疗的转换。

（2）内分泌原发耐药并不意味着一定要转为化疗，现有证据及该病例都证实，使用旁路抑制剂可改善部分患者内分泌治疗效果。

（复旦大学附属肿瘤医院　张　剑）

参 考 文 献

[1] National Comprehensive Cancer Network. NCCN guidelines for breast cancer version 3, 2017 [EB/OL]. [2018-05-31]. http://www.nccn.org/professionals/physician_gls/pdf/breast.pdf.

[2] EUROREAN SOCIETY FOR MEDICINE ONCOLOGY. 3rd ESO-ESMO international consensus guidelines for advanced breast cancer (ABC3) [EB/OL]. [2017-02-19]. http://dx.doi.org/10.1016/j.breast.

[3] Rugo HS, Rumble RB, Macrae E, et al. Endocrine Therapy for Hormone Receptor-Positive Metastatic Breast Cancer: American Society of Clinical Oncology Guideline. J Clin Oncol, 2016, 34 (25): 3069-3103.

[4] 徐兵河，江泽飞，胡夕春. 中国晚期乳腺癌临床诊疗专家共识 2016. 中华医学杂志，2016，96（22）：

1719-1727.

[5] 中国抗癌协会乳腺癌专业委员会. 中国抗癌协会乳腺癌诊治指南与规范（2017 年版）. 中国癌症杂志，2017，27（09）：695-760.

[6] Leo AD，Jerusalem G，Petruzelka L. et al. Results of the CONFIRM phase Ⅲ trial comparing fulvestrant 250 mg with fulvestrant 500 mg in postmenopausal women with estrogen receptor-positive advanced breast cancer. J Clin Oncol，2010，28（30）：4594-4600.

[7] Baselga J，Campone M，Piccart M，et al. Everolimus in postmenopausal hormone-receptor-positive advanced breast cancer. N Engl J Med，2012，366：520-529.

[8] Kornblum NS，Manola J，Klein P. et al. PrECOG 0102：a randomized，double-blind，phase Ⅱ trial of fulvestrant plus everolimus or placebo in post-menopausal women with hormone receptor（HR）-positive，HER2（-）negative metastatic breast cancer（MBC）resistant to aromatase inhibitor（AI）therapy. SABCS，2016，（01）：S01-S02.

[9] Bachelot T，Bourgier C，Cropet C，et al. Randomized phase Ⅱ trial of everolimus in combination with tamoxifen in patients with hormone receptor-positive，human epidermal growth factor receptor 2-negative metastatic breast cancer with prior exposure to aromatase inhibitors：a GINECO study. J Clin Ooncol，2012，30：2718-2724.

病例 2　异时性三原发恶性肿瘤

马　越　徐迎春*

上海交通大学医学院附属仁济医院

【病史及治疗】

➢ 患者，女性，64 岁，育有 1 男，平素月经规律，无痛经，已绝经，有糖尿病、丙型肝炎史。

➢ 1996 年于云南行胃癌根治术，术后腹腔灌注化疗 1 次（具体不详），未行辅助化疗，未定期复查。

➢ 2000 年于上海杨浦区某医院行右侧乳腺癌根治术，术后行胸部放疗 7 次（具体不详），未行辅助化疗或内分泌治疗，未定期复查。

➢ 2016-11，因胸闷来就诊，B 型超声示右侧胸腔积液。

➢ 给予胸腔引流缓解症状，并于胸腔积液中找脱落细胞，行免疫组化。

【辅助检查】

➢ 2016-11-15 肿瘤标志物：CEA：6.76 μg/L↑，糖类抗原 125（CA125）52.47 U/ml↑，CA153 95.84 U/ml↑，细胞角蛋白 19 片段（CYFRA21-1）：11.81 μg/L↑，NSE 19.40 μg/L↑。

➢ 2016-11-15 正电子发射断层显像-X 线计算机体层成像（position emission tomography computed tomography，PET-CT）示：①右乳癌综合治疗后，右侧胸膜弥漫性转移，氟脱氧葡萄糖（fluorodeoxyglucose，FDG）高代谢；右侧胸腔积液，两侧肩胛骨、骶骨左翼局限性 FDG 代谢增高，转移待排。②胃癌术后，残胃未见明显异常。

【本阶段小结】

患者 20 年前有胃癌手术史，16 年前乳腺癌手术史，具体病史资料不详，术后均未随访。本次 PET-CT 示右侧胸膜转移，右侧胸腔积液，骨转移待排，血 CEA、CA125、CA153 升高，乳腺癌复发需考虑。但患者既往有异时性双原发肿瘤病史，本次 PET-CT 肺部目前虽未见明显病灶，但右侧胸腔积液量大，可能胸腔积液掩盖了肺部病灶，血 CYFRA21-1、NSE 也升高，第三原发肿瘤（如肺原发肿瘤、胸膜间皮瘤）需排除。

【病史及治疗续一】

➢ 胸腔引流后患者症状好转。

➢ 建议患者行肺部肿块穿刺活检。

* 通信作者，邮箱：xiaoxu2384@163.com

【辅助检查】

➢ 2016-12-02 胸部 CT（图 2-1）：示右侧乳腺癌术后改变，右侧胸膜增厚伴多发结节。右肺下叶内侧基底段胸膜下团片灶（28.7 mm×32.4 mm），胸膜及右肺下叶复发转移可能，累及邻近食管，纵隔内及心膈角区淋巴结肿大。

➢ 胸腔积液沉渣：见腺癌细胞，肿瘤细胞 Vim（-）、细胞角蛋白（CK）（+）、WT1 基因（Wilms tumor genel，WT1）（-）、钙视网膜蛋白（Calretinin）（-）、CK5/6（-）、ER（-）、PR（-）、HER2（0）、Ki-67 阳性率 5%，p53 蛋白（tumor protein 53，p53）个别（+），TTF1（+）、天门冬氨酸蛋白酶（novel aspartic proteinase A，NapsinA）（+）。

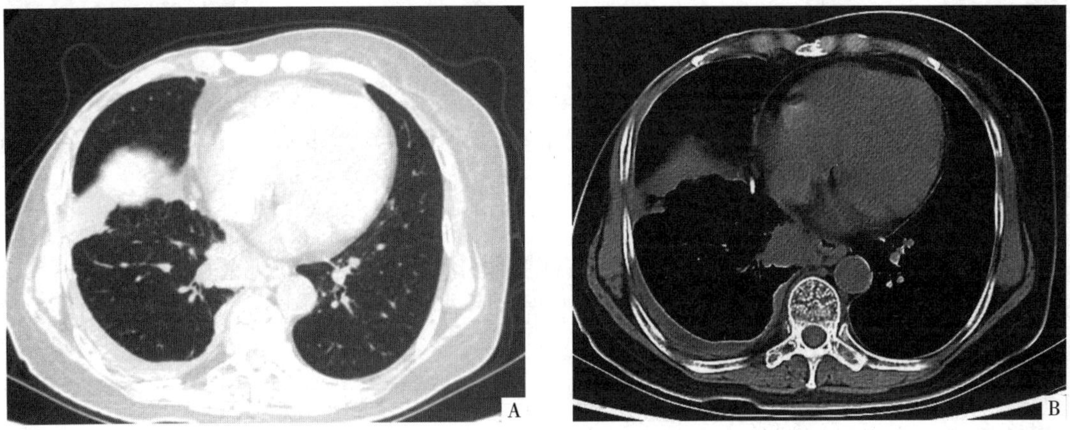

图 2-1　肺部 CT 平扫

注：A. 肺窗；B. 纵隔窗

【本阶段小结】

患者引流胸腔积液后见肺部单发肿块。乳腺癌能发生肺和胸膜转移及恶性胸腔积液。肺部转移影像学上多为多发结节，单个结节少见。肺原发恶性肿瘤也可侵犯胸膜，有恶性胸腔积液。患者既往乳腺癌手术病理资料缺失，本次胸腔积液中见腺癌细胞，免疫组化 ER、PR、HER2 均阴性，不排除三阴性乳腺癌的可能。病理 TTF1 及 NapsinA 均阳性，高度怀疑原发性肺腺癌的可能。Calretinin、WT1 及 CK5/6 均阴性，可排除胸膜间皮瘤。

【病史及治疗续二】

➢ 2016-12-07：肺部肿块穿刺活检。

➢ 病理：见腺癌组织浸润或转移。免疫组化：ER（-），PR（-），HER2（-），TTF1（+），NapsinA（+），黏蛋白 5AC（mucin 5AC，MuC5AC）（-），Ki-67（15%+），符合肺腺癌免疫表型。

➢ 肺部肿块基因检测：表皮生长因子受体（epidermal growth factor receptor，EGFR）基因呈双突变，分别为 21 外显子 L858R 突变及 20 外显子 S768I 突变。间变性淋巴瘤激酶（anaplastic lymphoma kinase，ALK）、编码酪氨酸激酶受体（ROS proto-oncogene 1 receptor tyrosine kinase，ROS1）］基因未见融合改变。

➢ 口服表皮生长因子受体酪氨酸激酶抑制药（EGFR-TKI）：吉非替尼片 250 mg，每天 1 次治疗。

【本阶段小结】

乳腺癌肺转移大部分表达 ER、PR、锌指转录因子 3（GATA-3）、囊泡病液体蛋白-15（gross cystic disease fluid protein 15，GCDFP-15）或乳腺球蛋白（mammaglobin，MAM）。原发性肺腺癌不表达 GATA-3，但部分东亚裔肺腺癌表达 ER，因此，鉴别诊断时需结合 TTF1 和 NapsinA。患者肺部肿块及胸腔积液免疫组化均示：ER（-），PR（-），HER2（-），TTF1（+），NapsinA（+）。结合患者 *EGFR* 基因呈双突变。确诊患者第三原发恶性肿瘤（右肺腺癌Ⅳ期）。根据晚期肺腺癌美国国家综合癌症网络（National Comprehensive Cancer Network，NCCN）及中国相关指南，给予患者一线 EGFR-TKI 靶向治疗。

【病史及治疗续三】

➢ 2 个月后评估疗效（2017-02-14）：稳定（缩小）。患者无不良反应。

➢ 升高的肿瘤指标较前下降：CEA：4.77 μg/L，NSE 16.06 μg/L 。CA125 42.74 U/ml↑，CA153 34.16 U/ml↑，CYFRA21-1 5.53 μg/L↑。

➢ 上下腹部 CT 增强：胃癌术后改变。

➢ 胸部 CT 增强：右侧乳腺癌术后改变，右侧胸膜增厚伴多发结节、斑片灶，较前片（2016-12-26）略明显；右下肺门旁结节样影，较前片缩小；右侧胸腔积液较前减少：纵隔内及心膈角区多发淋巴结，部分较前片缩小。

➢ 4 个月后评估疗效（2017-04-20）：稳定，患者无不良反应。

➢ 继续口服吉非替尼片 250 mg，每天 1 次治疗。

【本阶段小结】

多原发恶性肿瘤的发病机制目前尚不清楚，多数学者认为与致癌因素的持续作用、宿主易感性、机体免疫缺陷、理化环境因素、放化疗致癌不良反应、吸烟、不良生活方式等有关。本例患者有糖尿病，丙型肝炎史，胃癌术后行过 1 次腹腔化疗，乳腺癌术后行放疗。研究认为多原发肿瘤治疗原则应采取与单发肿瘤相同的原则。本病例患者为异时性三原发肿瘤，首癌、次癌、三癌发生时间相隔 4 年和 16 年。肺腺癌 *EGFR* 基因呈双突变，首选靶向治疗，评估疗效稳定。

【专家点评】

乳腺癌、肺癌和胃癌都是女性最常见的恶性肿瘤，肺是乳腺癌多发远处转移常见器官之一。乳腺癌辅助放疗，在术后 10 年后再发原发肺癌的风险比是 1.8（95% *CI*：0.8~3.8），在术后 15 年后再发原发肺癌的风险比（hazard risk，HR）是 2.8（95% *CI*：1.0~8.2）。本病例患者是 16 年前乳腺癌病史经放疗，但具体剂量不详。不排除原发肺癌与乳腺癌放疗有关。

肺癌继发性乳腺癌和乳腺癌继发肺癌均罕见，发生率分别为 0.76% 和 0.40%。原发肺癌或继发肺癌来源乳腺或胃癌，TTF1 和 NapsinA（+）是鉴别肺癌乳腺转移的重要靶标，在明确乳腺来源还是胃来源的肿瘤分子标志物应该在肿瘤细胞 ER（-）、PR（-）、HER2（-）、TTF1（+）、NapsinA（+）、MuC5AC（-）、Ki-67（15%+）基础上，增加乳腺癌的标志物 MAM、GCDFP-15。如果 MAM（-）、GCDFP-15（-），对于判断原发肺癌准确性更高，那么本病例建议增加相应分子靶标检测。本病例 *EGFR* 基因呈双突变，21 外显子 L858R 突变及 20 外显子 S768I。L858R 是肺腺癌常见的敏感突变，而 S768I 是罕见突变，常与 G719X、L861Q 伴发。对于一代酪氨酸激酶抑制药（tyrosine kinase inhibitors，TKI）的疗效来说，S768I伴发L858R与S768I伴发G719X或L861Q疗效相当，优于单发S768I、G719X和L861Q。因此，本患者同时携带L858R和S768I双突变在局部得到控制的情况下，推荐使用一代TKI，疗效稳定。

本病例存在三原发肿瘤，结合家族肿瘤史，建议进行遗传易感基因筛查，分析可能影响预后和疾病发展的易感基因，如果存在阳性，可以推荐其家属相关人员进行易感基因筛查，做好肿瘤的预防和治疗。

（辽宁省肿瘤医院　孙　涛）

【指南背景】

1. 2017年美国国家综合癌症网络（National Comprehensive Cancer，NCCN）指南（第2版） 专家组建议对于转移性或初次复发的乳腺癌应该进行病理活检，这能够保证明确诊断，并获得肿瘤的生物学信息，从而为患者选择合适治疗。

2. ABC3指南 对于晚期乳腺癌患者，在容易进行的情况下，应对转移灶进行活检以确定诊断，尤其是第1次诊断转移时，如果可以，应重新评估转移灶的生物标志物（特别是HR和HER2）。

3.《中国晚期乳腺癌临床诊疗专家共识2016》 如果临床上可行，推荐进行转移灶的活检以明确诊断，尤其是在首次诊断转移时。确诊转移后建议进行至少一次乳腺癌生物学指标的再评估（如HR、HER2和Ki-67）。

【循证背景】

（1）多原发性恶性肿瘤（multiple primary malignant tumors，MPMT）是指同一患者的同一器官或多个器官和组织同时或先后发生2种及以上的原发性恶性肿瘤，全身各处均可发生。根据初发恶性肿瘤和第二恶性肿瘤确诊的时间间隔，将恶性肿瘤划分为同时性恶性肿瘤和异时性恶性肿瘤。有研究显示第一原发恶性肿瘤好发部位依次为喉、膀胱和乳腺，第二原发恶性肿瘤好发部位依次为肺、乳腺和结肠。

（2）在一项中国协和医科大学肿瘤医院的研究中，伴乳腺癌的多原发恶性肿瘤中，三原发恶性肿瘤占比仅为5%（20/398）。

（3）多原发恶性肿瘤以双重恶性肿瘤为主，三重恶性肿瘤较少见。数据显示，在美国大约有18%的恶性肿瘤是第二原发肿瘤。

（青岛大学附属医院　王海波）

【核心体会】

乳腺癌术后放疗可能会增加15年后原发肺癌的发生率，携带*EGFR*敏感双突变者推荐使用TKI靶向治疗。

（辽宁省肿瘤医院　孙　涛）

肺转移是乳腺癌最常见的转移之一，因此，乳腺癌术后发现肺部肿块可能首先考虑乳腺癌的肺转移，但不要忽视第二原发癌的可能性。而区分是第二原发还是转移癌最重要的手段即为病灶的病理组织活检。现阶段尚无对多原发恶性肿瘤有特殊的治疗方案，几乎所有的文献都支持根据肿瘤部位、病理分期、全身情况选择手术、放化疗为主的综合治疗方法。

（青岛大学附属医院　王海波）

参 考 文 献

[1] 刘标，周晓军. 非小细胞肺癌免疫组化标志物专家共识（2014）. 临床与实验病理学杂志，2015，31（05）：481-487.

[2] Glicksman AS，Fulton JP. Metachronous Cancer. Rhode Island Medical Journal，2013，96（04）：41-44.

[3] National Comprehensive Cancer Natwork. NCCN guidelines for breast cancer version 2，2018［EB/OL］.［2018-05-31］. http：//www. nccn. org/professionals/physician_ gls/pdf/breast. pdf.

[4] EUROPEAN SOCIETY FOR MEDICINE ONCOLOGY. 3rd ESO-ESMO international consensus guidelines for Advanced Breast Cancer（ABC 3）［EB/OL］.［2016-10-01］. http：//dx. doi. org/10. 1016/j. breast.

[5] 徐兵河，江泽飞，胡夕春. 中国晚期乳腺癌临床诊疗专家共识 2016. 中华医学杂志，2016，96（22）：1719-1727.

[6] Gursel B，Meydan D，Ozbek N，et al. Multiple primary malignant neoplasms from the black sea region of Turkey. J Int Med Res，2011，39（02）：667-674.

[7] 王成峰，邵永孚，兰忠民. 乳腺癌与多原发恶性肿瘤. 中国肿瘤临床，2000，27（05）：349-351.

病例3　同时性双原发恶性肿瘤

马　越　徐迎春*

上海交通大学医学院附属仁济医院

【病史及治疗】

➢ 患者，女性，60 岁，育有 1 女，平素月经规律，无痛经，已绝经，否认遗传病史及家族病史。

➢ 2016-05 发现左乳肿块。2016-10 胸闷、气喘，左乳上胸壁破损。

【辅助检查】

➢ 血肿瘤指标：CEA（-），CA199（-），CA153（-），CA50（-）。CA125：803. 70 U/ml ↑，CA724：265. 50 U/ml ↑，CYFRA21-1：18. 79 μg/L ↑，NSE：22. 76 μg/L ↑。

➢ B 型超声：左乳上方混合回声团块［影像报告和数据系统（breast imaging reporting and data system，BI-RADS）5 级］，大小 60 mm×30 mm。

➢ 右乳钼靶：右乳上象限成簇钙化灶（BI-RADS 0 级），右侧乳腺增生症，右乳外下象限多发钙化（BI-RADS 3 级）。

➢ 头颅 MRI 增强：未见异常。

➢ 胸部 CT（图 3-1）：右侧大量胸腔积液，扫及左乳团块影，皮肤增厚，左侧腋窝多发淋巴结影，胸骨、部分胸椎骨密度不均。

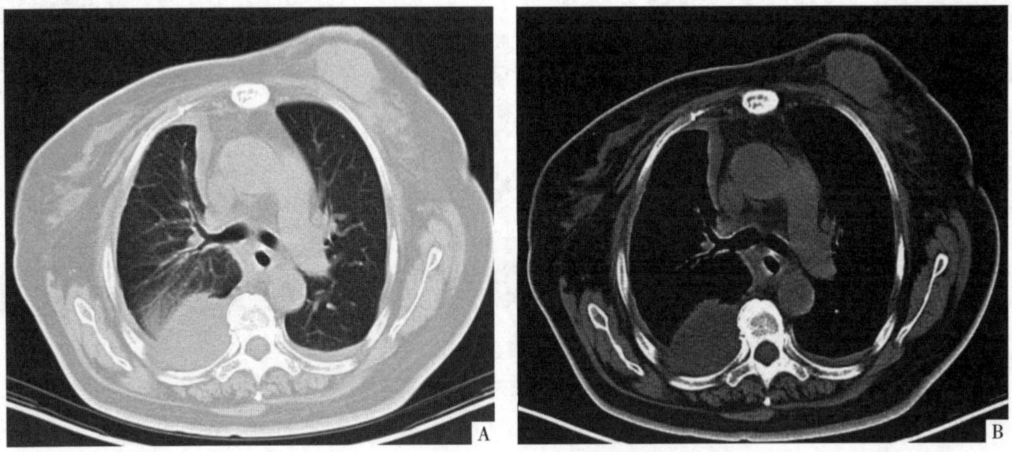

图 3-1　肺部 CT 平扫

注：A. 肺窗；B. 纵隔窗

* 通信作者，邮箱：xiaoxu2384@ 163. com

➢ 骨 ECT（图 3-2）：全身骨多处显像剂异常浓集灶（颅骨、双侧肱骨、右侧锁骨、胸骨、双侧多发肋骨、多发脊柱骨、骨盆诸骨、右侧股骨），考虑肿瘤多发骨转移。

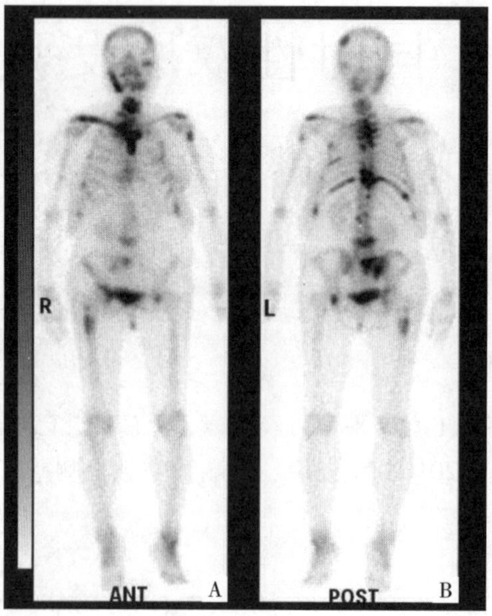

图 3-2　骨扫描

注：A. 前位像；B. 后位像

➢ 腹部 CT 增强（图 3-3）：乙状结肠占位，考虑癌。所见多发骨质破坏。

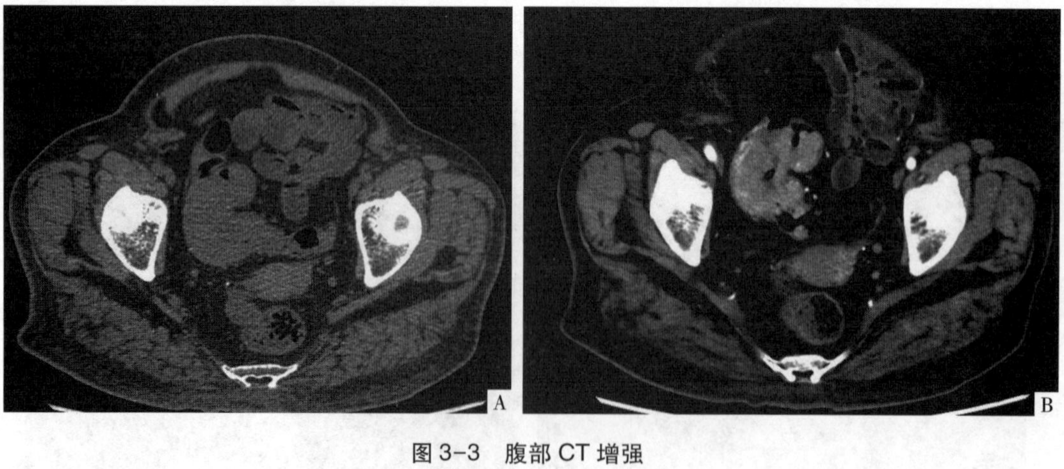

图 3-3　腹部 CT 增强

注：A. 平扫像；B. 增强像

➢ 行胸腔引流及左乳肿块穿刺，行肠镜检查。

【本阶段小结】

患者左乳占位，乙状结肠占位，胸腔积液，全身多发骨转移。血肿瘤指标仅见 CA125、

CA724、CYFRA21-1、NSE 升高，CEA、CA153、CA199、CA50 均正常。乳腺原发恶性肿瘤多见骨转移、恶性胸腔积液。乙状结肠原发恶性肿瘤也可见骨转移，但多伴有腹盆腔淋巴结转移，而出现大量恶性胸腔积液少见。本病例需考虑如下可能：①左乳腺原发恶性肿瘤，乙状结肠转移。②乙状结肠原发恶性肿瘤，左乳转移。③同时性双原发恶性肿瘤。

【病史及治疗续一】

➢ 胸腔积液涂片：未查见癌细胞。

➢ 左乳肿块穿刺病理：浸润性乳腺癌。免疫组化：ER（80%+），PR（50%+），HER2（2+），Ki-67（40%+），E-钙黏附素（E-cadherin，E-cad）（+）。肿瘤周围缺乏 p63 蛋白（tumor protein 63，p63）、CD10、钙调蛋白（Calponin）阳性的上皮细胞。FISH：肿瘤细胞 *HER2* 基因扩增，阴性。

➢ 肠镜：乙状结肠占位，病理示管状腺癌。

➢ 骨髓穿刺：患者拒绝。

➢ 口服来曲唑 2.5 mg，每天 1 次。

➢ 乙状结肠放置肠梗阻金属支架。

➢ 4 个疗程 FOLFOX 方案化疗（2016-12-27 至 2017-02-21）（每 14 天 1 个疗程）：奥沙利铂 85 mg/m^2，静脉滴注，第 1 天；亚叶酸钙 400 mg/m^2，静脉滴注，第 1 天；氟尿嘧啶 400 mg/m^2，静脉滴注，第 1 天；氟尿嘧啶 2.4 g/m^2，连续静脉输注，46 小时。

【本阶段小结】

患者明确诊断同时性双原发恶性肿瘤（左乳浸润性癌，Luminal B，HER2 阴性型；乙状结肠管状腺癌，肠梗阻金属支架后）。有研究认为，多原发肿瘤治疗原则应采取与单发肿瘤相同的原则。本病例患者为同时性双原发肿瘤，有肠梗阻，骨转移的来源不能明确，目前乳腺和乙状结肠手术不考虑。患者解除肠梗阻后，肠癌化疗可行。Luminal B，HER2 阴性型乳腺癌，患者首选化疗，但乳腺癌和肠癌所能共用的化疗药物仅氟尿嘧啶（5-Fluorouracil，5-FU）类。肠癌化疗以 2 周方案为主，乳腺癌化疗以 1 周或 3 周方案为主，两者共同化疗，化疗药物的密集使用，所带来的不良反应患者不一定能耐受。患者 ER、PR 阳性，未见其他内脏转移，故选择内分泌治疗。

【病史及治疗续二】

➢ 2 个月后评估疗效（2017-02-21）：稳定（缩小）。患者无不良反应。

➢ 皮肤：乳腺破溃处完全愈合（图 3-4）。

➢ 升高的血肿瘤标志物较治疗前明显下降：CEA（-），CA199（-），CA153（-），CA50（-）。CA125：198.1 U/ml↑，CA724：11.33 U/ml↑，CYFRA2-11：1.97 μg/L，NSE：15.76 μg/L。

➢ 胸部 CT（图 3-5）：右侧大量胸腔积液伴右肺部分膨胀不全，与前片（2016-11-22）比较，气胸及左侧胸腔积液完全吸收，右侧胸腔积液有所吸收。左乳占位较前缩小，胸骨、右侧锁骨、多发胸椎、肋骨骨密度不均。

【本阶段小结】

患者评估病情稳定，再次建议患者行骨髓穿刺，明确骨转移来源。目前临床分析乳腺癌骨转移可能大，如骨髓穿刺明确，为肠癌争取手术机会。

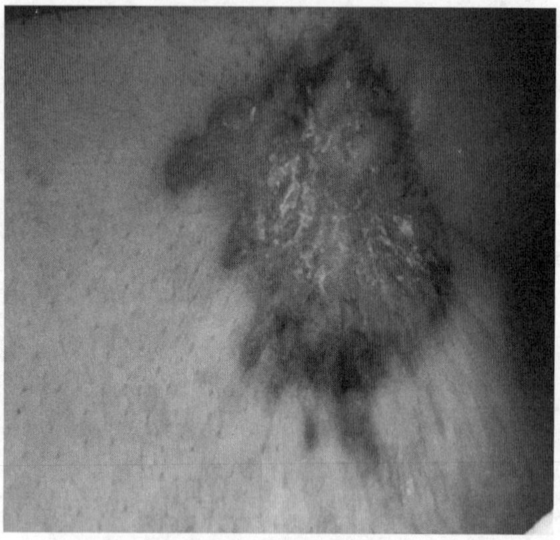

图 3-4　乳房皮肤破溃处完全愈合

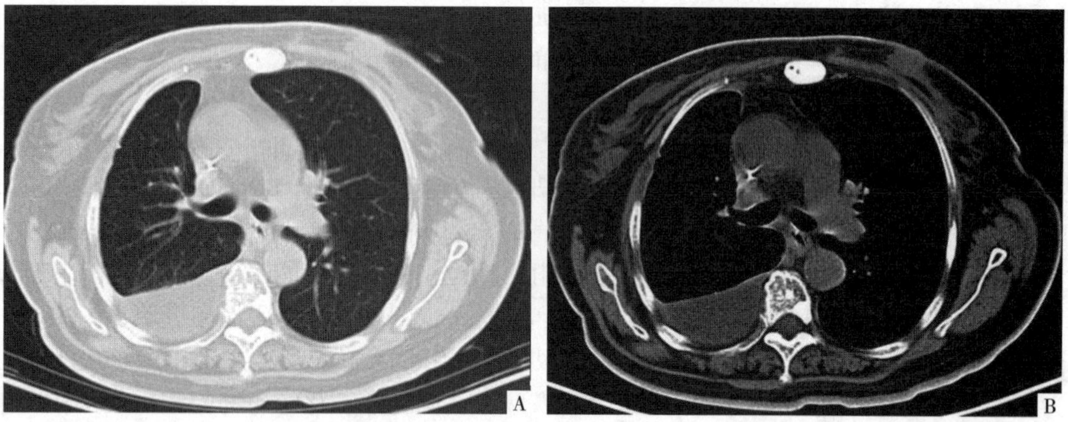

图 3-5　肺部 CT 平扫

注：A. 肺窗；B. 纵隔窗

【病史及治疗续三】

➢ 患者拒绝骨髓穿刺。

➢ 继续口服来曲唑 2.5 mg，每天 1 次至今。

➢ 继续 4 个疗程 FOLFOX 方案，原剂量化疗（2017-02-21 至 2017-04-20）（每 14 天为 1 个疗程）。

➢ 2 个月后评估疗效（2017-04-24）：与 2017-02 比较病情稳定，患者无不良反应。

【专家点评】

患者明确诊断为双原发恶性肿瘤，左乳浸润性癌伴左腋下淋巴结转移，Luminal B，HER2 阴性型，乙状结肠管状腺癌，同时伴有骨转移。在行肠梗阻金属支架后，FOLFOX 化疗 8 个疗程，同时来曲唑口服后，疾病稳定，左乳肿块缩小，胸腔积液较前吸收。

（1）患者为乳腺癌和结肠癌，左乳原发灶为经病理证实的 Luminal B 型的浸润性癌，伴随左腋下淋巴结转移；结肠癌为病理证实的乙状结肠管状腺癌。骨扫描提示全身多发骨转移。但仍然强烈推荐病理科核对两处肿瘤的病理是否一致。

（2）患者起初发病，肠梗阻症状需要首先处理，在植入金属支架解除梗阻后，积极选择 FOLFOX 化疗是一个合适的方案。FOLFOX 不仅被证实在结直肠癌中是安全有效的新辅助方案，在乳腺癌中也有小型临床研究证实有效。复旦大学附属肿瘤医院既往进行的一项单中心Ⅱ期临床研究显示，FOLFOX 在多线治疗后的转移性乳腺癌患者中显示有效。此例患者在接受来曲唑和 FOLFOX 治疗后，乳腺病灶缩小，破溃处愈合，说明治疗有效。但来曲唑是否可以和化疗同时应用仍存在争议。既往文献报道，在转移性乳腺癌的治疗中，内分泌和化疗联合对患者的总生存并无明显提高，且增加患者的不良反应，也不知道是哪种治疗有效。建议可在 FOLFOX 疗程完成后继续来曲唑治疗。

（3）患者存在骨转移，且拒绝骨髓穿刺明确转移来源。乳腺癌和结肠癌均可出现骨转移，且肿瘤指标中反映乳腺癌骨转移较敏感的 CA153 并无升高。骨转移不能明确为哪个肿瘤所致。有些中心有氟雌二醇正电子发射断层显像-X 线计算机体层成像（fluoroestradio position emission tomography-computed tomography，FES PET-CT），它是利用 ^{18}F 标记的雌激素类似物作为显像剂，能够特异性地和雌激素受体结合，可为临床提供乳腺癌组织及转移灶内癌细胞的 ER 分布、密度变化及活动状态等方面的信息。若此病例 FES PET-CT 中骨转移灶显示为摄取增高，此患者为乳腺癌骨转移可能性大，并可予以后续的内分泌治疗。

（4）此例患者的后续治疗原则基本妥当。仍然建议骨活检，若确认为乳腺癌骨转移，可积极行肠癌手术，后续可按照初治Ⅳ期激素受体阳性乳腺癌，行来曲唑的内分泌治疗。

【指南背景】

现并无基于多原发肿瘤的循证医学指南，建议此例患者参加多学科讨论，基于临床经验及循证医学证据，遵循多种肿瘤兼顾治疗的原则，选择对患者最为有效的方案。

【循证背景】

1. FOLFOX 治疗转移性乳腺癌 一项Ⅱ期单臂的临床研究入组了 62 例经多线治疗的转移性乳腺癌患者，患者的中位治疗线数为 4 线。在中位 4 个疗程的治疗后，其客观缓解率（objective remission rate，ORR）为 18.3%，PFS 为 3 个月（95%*CI*：2.5~3.5），不良反应可耐受。

2. FES PET-CT 在激素受体阳性乳腺癌中的应用 FES PET-CT 显像在乳腺癌中的临床应用是通过 FES 与功能性 ER 特异结合的特性，利用标准摄取值半定量地、客观地反映患者活体内功能性 ER 的分布及其生物活性，判断乳腺肿瘤原发灶及转移灶、治疗前后肿瘤组织 ER 表达的异质性，对乳腺癌内分泌治疗提供依据。

【核心体会】

对于多原发肿瘤的患者，建议参加肿瘤的多学科诊疗模式（muti-discipnary team，MDT）讨论，基于循证医学证据和临床经验，选择可兼顾多原发肿瘤的方案进行治疗。

（复旦大学附属肿瘤医院　王碧芸）

参 考 文 献

[1] Higgins L, Robertson I, Khan W, et al. Synchronous breast and colon cancer: factors determining treatment strategy. BMJ Case Rep, 2013.

[2] Glicksman AS, Fulton JP. Metachronous Cancer. Rhode Island Medical Journal, 2013, 96 (04): 41-44.

[3] Sun S, Wang LP, Zhang J, et al. Phase Ⅱ study of oxaliplatin plus leucovorin and 5-fluorouracil in heavily pretreated metastatic breast cancer patients. Med Oncol, 2012, 29 (02): 418-424.

[4] McGuire AH, Dehdashti F, Siegel BA, et al. Positron tomographic assessment of 16 alpha- [18F] fluoro-17 beta-estradiol uptake in metastatic breast carcinoma. J Nucl Med, 1991, 32 (08): 1526-1531.

病例4　年轻女性乳腺导管原位癌伴微浸润及复发转移

胡尔维　李志华*

南昌市第三医院

【病史及治疗】

➢ 患者，女性，31岁（2015-10），未停经，身高1.58 m，体重46 kg。

➢ 2015-10 患者因发现左乳肿块半年住院。查体：左乳内上11点钟距乳头0.5 cm处可及一肿块，大小5.0 cm×4.0 cm×3.0 cm，质地硬，肿块活动差，界欠清，较固定，无压痛，双腋窝未及肿大淋巴结，双锁骨上下未及明显肿大淋巴结。

➢ 穿刺活检示左侧乳腺导管原位癌，中级别。给予左侧乳腺单纯切除术+左腋窝前哨淋巴结活检术。术后病理示左侧乳腺导管原位癌（高级别）伴微浸润。肿瘤大小：7.0 cm×4.0 cm×3.0 cm。左腋窝前哨淋巴结未见转移癌。

➢ 免疫组化：ER（90%+，强），PR（60%+，中），HER2（2+），Ki-67 30%，CK5/6（-）。FISH检测：*HER2*基因扩增：无法判断微浸润区域，原位癌区域呈成簇扩增。

➢ 给予AC方案（A，多柔比星；C，环磷酰胺）4个疗程，环磷酰胺0.8 g+多柔比星40 mg。

➢ 化疗结束后开始他莫昔芬内分泌治疗。

【辅助检查】

➢ 乳腺超声：左乳上方腺体较紊乱，范围5.3 cm×1.9 cm，内见多数钙化灶，血流信号3级，左腋窝见大小2.1 cm×0.7 cm偏心靶环状淋巴结，血流信号丰富，BI-RADS 4级。

➢ 乳腺钼靶：左乳团块高密度影伴细沙粒状钙化灶，考虑恶性肿瘤性病变，必要时活检。BI-RADS 5级。

➢ 胸部CT：左乳内上多发钙化灶，左侧腋窝淋巴结显影，双肺平扫未见明显异常。

➢ 肿瘤标志物：CEA 2.25 μg/L，甲胎蛋白（lalphafetal protein，AFP）2.8 μg/L，CA-153 6.00 U/ml，CA-125 10.20 U/ml。

【本阶段小结】

根据2002年美国癌症分期联合委员会（American Joint Committee on Cancer，AJCC）分期标准，伴微浸润的乳腺导管原位癌中的微浸润是指癌细胞突破基底膜并侵犯邻近组织，但浸润灶直径不超过1 mm，而对多个浸润灶则以最大灶的直径作为判断微浸润的标准。几个光镜下明显分离

* 通信作者，邮箱：lizhihua005@ sina. com

的小浸润灶且单个病灶的最大直径不能超过 1 mm。根据 2015 年美国国家综合癌症网络指南，对于有微浸润的乳腺导管原位癌应按照浸润性导管癌处理，推荐全乳切除±前哨淋巴结活检±重建，或肿块切除（保乳）+全乳放射治疗。后续可序贯 5 年内分泌治疗，尤其是 ER 阳性患者。

本例患者肿块较大，最大直径 5 cm，且患者乳房体积又较小，无强烈保乳愿望，术前空芯针穿刺为导管原位癌（中级别），考虑空芯针活检的病理诊断具有一定的低估诊断风险，故手术方式选择全乳切除+前哨淋巴结活检。

本例患者为 31 岁年轻女性，左侧乳腺导管原位癌伴微浸润，肿瘤大小 7.0 cm×4.0 cm×3.0 cm，病理分期 $pT_{1mic}N_0M_0$，ER、PR 强阳性，HER2 不确定，分子分型 Luminal B 型，van Nuys 预后指数（van Nuys prognostic index，VNPI）9 分。术后予以 AC 方案化疗 4 个疗程，建议放疗（患者拒绝）。根据 UK/ANZ 和 NSABP-B24 研究结果显示，乳腺导管原位癌患者服用他莫昔芬可以明显降低浸润性癌的发生风险。故化疗结束后建议患者行他莫昔芬口服内分泌治疗。

【病史及治疗续一】

➢ 2017-02 患者体检发现双侧锁骨上淋巴结肿大 1 天。查体：左乳缺如，左侧胸壁见一长约 18 cm手术瘢痕，愈合良好，右乳未触及明显肿块，左侧锁骨上可扪及一大小 2.0 cm×1.0 cm×1.0 cm 肿物，右侧锁骨上可及一大小 3.0 cm×1.0 cm×1.0 cm 肿物，质地硬，活动欠佳，表面尚光滑，双侧腋下未触及明显肿大淋巴结。

➢ 穿刺活检：左锁骨上淋巴结转移性低分化癌，符合乳腺来源；ER（+）（90%+），PR（-）（<1%），HER 2（3+），Ki-67 80%，CK5/6（-）。右锁骨上淋巴结转移性低分化癌，符合乳腺来源；ER（+）（80% 强），PR（-）（<1%），HER2（3+），Ki-67（70%），CK5/6（-）。

➢ 拟行化疗方案为 GT 方案（G，吉西他滨；T，多西他赛）：吉西他滨 1.4 g，第 1 天、第 8 天；多西他赛 110 mg，第 1 天；结合唑来膦酸（4 mg，每 4 周 1 次）抗骨破坏治疗；推荐患者联用抗 HER2 治疗，但是患者拒绝。

【辅助检查】

➢ 乳腺超声：左侧乳腺癌术后，双侧锁骨低回声结节，建议穿刺活检；右乳未见明显占位。

➢ 腹部彩色超声：肝、胆囊、胰腺、脾声像图未见明显异常。

➢ 妇科彩色超声：宫腔下段原手术切口处无回声区，考虑憩室可能。

➢ 胸（肺）部 CT 平扫：左乳术后缺如；肺内异常影像考虑肺内混合转移（血行、淋巴），并纵隔、右侧腋窝及右侧锁骨下区见多发淋巴结转移，多发骨转移。

➢ 乳腺 MRI 平扫+增强：左乳术后改变，右侧腋窝多发肿大淋巴结、转移灶；胸骨异常信号，拟骨转移灶；右乳腺体内多发点状明显强化影，考虑为增生，BI-RADS 2 级。

➢ 全腹部 CT 平扫+增强：子宫内低密度病灶，肝内钙化灶，多发骨转移灶。

➢ 全身骨扫描示：左侧第 11 后肋、第 5 腰椎及右侧髂骨骨代谢活跃，考虑骨转移可能性大；建议结合临床，定期复查。

➢ 肿瘤标志物：CEA 13.77 μg/L↑，AFP 2.4 μg/L，CA153 33.30 U/ml↑，CA125 52.70 U/ml↑。

【本阶段小结】

既往研究认为，伴微浸润的乳腺导管原位癌和导管原位癌有相似的预后，其 5 年的总生存率分别为 99.0%和 99.2%，无病生存率分别为 95.2%和 95.9%。但本例患者却在术后 1 年多就出现了全身多处转移，担心是否存在病理低估情况，重新阅片及病理检查，与前期结果一致。

年轻女性，导管原位癌伴微浸润，经手术及术后辅助化疗，并加以内分泌治疗后 1 年余，出现淋巴结、肺部、骨多处转移，锁骨上淋巴结穿刺活检病理考虑乳腺来源转移性腺癌，ER 强阳性，PR 阴性，HER2（3+），Ki-67 约 80%。患者为多脏器转移，且病情进展迅速，存在内脏危象可能，患者及家属焦虑，希望能快速有效控制病情，故先考虑予以化疗。因激素受体表达阳性，且既往使用过蒽环类药物，根据 2017 年美国 NCCN 指南复发转移乳腺癌的化疗方案，蒽环类治疗失败 HER2 阳性复发转移乳腺癌，标准方案为紫杉类+抗 HER2 治疗。由于患者经济困难，先行选择 GT（G，吉西他滨；T，紫杉醇）方案进行解救化疗。

【病史及治疗续二】

➢ 给予 GT 方案化疗 2 个疗程后，进行复查。

➢ 胸部 CT 平扫与 2017-02-16 片比较，左侧乳腺癌术后缺如；肺内异常影像基本吸收，并纵隔、右侧腋窝及右侧锁骨下区见多发淋巴结肿大较前好转，多发骨转移。

➢ 乳腺超声：左侧乳腺癌术后，左侧胸壁未见明显占位。右乳未见明显占位；双侧锁骨上淋巴结肿大

➢ 肿瘤标志物：CEA 6.3 μg/L，AFP 3.2 μg/L，CA153 21.6 U/ml，CA125 27.7 U/ml。

【本阶段小结】

患者 GT 方案化疗效果显著，肺部病灶较明显缩小，锁骨上下淋巴结也明显缩小，可考虑继续维持目前化疗方案，并强烈推荐患者联用曲妥株单抗进行抗 HER2 治疗，使病情得到进一步缓解。

【专家点评一】

本例患者为 31 岁年轻女性，左乳导管原位癌伴微浸润，左乳单纯切除术+左腋窝前哨淋巴结活检术后，肿瘤大小 7.0 cm×4.0 cm×3.0 cm，病理分期 $pT_{1mic}N_0M_0$，ER、PR 强阳性，Ki-67（30%），HER2 不确定。免疫组化 HER2（2+）+FISH 检测提示原位癌区域呈成簇扩增，无法判断微浸润区域，故分子分型 Luminal B 型，HER2 不确定，美国南加州大学 VNPI 9 分。依据中国抗癌协会乳腺癌专业委员会《中国抗癌协会乳腺癌诊治指南与规范（2017 年版）》，导管原位癌（ductal carcinoma in suit，DICS）DCIS 被普遍认为是浸润性导管癌（cinvasive ductal carinoma，IDC）的前驱病变，对最初误诊为良性病变而导致未能获得治疗的 DCIS 研究显示，从 DCIS 进展为 IDC 的比例为 14%~53%，保乳手术组的 8~10 年局部复发率为 4%~20%，全乳切除术组为 2%~9%。有关小叶原位癌（lobular carcinoma in suit，LCIS）发展为浸润性癌的危险因素研究较少，可能与患者乳腺癌家族史、种族、年龄、手术方式、肿瘤体积、切缘状况及组织病理学分级有关；肿块可触及、体积大、分级高、切缘距离肿瘤近或切缘阳性、年龄<50 岁等复发风险指数高。所以本患者选择全乳切除+腋窝前哨淋巴结活检术无可厚非，关键是对于术后系统治疗选择，患者具有确定的高分级、年轻、肿块大高危因素，可以考虑进行 *BRCA* 基因突变检测及 HER2 重复检测，依据 2017 年美国 NCCN 指南（第 3 版）等，对于有微浸润的乳腺导管原位癌应按照浸润性导管癌处理，而对于直径≤0.5 cm 及微浸润的激素受体阳性 HER2 阳性的具有高危因素的乳腺癌患者可以考虑内分泌治疗+化疗+抗 HER2 靶向治疗，而依据《HER2 阳性乳腺癌临床诊疗专家共识》（2016 年版），对于一些淋巴结阴性小肿瘤的早期患者，可以选用每周紫杉醇 80 mg/m^2，12 次，联合曲妥珠单抗 1 年的辅助治疗。或多西他赛联合环磷酰胺（TC）4 个疗程，并联合曲妥珠单抗 1 年的辅助治疗。

患者无病生存（disease free survival，DFS）只有 16 个月，二次活检证实为 Luminal B 型 HER2 过表达的乳腺癌，提示其早期复发与生物学行为具有较高侵袭性、病程中存在一定程度低判。DCIS 复发为浸润性癌的患者按照浸润性癌的原则进行处理，患者 DFS<2 年，依据 ABC2 指南关于内分泌治疗耐药的定义存在原发内分泌治疗耐药，考虑到国内药物可及性问题，一线治疗建议可考虑卵巢功能抑制基础上，紫杉类药物联合抗 HER2 治疗及双膦酸盐类药物骨修复，疾病稳定后卵巢功能抑制治疗+芳香化酶抑制药+抗 HER2+双膦酸盐类药物维持治疗。对于激素受体阳性 HER2 过表达患者辅助内分泌治疗过程中出现疾病进展的治疗策略，CDK4/6 抑制药尚缺乏临床试验数据的支持，此患者因经济条件所限，无法进行抗 HER2 靶向治疗非常遗憾，后续治疗过程中需要密切监测病情。这是一个典型年轻的乳腺导管原位癌伴微浸润标准治疗后早期复发转移的患者，提示对于原位癌患者，如果存在高危因素，需要提高警惕，必要时多基因检测评估复发转移风险并密切观察。

（上海交通大学医学院附属仁济医院　徐迎春）

【专家点评二】

（1）乳腺微浸润癌的定义是指癌细胞突破基底膜浸润至邻近乳腺间质，表现为镜下单个或多个独立的浸润灶，每个浸润灶的最大径≤1 mm。由于微浸润性癌（尤其是多灶性微浸润性癌）及浸润性癌和导管原位癌临床处理原则有所不同，因此取材就显得尤为关键，必须通过广泛充分的取材来明确是否存在微小的浸润灶。对于范围较广或肿块较大（直径>2 cm）、多灶性（>3 灶）或高级别（粉刺型）的导管原位癌，有其他充分取材以防止遗漏少量的浸润性癌成分。导管原位癌的预后良好，10 年生存率可达 98%以上，10 年的局部复发率约 10%，发生浸润的概率在 24%左右，诊断后乳腺癌相关病死率<2%，可能的原因：①最初诊断导管原位癌时漏掉已存在的浸润性癌。②未能彻底切除的导管原位癌进展为浸润性癌。③在乳腺中发生新的浸润性癌。影响导管原位癌预后的因素包括年龄、是否存在临床症状、原位癌病灶大小、组织学级别、是否伴有坏死、治疗方式（手术方式及手术切缘）及生物标记物等。该例患者存在年轻（<40 岁）、大肿块、HER2 过表达等复发因素，相对较年长、小肿块及 HER2 低表达者复发风险明显增高。

（2）乳腺癌复发后的再活检是指导后续治疗非常重要的一个环节。此例患者在发生复发转移后进行再次活检，病理分类提示为 Luminal B 2 型（HER2 扩增）乳腺癌，根据指南推荐，治疗原则是在持续的抗 HER2 治疗基础上联合化疗或内分泌治疗。患者无病生存期 DFS 时间仅 16 个月，存在多个转移灶，且患者为年轻乳腺癌患者，基于以上原因，首选化疗是合适的，但遗憾的是患者并没有进行标准的抗 HER2 治疗，2 个周期 GT 方案化疗有效，可继续原方案治疗，并定期复查，监测病情进展情况。值得一提的是，HER2 阳性乳腺癌易发生脑转移，在诊治过程中应注意定期监测脑部情况，以尽早发现病灶并及时对症处理。

（湖南省肿瘤医院　田　璨　欧阳取长）

【指南背景】

1. 2017 年美国 NCCN 指南（第 3 版） 对于 HER2 阳性的转移性乳腺癌患者，一线推荐使用帕妥珠单抗+曲妥珠单抗+紫杉类，若之前接受过曲妥珠单抗治疗，则推荐使用 TDM-1（KAOCYLA 曲妥珠单抗），其他备选方案有曲妥珠单抗联合化疗，如紫杉类、长春瑞滨或卡培他滨等；HR（+）、HER2(+）患者，应给予芳香化酶抑制药内分泌治疗联合靶向治疗。

2.《HER2 阳性乳腺癌临床诊疗专家共识》（2016 年版） HER2 阳性、HR 阳性的复发转移乳腺癌，优先考虑曲妥珠单抗联合化疗；对于 HER2 靶向治疗联合化疗达到疾病稳定的患者，化疗停止后，可考虑使用HER2靶向治疗联合芳香化酶抑制药维持治疗，抗HER2治疗联合芳香化酶抑制药比芳香化酶抑制药显示PFS获益，部分不适合化疗或进展缓慢的患者可以考虑抗HER2治疗联合芳香化酶抑制药治疗。

【核心体会】

乳腺原位癌尤其是大肿块患者，应多点取材活检，以免漏诊。

（湖南省肿瘤医院　田　璨　欧阳取长）

参 考 文 献

[1] Cuzick J，Sestak I，Pinder SE，et al. Effect of tamoxifen and radiotherapy in women with locally excised ductal carcinoma in situ：long-term results from the UK/ANZ DCIS trial. Lancet Oncol，2011，12（01）：21-29.

[2] Lo AC，Truong PT，Wai ES，et al. Population-based analysis of the impact and generalizability of the NSABP-B24 study on endocrine therapy for patients with ductal carcinoma in situ of the breast. Ann Oncol，2015，26（09）：1898-1903.

[3] 中国抗癌协会乳腺癌专业委员会．中国抗癌协会乳腺癌诊治指南与规范（2017年版）．中国癌症杂志，2017，27（09）：695-760.

[4] National Comprehensive Cancer Network. NCCN guidelines for breast cancer version 3，2017［EB/OL］.［2018-05-31］. http：//www. nccn. org/professionals/physician_ gls/pdf/breast. pdf

[5] EUROPEAN SOCIETY FOR MEDICINE ONCOLOGY. ESO-ESMO 2nd international consensus guidelines for advanced breast cancer（ABC2）［EB/OL］．［2018-05-30］. http：//www. ncbi. nlm. nih. gov/pubmed/25244983.

病例 5　肾透明细胞癌术后乳腺转移 1 例

徐燕军　胡　滨*

上海交通大学附属第六人民医院

【病史及治疗】

➢ 患者，女性，76 岁，停经。

➢ 10 年前发现右肾肿块（肿块大小具体不详），手术切除，术后病理为肾透明细胞癌Ⅱ级。术后无特殊治疗，每年复查随访。

➢ 2016-09 体检发现右乳结节，不可触及，遂就诊我院。

【辅助检查】

➢ 钼靶：双侧乳腺少量腺体型，未见明显肿块，左乳内上象限非对称致密影。

➢ 超声（图 5-1）：左侧乳腺极低回声结节，大小 10 mm×6 mm，呈椭圆形，边缘光整，边界清，血供极丰富、充满血流信号，阻力指数（resistance index，RI）：0.62～0.67，弹性显示质地软。

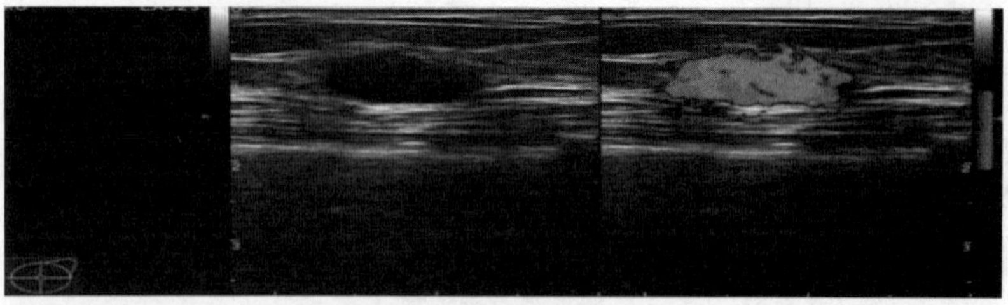

图 5-1　左乳超声图像

➢ MRI（图 5-2）：MRI 呈 T_1W 低信号、T_2W 高信号，结节内信号均匀，结节早期明显强化，但延迟期强化减弱，时间-信号曲线（time-to-intensity curve，TIC）为流出型。提示恶性结节可能，BI-RADS 4B 亚级。

* 通信作者，邮箱：niuniuhu1213@ qq. com

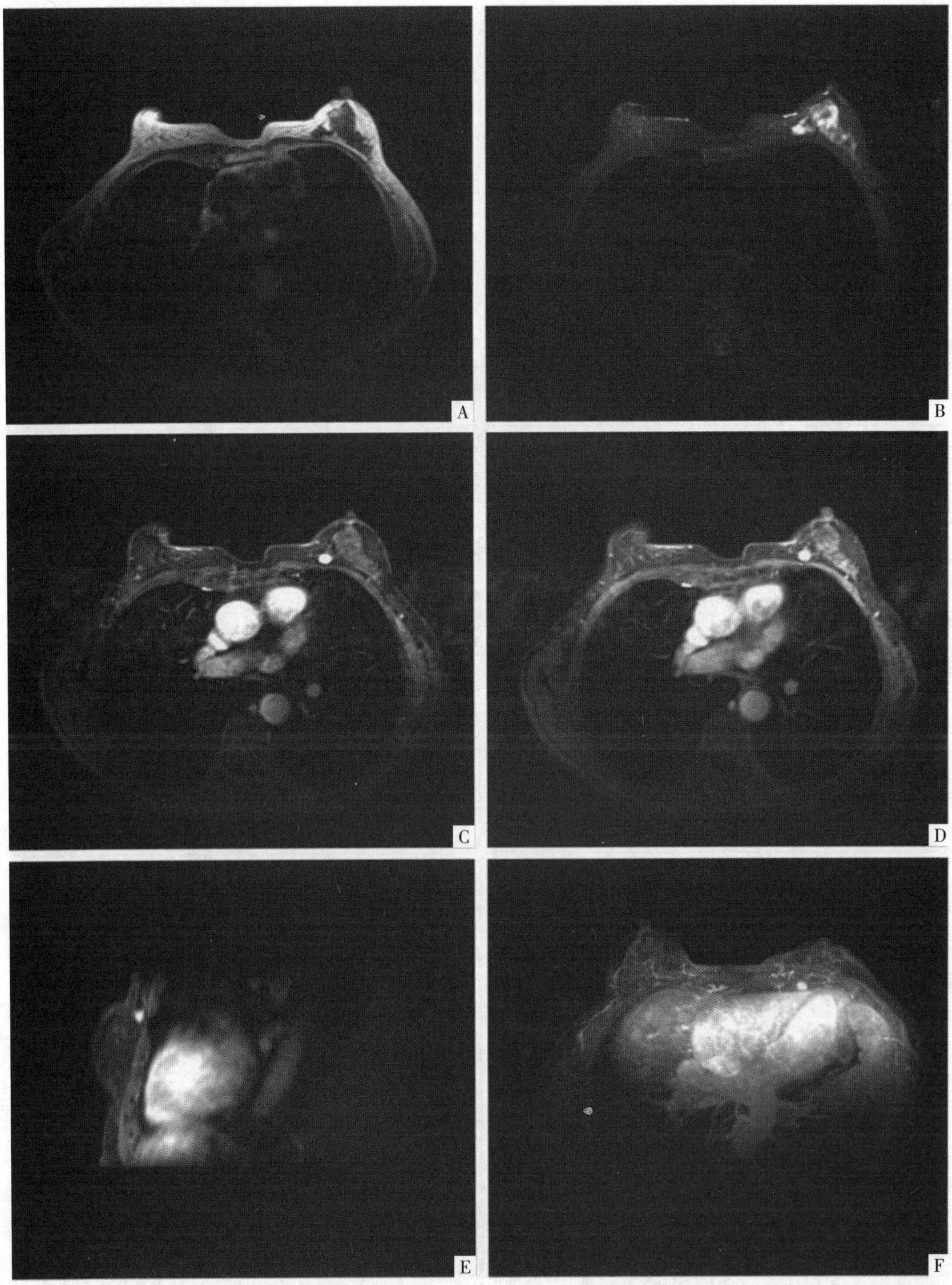

图 5-2　MRI

注：A. T_2 加权；B. T_1 加权；C. T_1 增强早期；D. T_1 增强晚期；E. 矢状位；F. 三维重建

【病史及治疗续一】

➢ 患者就诊于我院外科，手术切除结节，术后病理苏木精-伊红染色（hematoxylin-eosin staining，HE）显示圆形或多边形的透明细胞呈片状、巢状或腺泡状排列，癌细胞胞质丰富、透明（图 5-3）；进一步免疫组化证实：CD10（+）、Vim（+），ER/PR/HER2（-）；诊断乳腺转移性肾透明细胞癌。半年随访无复发。

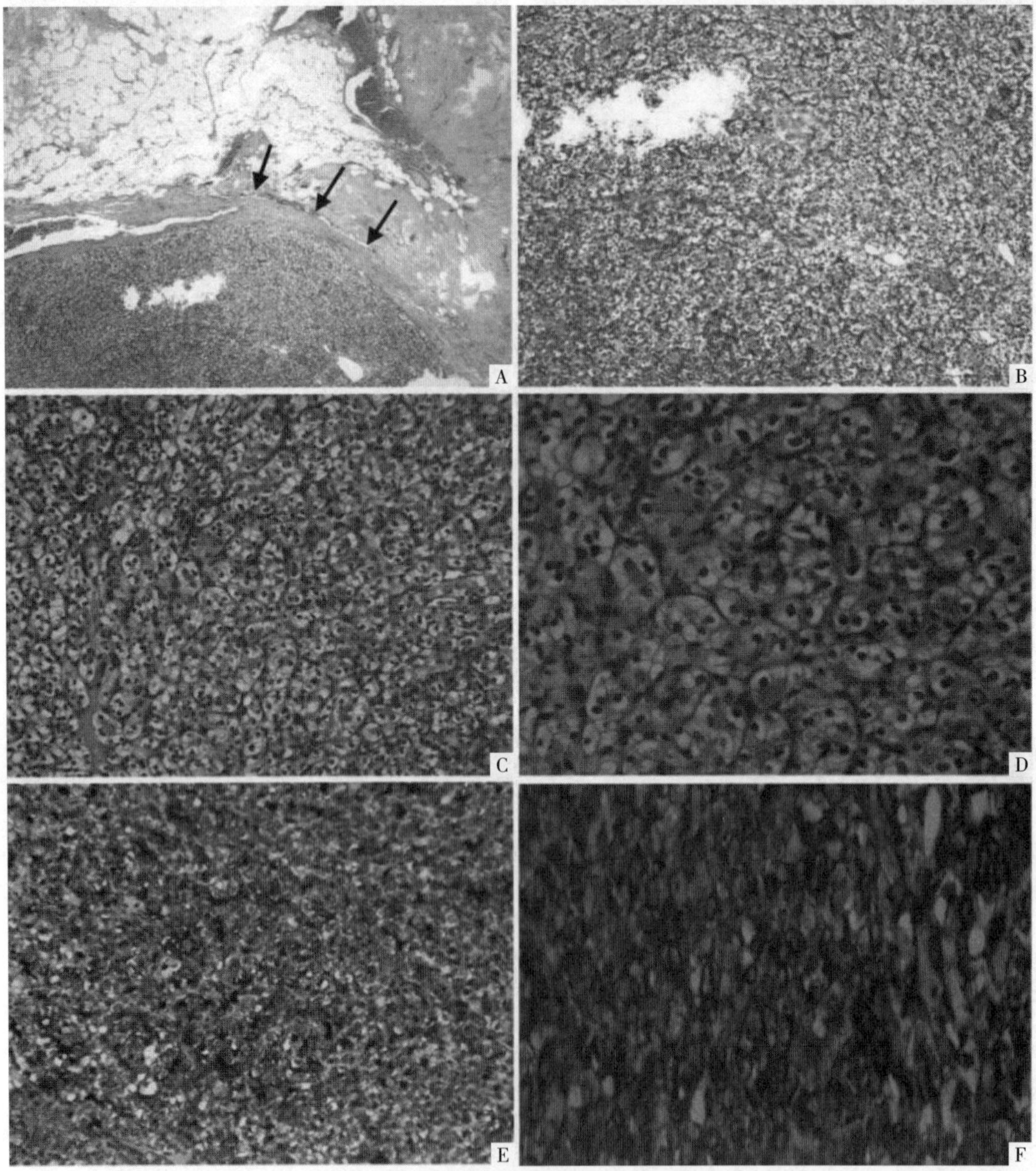

图 5-3 术后病理检查 HE 染色

注：A. 低倍镜示萎缩性腺体实质内的透明细胞，可见假包膜（黑色箭头），HE 染色×40 倍；B. 中倍镜显示透明细胞渗入周围乳腺组织，HE 染色×100 倍；C. 高倍镜示瘤巢中的透明细胞，内见纤维血管基质；D. 高倍镜下显示呈泡沫状的透明细胞，具有液泡状细胞质和大核仁，HE 染色×400 倍；E. 免疫组化示透明细胞 CD10 染色强阳性，HE 染色×400 倍；F. 免疫组化示透明细胞弥漫性 Uim 强阳性，HE 染色×400 倍

【本阶段小结】

（1）老年女性，10年前肾透明细胞癌切除史。

（2）乳腺结节，血供极其丰富，MRI TIC曲线呈流出型，提示恶性可能。

（3）病理提示，结节内富含透明细胞，免疫组化进一步提示肾癌来源。

（4）本例病例少见，非疑难病例。

（5）本例患者疾病主要诊疗过程见图5-4。

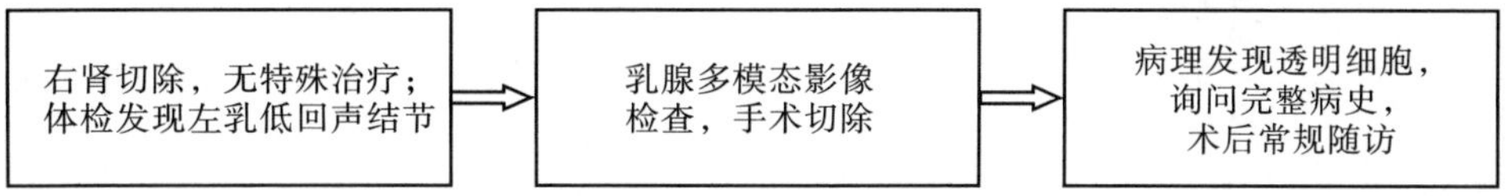

图5-4 主要诊疗过程

【专家点评一】

本例患者在肾透明细胞癌病史10年后发生乳腺恶性肿瘤，鉴别是否为原发乳腺癌和肾透明细胞癌乳腺转移，或其他转移尤为重要。病理诊断主要根据HE镜检确定缺乏原位癌和增生性病变，以及免疫组化分子标识，并结合临床系统病史检查。本例患者既往有肾透明细胞癌病史，手术切除乳腺结节，术后病理HE显示圆形或多边形的透明细胞呈片状、巢状或腺泡状排列，癌细胞胞质丰富、透明；进一步免疫组化证实：CD10（+）、Vim（+），ER/PR/HER2（-）；鉴于此诊断为乳腺转移性肾透明细胞癌，最好增加乳腺癌的标志物，MAM（+），GCDFP-15（+），CA153（+），GATA-3（+），CK7（+）。另外增加肾透明细胞癌的标志物，如果上皮细胞膜抗原（epithelial membrane antigen，EMA）(+)，肾透明细胞（renal clear cell，RCC）(+)，胞质角蛋白1（intracytoplasmic keratin，AE1）/AE3（+），细胞黏附分子（cell adhesion molecules，Cam）5.2（+），配对盒基因8（paired boxed gene8，PAX8）(+)，PAX2（+），癌抗原（cancer anugen，CA）-1X（+），这些标志物的识别有助于增加判断原发或继发乳腺癌准确性。

乳腺透明细胞癌是一类非常罕见的组织学亚型。原发性乳腺透明细胞癌定义：肿瘤组织中90%以上的肿瘤细胞富有糖原且胞质透明。约占乳腺导管癌的1%，恶性度较高，属于分泌性癌的亚型。临床活检确认的继发性乳腺癌发生率为0.2%~1.3%，乳腺外恶性肿瘤乳腺转移常见来源为淋巴瘤、黑色素瘤、肺癌和卵巢癌等，其中肾癌较罕见，位于第5位。远期转移是肾透明性细胞癌的特征之一，约30%患者在行肾切除术后发生远处转移，其机制尚不明确，可能是其生长缓慢可潜伏多年。继发性乳腺癌推荐接受MRI检测是否存在宏转移，如果存在宏转移推荐放化疗而非手术治疗；如果是孤立转移，则可以考虑手术治疗。与其他转移癌不同，肾透明细胞癌转移至肺、肾上腺、甲状腺和乳腺时，对放化疗不敏感，手术切除转移癌可提高患者总生存率。

（辽宁省肿瘤医院 孙 涛）

【专家点评二】

该病例左乳肿块手术切除后病理提示为乳腺转移性肾透明细胞癌，十分罕见。乳腺外原发恶性肿瘤转移到乳腺的较少见，占乳腺恶性肿瘤的0.5%~2.0%，其中最多见的是恶性黑色素瘤、淋巴瘤和白血病等。乳腺内转移灶影像表现常为边界清晰的圆形或卵圆形肿块，可单发也可多发；钼靶上显示病灶多不伴钙化，有时与乳腺良性肿瘤较难鉴别；MRI 检查增强扫描显示病灶早期强化明显，TIC 以流出型或平台型多见。肾癌多见的转移有肺、骨骼、肝等，乳腺转移很罕见。据统计，世界范围内肾癌乳腺转移的个案报道也仅二十几例，而且几乎均为女性，年龄为 47~82 岁。肾透明细胞癌是富血供肿瘤，其典型的 CT 或 MRI 强化方式是“快进快出”（流出型），且病灶内强化不均匀，其血行转移瘤也常为富血供病灶，而乳腺原发恶性肿瘤也是富血供病变，增强后其典型 TIC 以流出型或平台型多见，所以单从影像学检查上鉴别两者有一定困难，还是需要活检病理明确诊断并指导治疗方案。该例虽为罕见病例，但也为我们拓宽了影像诊断思路，在患者有乳腺外原发肿瘤病史时，乳腺病灶也需考虑转移瘤的可能性。

（上海交通大学医学院附属仁济医院　陈　洁）

【专家点评三】

（1）临床上，乳腺影像学最常见的表现是界限清楚的圆形肿块。少数患者表现为多发性肿块，本例患者系左侧乳腺单个肿块。除卵巢浆液性乳头状癌的转移外，钙化很罕见。毛刺征远不如原发癌常见。本例显示左侧乳腺内上象限非对称致密影，未见钙化灶和毛刺征。超声检查的典型改变为低回声肿块，有时回声不均匀或界限不清。本例显示为极低回声的结节，呈椭圆形，边缘光整，边界清，充满血流信号。

（2）病理上，由于本例的组织学形态以圆形或多边形的透明细胞呈片状、巢状或腺泡状排列为主，其癌细胞胞质丰富、透明，免疫组化结果为 ER/PR/HER2（-），且 CD10（+）、Vim（+），结合病史支持肾透明细胞癌转移的诊断。

（3）在进行乳腺病理诊断时，当肿瘤形态不典型或不像常见的原发性乳腺肿瘤时，见到淋巴管癌栓，癌细胞分布与导管或小叶周围，或多灶性分布，无导管或小叶增生及不典型性，缺乏促纤维组织增生和弹力纤维变性，周围乳腺组织无原位癌，此时应该考虑转移性肿瘤。该例病理学描写没有如此详述，但诊断肾透明细胞癌转移是明确的。

（4）事实上 2/3 的病例具有提示转移癌的组织学特点，对于另 1/3 病例而言，病史对于诊断非常重要。如小细胞癌提示肺来源，透明细胞癌提示肾来源，伴有钙化的浆液性乳头状癌考虑卵巢来源。

（5）若存在其他部位已知的恶性肿瘤，通过对比先前的肿瘤通常可做出诊断。若先前无病史，免疫组化则尤其有助于诊断。CK7、ER、PR 和 GCDFP-15 阳性及 CK20 阴性支持为乳腺来源，TTF-1 是诊断肺腺癌的有用标记，而 WT1 是诊断卵巢浆液性乳头状癌的重要标记，等等。但没有一个抗体是完全敏感和特异性的，建议使用一组抗体进行。

（第二军医大学附属长海医院　郑唯强）

【指南背景】

加拿大肾癌论坛共识［晚期肾癌的管理（2017 年版）］指出晚期肾透明细胞癌一线治疗首选舒尼替尼（sunitinib）和帕唑帕尼（pazopanib）等靶向治疗，在部分选择性患者中推荐高剂量白介素 2，在部分生长缓慢、肿瘤体积小和无症状的患者中可选择观察。

（辽宁省肿瘤医院　孙　涛）

2012 年乳腺肿瘤世界卫生组织（World Health Organization，WHO）分类（第 4 版）指出很多乳腺外的恶性肿瘤都可转移至乳腺。常见的类型包括造血系统恶性肿瘤、黑色素瘤，以及肺、卵巢、前列腺、肾和胃来源的癌。从流行病学角度统计，乳腺的转移癌占乳腺恶性肿瘤的0.2%~1.3%。尸检的发现率更高。多见于女性。乳腺的转移性肿瘤约30%的病例以乳腺肿块为首发症状，乳腺的转移性肿瘤患者常表现为可触及、快速生长的乳房无痛性质硬肿块。本例患者系肾透明细胞癌术后10年转移至乳腺。通常为单发，少数病例多发或累及双侧，左侧乳腺更常见，多数患者可伴有腋窝淋巴结肿大。很少累及皮肤及乳头。有恶性肿瘤病史的患者，从首发肿瘤诊断到出现乳腺转移之间的间隔为1个月到15年不等，最常发生在6~24个月。

（第二军医大学附属长海医院　郑唯强）

【核心体会】

增加恰当的免疫组化分子靶标识别原发乳腺透明性细胞癌和继发性透明性细胞癌，手术切除乳腺转移性肾透明细胞癌可提高总生存。

（辽宁省肿瘤医院　孙　涛）

（1）当乳腺出现结节或肿块时，如果是恶性的，除了明确是恶性原发的肿瘤如浸润性导管癌或小叶癌，对于其他相对少见的肿瘤类型，应该要考虑排除转移性的，首先重要一点必须要结合临床肿瘤病史。

（2）在进行病理学诊断时，当出现ER、PR阴性的乳腺癌，尤其是当出现一些相对少见的形态学特征时，如类似于本例以透明细胞为主的原发于乳腺的恶性肿瘤，包括诸如富于糖原透明细胞癌、富于脂质癌等，必须要在进行鉴别的基础上才做出正确诊断。

（3）如果肿块较大时，可在进行手术之前进行粗针穿刺活检甚至细针穿刺，也可很容易诊断一些转移性肿瘤如肺的小细胞癌来源。

（第二军医大学附属长海医院　郑唯强）

参　考　文　献

[1] Bianchi M，Sun M，Jeldres C，et al. Distribution of metastatic sites in renal cell carcinoma：a population-based analysis. Annals of oncology，2012，23：973-980.

[2] Campbell SC，Flanigan RC，Clark JI. Nephrectomy in metastatic renal cell carcinoma. Current treatment options in oncology，2003，4：363-372.

[3] Schlesinger-Raab A，Treiber U，Zaak D，et al. Metastatic renal cell carcinoma：results of a population-based study with 25 years follow-up. European journal of cancer，2008，44：2485-2495.

[4] Gravis G，Chanez B，Derosa L，et al. Effect of glandular metastases on overall survival of patients with metastatic clear cell renal cell carcinoma in the antiangiogenic therapy era. Urologic oncology，2016，34（04）：167.

[5] Mun SH，Ko EY，Han BK，et al. Breast metastases from extrama mmary malignancies：typical and atypical ultrasound features. Korean journal of radiology，2014，15（01）：20-28.

[6] Botticelli A，De Francesco G，Stefano D. Breast metastasis from clear cell renal cell carcinoma. J Ultrasound，2013，16：127-130.

[7] Reaume N，Frcpc，Naveen S，et al. Management of advanced kidney cancer：Canadian Kidney Cancer Forum consensus update. Can Urol Assoc J，2017，11（10）：310-320.

[8] Lakhani SR，Ellis IO，Schnitt SJ，et al. Who Classification of Tumours of The Breast. Paris，2012：215

[9] Kalli S，Lanfranchi M，Alexander A，et al. Spectrum of extrama mmary malignant neoplasms in the breast with radiologic-pathologic correlation. Curr Probl Diagn Radiol，2016，45（06）：392-401.

[10] Huo Z，Gao Y，Yu Z，et al. Metastasis of breast cancer to renal cancer：report of a rare case. Int J Clin Exp Pathol，

2015，8（11）：15417-15421.

[11] Perrin C，Talarmin M，Fontaine A，et al. Breast carcinoma metastasis into a renal cell carcinoma. Ann Pathol，2011，31：399-401.

[12] Lee AH. The histological diagnosis of metastases to the breast from extrama mmary malignancies. J Clin Pathol，2007，60（12）：1333-1341.

[13] Bakshi N，Kunju LP，Giordano T，et al. Expression of renal cell carcinoma antigen（RCC）in renal epithelial and nonrenal tumors：diagnostic Implications. Appl Immunohistochem Mol Morphol，2007，15（03）：310-315.

病例6　双侧原发性乳腺癌合并肝硬化、脾亢病例讨论

申　辉　徐　滔　戴　斌*

邵阳市中心医院

【病史及治疗】

➢ 患者，女性，64岁，已绝经。患慢性乙型肝炎30余年，肝硬化、脾大1年余，未予正规治疗。

➢ 2015-08-21患者因“发现左乳肿块3天”入住长沙某医院。入院后完善相关检查，血常规：血小板$41×10^9/L$，考虑血小板减少系脾亢引起可能性大。结合B型超声及体格检查考虑乳腺癌可能性大，建议行穿刺活检明确诊断，患者及家属拒绝行穿刺活检。与患者及家属积极沟通后，要求暂行左乳肿块切除明确诊断。

➢ 2015-08-25在局部麻醉下行“左乳肿块切除术”。术后病理提示：左乳浸润性导管癌（Ⅱ~Ⅲ级，肿块大小20 mm×18 mm×15 mm）。免疫组化：ER（75%+），PR（1%+），CerbB2（-），Ki-67（50%+）。因血小板减少，进一步手术出血风险极大；因放化疗可能引起骨髓抑制，加重血小板减少，与患者及家属沟通后拒绝行进一步治疗。术后给予依西美坦25 mg，每天1次，行内分泌治疗。

【辅助检查】

➢ 2015-08-21长沙某医院血常规：血小板$41×10^9/L$。

➢ 2015-08-21长沙某医院乳腺彩超：左乳外上象限可见一大小25 mm×13 mm的低回声肿块，边界不清楚，形态不规则，右乳头外侧可见一范围16 mm×7 mm的低回声区，边界欠清。左乳低回声区，考虑左侧乳腺癌，右乳低回声区，考虑增生所致。

【病史及治疗续一】

➢ 2016-04-14因“左乳癌肿块切除术后8个月，发现右乳肿块6天”再次就诊于长沙某医院。

➢ 2016-04-15入院后完善相关检查，血常规：血小板$37×10^9/L$。结合B型超声及体格检查考虑右侧乳腺癌可能性大，建议行穿刺活检明确诊断，患者及家属拒绝行穿刺活检。与患者及家属积极沟通后，仍要求暂行右乳肿块切除明确诊断。术后病理提示：右乳浸润性导管癌（Ⅱ级，肿块大小24 mm×15 mm×5 mm）。免疫组化示：ER（-），PR（-），CerbB2（-），Ki-67（30%+）。术后因同样原因未进一步手术及放化疗。术后继续口服依西美坦25 mg，每天1次，行内分

* 通信作者，邮箱：419107932@qq.com

泌治疗。

➢ 2016-07 就诊于广州某医院，改用口服“来曲唑 2.5 mg，每天 1 次”治疗，改药之前依西美坦内分泌治疗未中断。

【辅助检查】

➢ 2015-08-21 长沙某医院血常规：血小板计数 37×10^9/L。

➢ 2016-04-14 长沙某医院乳腺彩超：右乳外上象限可见 18 mm×11 mm 低回声包块，形态尚规则，边界稍模糊，内回声不均质，内可见高强光斑点。右乳低回声包块，拟 BI-RADS 4B 亚级，建议活检。

【病史及治疗续二】

➢ 2016-11-16 因“左乳癌肿块切除术后 15 个月，右乳癌肿块切除术后 7 个月，发现右乳肿块 2 天”入住我科。

➢ 2016-11-21 入院后完善相关检查，头颅 CT、肺部 CT、腹部 CT 及骨扫描提示无远处转移，右乳肿块结合 B 型超声及体格检查考虑为乳腺癌术后乳房复发可能性大，手术指征明确，患者及家属仍拒绝行穿刺活检。我科组织全院多学科会诊，考虑患者仅行乳房肿块切除术手术切除范围不足，且术后不宜行放化疗等辅助治疗。右侧乳腺为三阴型乳腺癌，内分泌治疗无法控制病情，按照指南需行进一步手术治疗。血小板下降考虑为脾亢所致可能性大，但不排除血液系统疾病所致，建议行骨髓穿刺排除诊断，患者及家属拒绝，建议转入肝胆外科行“脾切除术”，再行乳房手术。

➢ 2016-11-30 在我院肝胆外科行腹腔脾切除术，术后 2 周复查血常规：血小板计数 104×10^9/L。

➢ 2017-02-24 在我科拟行右乳肿块切除术备右乳癌改良根治术+左乳全切术+左腋窝前哨淋巴结清扫术。术中快速病理提示：右乳浸润性导管癌，左乳腋窝前哨淋巴结转移癌（2/6），遂行双乳乳腺癌改良根治术。

➢ 术后病理提示：右乳浸润性导管癌（Ⅲ级，8 分），周围组织见导管内癌，脉管内未见癌栓，切缘未见癌，右侧腋窝淋巴结转移癌（5/12）。右乳肿块及右侧腋窝淋巴结免疫组化示：ER（-），PR（-），CerbB2（2+），Ki-67（50%+），FISH 检查提示 *CerbB2* 基因扩增。左乳乳腺硬化性腺病，前哨淋巴结转移癌（2/6）。左侧腋窝转移癌（3/10）。左侧腋窝淋巴结免疫组化示：ER（-），PR（-），CerbB2（-），Ki-67（+50%）。

➢ 2017-03-17、04-11、05-03、05-25 予 AC 方案（多柔比星 30 mg+环磷酰胺 850 mg）第 1、2、3、4 疗程化疗，化疗过程中未出现明显消化道反应、骨髓抑制（血小板正常）及肝肾功能受损，心脏彩超未见明显异常。

➢ 后续治疗：PH（紫杉醇×4 个周期+曲妥珠单抗×1 年），化疗后给予放疗及内分泌治疗。因患者术后常规病检提示左乳肿块为左乳硬化性腺病，左腋窝淋巴结免疫组化为三阴型，考虑左乳乳腺腺体术后 18 个月无复发，考虑内分泌治疗有效，左腋窝淋巴结转移癌可能为右乳癌转移所致，无须更改内分泌用药，可以考虑用来曲唑控制。

【辅助检查】

➢ 2016-11-15 血常规：血小板计数 37×10^9/L。

➢ 2016-11-16 乳腺彩超（图 6-1）：右乳正上方可见一大小 17 mm×11 mm 低回声结节，边界模糊，形态欠规则。右乳低回声结节建议行进一步检查，右侧腋窝多个低回声结节，考虑淋巴结。

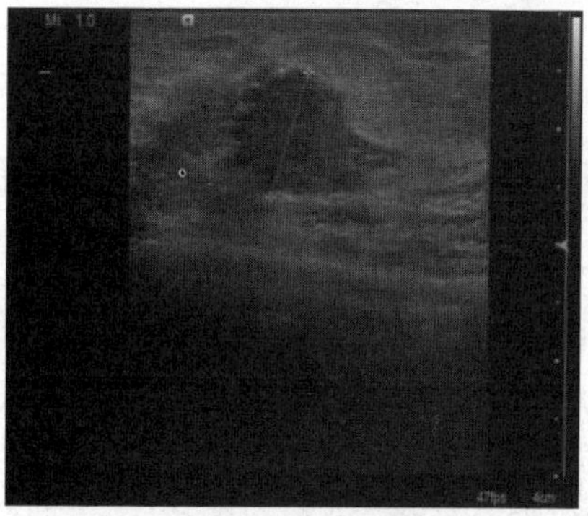

图6-1 2016-11-16 乳腺彩超

➢ 2016-11-16 全身骨骼显像 ECT：全身骨骼显像未见明显骨转移瘤征象。

➢ 2016-11-17 头部 CT：未见明显异常。

➢ 2016-11-17 肺部 CT：支气管疾患，右肺中叶少许机化性炎性病灶。

➢ 2016-11-17 腹部 CT（图6-2）：肝硬化，脾大，右肾结石。

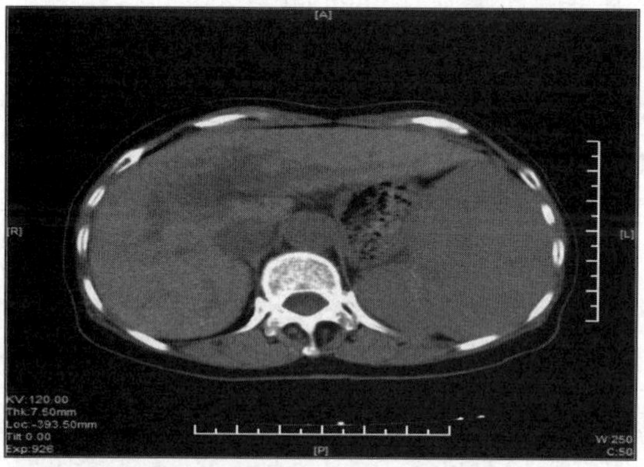

图6-2 脾切除前腹部 CT

➢ 2017-02-21 血常规：血小板计数 179×10^9/L。

➢ 2017-02-22 乳腺彩超（图6-3）：右乳正上方可见一大小 29 mm×12 mm 低回声结节，边界模糊，形态欠规则，建议行进一步检查，右侧腋窝多个低回声结节，考虑淋巴结。

➢ 2017-02-22 肺部 CT：支气管疾患。

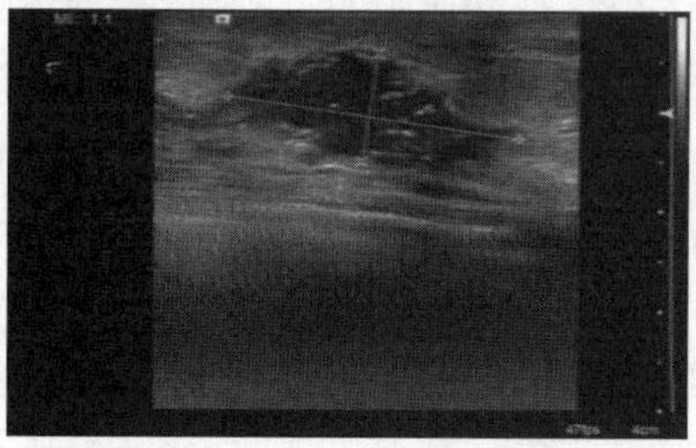

图6-3 2017-02-22 乳腺彩超

➢ 2017-02-22 腹部 CT（图 6-4）：肝硬化、右肾结石、脾切除术后改变。

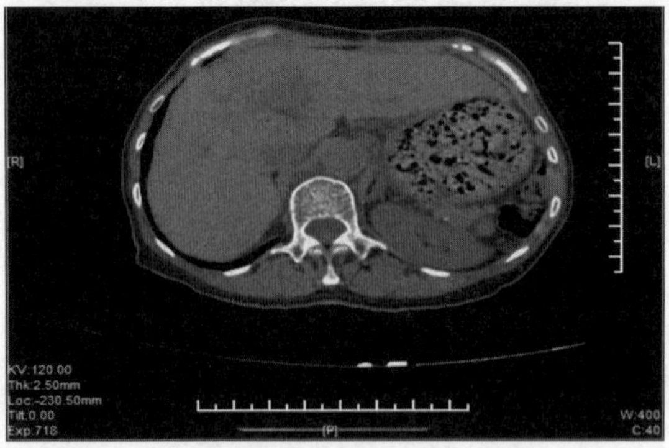

图 6-4　2017-02-22 脾切除术后腹部 CT

【本阶段小结】

患者初次就诊外院确诊为左侧乳腺癌（Luminal B 型），行左乳肿块切除术，因合并肝硬化、脾大、脾功能亢进引起的血小板减少，外院考虑进一步手术及放化疗的风险较大，与患者家属充分沟通后患者及家属拒绝行进一步治疗，术后仅行依西美坦内分泌治疗；8 个月后确诊为右侧乳腺癌行右乳肿块切除术，由于同样的原因，未行进一步手术及放化疗，术后仍行依西美坦内分泌治疗，3 个月后到广州某医院门诊就诊更改来曲唑内分泌治疗；当患者再次因右乳肿块来我科就诊，入院后完善相关检查，头颅 CT、肺部 CT、腹部 CT 及骨扫描提示无远处转移，右乳肿块结合 B 型超声及体格检查考虑为右乳腺癌术后乳房复发可能性大，手术指征明确，患者及家属拒绝行穿刺活检。我科组织全院多学科会诊，血小板下降考虑为脾亢所致可能性大，但不排除血液系统疾病所致，建议行骨髓穿刺排除诊断，患者及家属拒绝，建议转入肝胆外科行“脾切除术”，术后血小板数目正常。在我科行双乳腺癌改良术，术后已行 AC（多柔比星 30 mg+环磷酰胺 850 mg）4 个周期化疗，化疗过程中无特殊不适，后续拟予 PH 方案（紫杉醇×4 个周期+曲妥珠单抗×1 年），序贯放疗及内分泌治疗。

【专家点评】

1. 治疗过程一　脾功能亢进是肝炎、肝硬化的常见并发症，但是并非所有脾功能亢进均需要进行治疗，多数脾大的患者需要治疗其原发疾病。当脾功能亢进出现占位效应和血细胞过度消耗等临床综合症状时，需针对特定原因进行脾的处理，一般治疗方法包括脾切除术、脾动脉栓塞术、脾射频消融术、肝移植、药物治疗及经颈静脉肝内门体静脉分流术等。该患者既往有慢性乙型肝炎 30 余年，并发展为肝硬化、脾大，首次入院血小板计数仅有 41×10^9/L，考虑血小板减少系脾亢引起可能较大，而患者及家属拒绝左乳腺肿物穿刺活检，在有凝血功能异常的情况下，实施乳腺癌改良根治术是禁忌证，仅行局部麻醉下左乳肿块切除明确诊断不失为一个可行的治疗选择。

在明确乳腺癌病理分型为 Luminal B 型［ER（75%+），PR（1%+），HER2（-），Ki-67（50%+）］之后，考虑放化疗会加重血小板减少，且患者及家属拒绝行进一步治疗，仅给予内分泌治疗确是唯一的选择，但在此时间点首先选择切除脾再进行乳腺癌标准治疗，或许也是一种合适的治疗策略。依据美国 NCCN 指南、《中国抗癌协会乳腺癌诊治指南与规范（2017 年版）》推荐，对于绝经后此类亚型乳腺癌患者，Big1-98 和 ATAC 临床试验展示出非甾体类芳香化酶抑制药（来曲唑、阿那曲唑）应当作为辅助内分泌治疗首选药物。而 TEAM 临床试验证实了不可逆的甾体类芳香化酶抑制药（依西美坦）更适用于他莫昔芬治疗 2~3 年后的晚期乳腺癌患者，此处内分泌药物使用应该标准化。

2. 治疗过程二 在左乳癌肿块切除术后 8 个月，又发现右乳腺癌，右乳肿物切除术后其病理分型为三阴性，术后亦因血小板低而未进一步手术及放化疗。此处考虑选择切除脾再进行乳腺癌标准治疗不失为一种较好的治疗方式，然而此患者的乳腺癌治疗仍差强人意，丧失了早期进行乳腺癌综合治疗的时机。7 个月后又出现右侧胸壁复发，考虑到目前治疗方案无效，而又无法进行放化疗治疗，才在肝胆外科行脾切除术，进而有效遏制血小板减少症的现象，术后复查血小板达到正常范围（104×10^9/L），才再次施行标准的乳腺癌改良根治术，加用 AC-PH（A，多柔比星；C，环磷酰胺；P，紫杉醇；H，曲妥珠单抗）术后辅助治疗。

3. 治疗过程三 患者先后经历了左乳腺肿物切除术、右乳腺肿物切除术及双侧乳腺癌改良根治术，术后病理免疫组织化学结果如下。

（1）右乳腺癌：ER（-），PR（-），HER2（-）。

（2）右乳复发肿块及右侧腋窝淋巴结：ER（-），PR（-），FISH 扩增。

（3）左乳腺癌：ER（75%+），PR（1%+），HER2（-）。

（4）左侧腋窝淋巴结：ER（-），PR（-），HER2（-）。

左腋窝淋巴结有转移（三阴型），其免疫组化病理类型与左侧乳腺癌（Luminal B 型）并不相同，而右乳腺癌原发病灶的病理类型又与右乳复发肿块和右侧腋窝淋巴结（HER2 阳性型）不相同，同一患者出现 3 种不同的病理分型，应该对患者的双侧乳腺癌病灶及转移淋巴结进行病理科会诊，明确患者病理类型，对下一步治疗具有重要的指导意义。

通过非手术治疗难以控制脾大和血细胞过度消耗时，外科和介入治疗手段则为首选方式，其中又以脾切除术疗效最直接和确切。对于此病例在第 1 次发现乳腺癌的时候首先行脾切除术然后再进行乳腺癌辅助治疗或许是一个更优的治疗策略。因为早期进行规范化治疗才是提高患者总生存期和生活质量的关键。

（大连医科大学附属第二医院　李　曼）

【指南背景】

1. 2017 年美国 NCCN 指南（第 4 版） 对于 ER 阳性（或 PR 阳性）、HER2 阴性乳腺癌患者，针对术后辅助治疗，绝经后推荐使用来曲唑或他莫昔芬进行内分泌治疗。而对于 HER2 阳性乳腺癌患者，AC-TH（A，多柔比星；C，环磷酰胺；T，多西他赛；H，曲妥珠单抗）则为标准的辅助治疗方案，其他备选方案 AC-TPH、TCH、TH 等。

2.《中国抗癌协会乳腺癌指南诊治指南与规范（2017 年版）》 对于 ER 阳性（或 PR 阳性）、HER2 阴性 Luminal B 型乳腺癌患者，全部患者均需内分泌治疗，大多数患者需加用化疗。而对于 HER2 阳性乳腺癌患者，需要进行化疗+抗 HER2 治疗，方案有 AC-PH、TCH（T，多西他赛；C，卡铂；H，曲妥珠单抗）、TH-FEC（T，多西他赛；H，曲妥珠单抗；F，氟尿嘧啶；E，表柔比星；C，环磷酰胺）、AC-TH、PH 等。

【循证背景】

1. Big-198 试验 共纳入 8010 例绝经后早期乳腺癌患者，来曲唑组纳入 4003 例，他莫昔芬组纳入 4007 例。与他莫昔芬组相比，来曲唑组的患者具有更低的疾病复发率（*HR* 0.81，*P* =

0.003），以及更低的远处转移率（*HR* 0.73，*P*=0.001）。

2. ATAC 试验［阿那曲唑（anastrozole）*n*=3125，他莫昔芬（tamoxifen）*n*=3116］ 这是一个针对绝经后早期乳腺癌患者内分泌治疗的一个长达 10 年的临床试验，最终的结果证明阿那曲唑不论从药物有效性还是疾病控制率上都明显优于他莫昔芬组。

3. TEAM 试验（*n*=6120） 针对绝经后 HR 阳性的早期乳腺癌患者，依西美坦单独治疗和连续用三苯氧胺治疗之后改用依西美坦，都是合理的内分泌治疗选择。但这种情况，要依据患者的喜好、并发症及耐受性做出相应的调整。

【核心体会】

对于肝炎、肝硬化并发脾功能亢进患者，其导致的血小板减少将会严重影响乳腺癌的治疗。在进行乳腺癌综合治疗之前，首选脾切除术，因其疗效最直接且确切，之后再进行乳腺癌改良根治术及辅助治疗，此种治疗策略或许是一个优选方案。

（大连医科大学附属第二医院　李　曼）

参 考 文 献

［1］萧炜亮，陈晓明. 微波消融治疗门静脉高压性脾亢的研究现状. 临床放射学杂，2017，36（04）：590-593.

［2］张争运，陈凯，许威. 部分脾动脉栓塞治疗脾功能亢进的临床应用及进展. 医学综述，2015，1：89-91.

［3］National Comprehensive Cancer Network. NCCN guidelines for breast cancer version 4，2017［EB/OL］.［2018-05-31］. http:// www. nccn. org/professionals/physician_ gls/pdf/breast. pdf.

［4］中国抗癌协会乳腺癌专业委员会. 中国抗癌协会乳腺癌诊治指南和规范（2017 年版）. 中国癌症杂志，2017，27（09）：695-759.

［5］The Breast International Group（BIG）1-98 Collaborative Group. A comparison of letrozole and tamoxifen in postmenopausal women with early breast cancer. N Engl J Med，2005，353（26）：2747-2757.

［6］Cuzick J，Sestak I，Baum M，et al. Effect of anastrozole and tamoxifen as adjuvant treatment for early-stage breast cancer：10-year analysis of the ATAC trial. Lancet Oncol，2010，11（12）：1135-1141.

［7］Derks MGM，Blok EJ，Seynaeve C，et al. Adjuvant tamoxifen and exemestane in women with postmenopausal early breast cancer（TEAM）：10-year follow-up of a multicentre，open-label，randomised，phase 3 trial. Lancet Oncol，2017，18（09）：1211-1220.

病例 7　三阴性乳腺癌肺脑转移后的综合治疗

叶　欣　何　奇*

上海交通大学医学院附属国际和平妇幼保健院

【病史及治疗】

➢ 患者，女性，60 岁（2011 年时的发病年龄），已婚育，已绝经。

➢ 2011-01-20 发现右乳肿块 10 余天入院。

➢ 查体：右乳内上象限扪及一直径 18 mm 肿块，质韧，边界清，活动度可，轻压痛，无皮肤粘连。双侧腋窝及锁骨上未扪及肿大淋巴结。

【辅助检查】

➢ 2011-01-20 我院彩超：右乳上方实质性占位伴钙化 30 mm×19 mm，考虑乳腺癌；右乳外上结节 8 mm×7 mm，双侧腋下未见明显异常。

➢ 2011-01-20 我院钼靶：右乳钙化，BI-RADS 4C 亚级；左乳钙化，BI-RADS 2 级。

➢ 2011-01-20 我院 X 线胸片：双肺未见明显异常。腹部彩色超声：肝、胆、胰、脾、肾未见明显异常。肿瘤标志物：CEA 1. 8 μg/L，CA 153 7. 2 U/ml，CA125 12. 1 U/ml，AFP 8. 2 μg/L。

【病史及治疗续一】

➢ 2011-01-22 行右乳癌改良根治术，术后病理：右乳浸润性导管癌Ⅱ~Ⅲ级（直径 20 mm）；淋巴管内癌浸润（+），血管内癌浸润（-），神经周围癌浸润（-）；腋窝淋巴结见肿瘤转移：4/28。免疫组织化学：ER（-），PR（-），CerbB2（+），Ki-67 阳性率为 80%。

➢ 2011-02-01 始行辅助化疗，方案为 CEF→TX，具体方案为：环磷酰胺 800 mg+表柔比星 130 mg+5-FU 750 mg，第 1 天，静脉滴注，每 3 周 1 次×3；序贯：多西他赛（120 mg，第 1 天，静脉滴注）+卡培他滨（1000 mg，第 1~14 天，口服，每 3 周 1 次×3）。

➢ 2011-07-05 行术后放疗，共 30 次，具体记录不详。

【本阶段小结】

➢ 根据患者病理结果，病理分期为 $pT_1N_2M_0$，ⅢA 期，术后需行化疗及放疗。化疗方案的选择参考了 FinXX 的临床试验，对于早期高危患者加用卡培他滨可以提高无复发生存率（recurrent-free survival，RFS），虽然在后续的报道中，观察 5 年其 RFS 的提高并未被观察到，但是在前 3 年存在

* 通信作者，邮箱：drheqi@ hotmail. com

的 RFS 提高仍然可以给患者带来较高的生活质量和治疗信心。

【病史及治疗续二】

➢ 患者每半年随访 1 次，无复发转移征象。

➢ 2014-04-21 我院 X 线胸片：右侧乳腺癌术后，右肺结节（第 2 前肋处见一直径 1.2 cm 密度增高影，部分境界清）。

➢ 2014-04-21 我院 CEA 0.7 μg/L，CA 153 8.9 U/ml，CA 125 9.3 U/ml，AFP 6.8 μg/L。

➢ 建议患者外院行 CT 检查，患者未行。

➢ 2015-05-29 我院 X 线胸片：右侧乳腺癌术后，两肺野结节（右肺：第 2 前肋区见一大小 1.9 cm×2.1 cm 结节影，界尚清；左肺：第 6 前肋区见一直径 1.7 cm 结节影，部分界清）。

➢ 2015-05-29 我院肿瘤标志物：CEA 0.9 μg/L，CA 153 8.1 U/ml，CA 125 8.4 U/ml，AFP 7.1 μg/L。

➢ 建议患者外院行 CT 检查，患者未行。

【本阶段小结】

患者 X 线胸片提示肺部结节，应该予以 CT 明确是否为肺部转移灶。根据单发病灶可行手术切除，明确为原发肿瘤还是转移灶，予以相应的治疗。若为转移灶，可再次行免疫组化的检查，根据转移灶的免疫组化结果，决定后续的治疗方案，若激素受体出现了变异，基于患者的无病生存期（DFS）有 3 年且为单发病灶，则后续可行内分泌治疗。但是患者的未予以重视，错失了早期治疗的良机，1 年后再次复查，X 线胸片显示病灶出现了进展，从单肺结节发展至双肺结节，且右肺结节有所增大。

【病史及治疗续三】

➢ 2015-12-14 患者因“右手行动不便 20 余天，加重伴右下肢无力，言语不利 7 天”至外院就诊。

➢ 外院头颅平扫 CT：左侧顶枕叶占位。

➢ 外院头颅 MRI：左侧顶叶病灶，结合病史考虑转移灶（3.4 cm×3.1 cm，占位效应明显，左侧脑室受压）。

➢ 外院 X 线胸片：右上肺、左下肺多发结节。

➢ 外院肺部 CT：双肺多发结节，结合病史考虑转移灶。

➢ 2016-01-04 行左侧顶叶占位切除术。术后病理：“左侧顶枕叶占位”转移性腺癌，结合病史及免疫组化结果，提示乳腺癌转移。免疫组化结果：ER（-），PR（-），Ki-67（60%+）。

➢ 患者术后症状消失，行动自如，问答切题流利。

➢ 2016-01-12 外院头颅 CT：左侧顶枕叶转移瘤切除术后，请结合临床。

【本阶段小结】

患者脑部转移灶>3 cm，孤立病灶，位于功能区，并出现了临床症状。行手术切除治疗不但可以完整切除病灶，对病灶进行病理分析，而且可以尽快解除占位效应，恢复患者的功能。从最近 2017 年欧洲神经肿瘤协会（European Association of Neuro-Oncology，EANO）关于实体瘤转移诊断和治疗指南来看，对于孤立转移病灶，病灶>3 cm，位于功能区并出现临床症状者，推荐行手术治疗。此患者脑转移灶的治疗恰当合适，及时恢复了患者的功能，提高了生活质量，完整切除病灶还可为下一步治疗提高治疗依据。

【病史及治疗续四】

➢ 2016-03-09 我院 X 线胸片：右侧乳腺癌术后，两肺肿块，较前片增大（右肺：第 2 前肋处见一大小 2. 9 cm×2. 8 cm 肿块影，界尚清；左肺：第 6 前肋见一直径 1. 9 cm 肿块影，部分界清）。

➢ 2016-03-10 患者基于肺转移接受了化疗，方案为：PC（紫杉醇 80 mg/m^2+卡铂 AUC 1. 5）。

➢ 2016-05-28 外院肺部 CT：两肺多发结节，考虑恶性可能，较前片（2015-12-25）有所缩小。

➢ 2016-06-03 外院头颅 CT：左侧顶枕叶转移瘤切除术后，左顶叶异常强化灶，转移瘤不除外。

➢ 2016-08-05 外院头颅 CT：左侧顶枕叶转移瘤切除术后，左顶叶异常强化灶，较 2016-06-03 片减小。

➢ 2016-10-27 我院 X 线胸片：两肺纹理略多。

➢ 2016-12-15 患者出现言语不利 4 天，至外院就诊。

➢ 2016-12-19 外院头颅 CT：左侧顶枕叶转移瘤切除术后，左顶叶异常强化灶，较 2016-08-05 片明显增大，考虑肿瘤。

➢ 患者及家属决定放弃进一步的抗肿瘤治疗，予以支持治疗。

【本阶段小结】

患者在行脑转移灶切除术功能恢复正常后，接受了针对肺转移的治疗，基于患者原发肿瘤为三阴性，头颅转移灶的免疫组化结果提示为 HR 阴性，但是很可惜的是转移灶未做 HER2 的检测，故予针对三阴性乳腺癌的一线化疗。铂类在乳腺癌复发转移治疗中的地位不断得到肯定，CBCSG006 试验中紫杉醇+顺铂一线治疗复发转移性乳腺癌取得阳性的结果，故我们选择了紫杉醇+铂类的治疗，基于卡铂不良反应较顺铂小，则予以卡铂治疗。HER2 阳性乳腺癌容易出现脑转移，若转移灶有 HER2 受体的检测结果，则有可能改变治疗策略，可以考虑行 FISH 检测明确，但是患者拒绝行 FISH 检测，故我们按照三阴性乳腺癌治疗。此方案对于肺部转移灶治疗效果明显，但是脑转移瘤复发，化疗没有进一步控制肿瘤在脑部生长。

【专家点评】

（1）该例患者为三阴性乳腺癌患者，化疗是其主要的全身治疗手段。BCIRG005 研究证实了 AC-T（A，多柔比星；C，环磷酰胺；T，紫杉醇）方案对淋巴结阳性的三阴性乳腺癌患者的有效性。E1199 研究中，对三阴性乳腺癌的探索性分析告诉我们，含紫杉类的周疗方案显著改善患者的 DFS。结合本例患者的实际情况，存在复发高危因素，优选方案建议给予 AC-T 方案化疗。

（2）在卡培他滨辅助化疗的临床研究数据中，我们看到了其在三阴性乳腺癌亚组中的一些获益：FinXX 研究 10 年随访结果告诉我们，三阴性乳腺癌亚组中其可降低复发风险 46%，较其他亚组者有明显优势，可见在三阴性乳腺癌的患者中给予 5-FU 类药物能够得到获益；在辅助治疗维持治疗的探索上，CREATE-X 给了我们一些启示，对于三阴性乳腺癌亚组来说，DFS 获益更为明显，这也给我们一个启示，关于三阴性乳腺癌的辅助化疗后续维持治疗问题，是一个探索方向。

（3）三阴性乳腺癌在术后 1~3 年有个明显复发高峰，且易转移至脑、肺等器官，建议在此时段密切监测病情变化，每 3 个月进行 1 次随访，针对易转移部位进行检查，以尽早发现病情变化，尽早治疗。该患者依从性欠佳，复查间隔时间过长，导致没有及时发现病情变化。

（4）根据脑转移瘤指南推荐，结合该患者本身的情况，患者出现明显全身症状，手术治疗是合适的，在手术治疗后可以考虑全脑放疗及全身抗肿瘤治疗，虽然目前的研究数据未提示脑转移瘤切除术后给予全脑放疗有明显生存获益，但是减少了局部复发率及神经相关病死率，是可以作为一个可选方案的。患者在其他部位病情控制良好的情况下，脑部病情再次出现进展时，可根据患者的病情酌情采取立体定向放疗等局部处理措施。

（5）乳腺癌是一个异质性较大的癌种，转移灶的病理类型不同于原发灶的情况也较常见。该患者进行了脑转移瘤的手术切除术，应当针对转移灶再次进行活检，明确其病理分型，如病理类型发生改变，出现激素受体阳性或 HER2 阳性时，可以增加内分泌治疗及抗 HER2 治疗等手段，以期获得更大的疗效。

（湖南省肿瘤医院　田　璨　欧阳取长）

【指南背景】

1. 2017 年美国 NCCN 乳腺癌指南（第 3 版）　对于高危复发风险的三阴性乳腺癌患者，推荐术后化疗，术后辅助化疗优选方案为 AC-T 密集型方案。

2.《中国临床肿瘤学会（Chinese Society of Clinical Oncology，CSCO）乳腺癌诊疗指南》（2017 年第 1 版）　对于三阴性乳腺癌，除部分肿瘤负荷较小的患者外（如 T_1、N_0），一般推荐 AC-T 的化疗方案。

3. 2017 年美国 NCCN 脑转移瘤诊断治疗指南　全身肿瘤负荷小或者有合适的系统治疗方案的脑转移瘤患者强烈推荐积极治疗。

【循证背景】

1. BCIRG005 研究　将可手术切除、淋巴结阳性的 HER2 阴性乳腺癌患者分为两组，即 AC-T（A，多柔比星；C，环磷酰胺；T，紫杉醇）方案化疗组及 TAC（T，多西他赛；A，多柔比星；C，环磷酰胺）方案化疗组。主要研究终点为无病生存（DFS），次要研究终点为总生存期（OS）及安全性。结果提示：随访 60 个月，两组的 DFS 分别为 78.6% 和 78.9%，OS 分别为 8.9% 和 88.1%，均无统计学意义，不良反应方面，中性粒细胞缺少性发热在 TAC 方案组明显高于 AC-T 方案组（$P<0.0001$）。

2. E1199 研究　对于接受手术后的腋窝淋巴结阳性或高危的腋窝淋巴结阴性的乳腺癌患者，给予 AC 方案化疗 4 周期后随机分为 4 组：紫杉醇 3 周方案组、紫杉醇每周方案组、多西他赛 3 周方案组、多西他赛每周方案组。主要研究终点是 DFS，次要研究终点是 OS 及安全性。结果提示：在全部患者中，AC 后序贯每周紫杉醇或每 3 周多西他赛的方案比每 3 周紫杉醇的方案均显著改善 DFS，小幅度改善 OS。不良反应方面，每周紫杉醇方案较 3 周疗方案发生 2~4 度神经毒性概率更大。在对于三阴性患者进行探索性分析，紫杉醇周疗是最有效的治疗方案。10 年 DFS 从 59% 提高到 69%，10 年 OS 从 66% 提高至 75%。

3. FinXX 研究　纳入具有高危复发风险的乳腺癌患者 1500 例，随机分入实验组卡培他滨+多西他赛序贯环磷酰胺+表柔比星+卡培他滨（XT×3-CEX×3），对照组多西他赛序贯环磷酰胺+表柔比星+氟尿嘧啶（T-FEC）。主要终点为 DFS，次要终点为 OS。结果显示，卡培他滨的加入并没有提高整体人群的 DFS 率，但在亚组分析中，三阴性乳腺癌患者在卡培他滨的治疗中得到了获益。

（湖南省肿瘤医院　田　璨　欧阳取长）

参 考 文 献

[1] Joensuu H, Kellokumpu-Lehtinen PL, Huovinen R, et al. Adjuvant capecitabine in combination with docetaxel and cyclophosphamide plus epirubicin for breast cancer: an open-label, randomised controlled trial. Lancet Oncol, 2009, 10 (12): 1145–1151.

[2] Joensuu H, Kellokumpu-Lehtinen PL, Huovinen R, et al. Adjuvant capecitabine, docetaxel, cyclophosphamide, and epirubicin for early breast cancer: final analysis of the randomized FinXX trial. J Clin Oncol, 2012, 30 (01): 11–18.

[3] Soffietti R, Abacioglu U, Baumert B, et al. Diagnosis and treatment of brain metastases from solid tumors: guidelines from the European Association of Neuro-Oncology (EANO). Neuro Oncol, 2017, 19 (02): 162–174.

[4] Hu XC, Zhang J, Xu BH, et al. Cisplatin plus gemcitabine versus paclitaxel plus gemcitabine as first-line therapy for metastatic triple-negative breast cancer (CBCSG006): a randomised, open-label, multicentre, phase 3 trial. Lancet Oncol, 2015, 16 (04): 436–446.

病例 8　多西他赛 2 周方案在转移性乳腺癌多线治疗后的运用

黄　平　王晓稼*

浙江省肿瘤医院

【病史及治疗】

➢ 患者，女性，出生日期 1973-08-19。

➢ 患者于 37 岁时（2010-10-21）在我院行左乳区段+冷冻+左乳癌改良根治术。术后病理：左乳内下象限浸润性导管癌Ⅱ级（瘤体 3.5 cm×3 cm×2.5 cm），累及周围脂肪组织，可见脉管瘤栓。左腋窝 18 个淋巴结示慢性炎症。CerbB2（浸润处 1+），ER（90%+），PR（70%+），Ki-67（30%+）。术后诊断：左乳腺癌术后 $pT_2N_0M_0$ ⅡA 期。

➢ 术后行 6 个周期“FEC（F，氟尿嘧啶；E，表柔比星；C，环磷酰胺）”方案化疗，序贯左胸壁 DT 50 Gy/25F 放疗，并行他莫昔芬辅助内分泌治疗。

➢ 2013-07 无明显诱因出现左侧腰部隐痛，逐渐加重，来诊时评分 3 分。

【辅助检查】

➢ 2013-09-10 胸部 CT（图 8-1）：左侧胸腔积液，左侧胸膜结节。

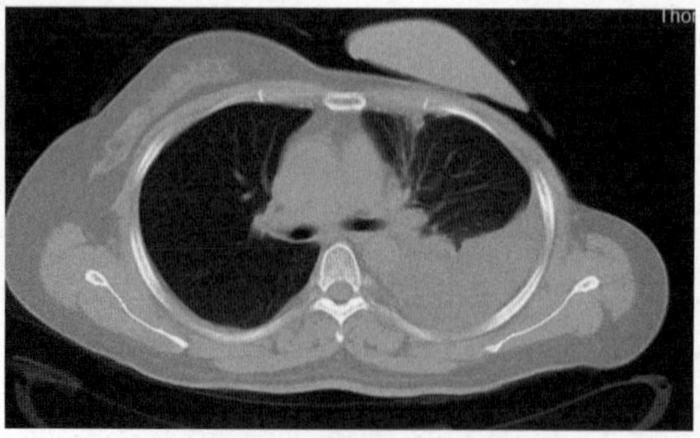

图 8-1　2013-09-10 胸部 CT

➢ 2013-09-11 骨 ECT：左第 9、10 侧肋代谢活跃，建议结合 CT 检查。

➢ 2013-09-16 肋骨 CT：左侧第 10 后肋骨质破坏，考虑转移。

* 通信作者，邮箱：wxiaojia0803@163.com

➢ 2013-09-17 胸腔积液细胞学检查：左胸腔积液中找到少量癌细胞，倾向腺癌。

【病史及治疗续一】

➢ 患者 DFS 33 个月。考虑诊断为左侧乳腺癌术后左侧胸膜转移、左肋骨转移。予以唑来膦酸 4 mg，静脉滴注，每 21~28 天 1 次治疗骨转移。疼痛予以对症止痛药治疗。一线予以 TX（紫杉醇 240 mg 第 1 天+卡培他滨 1.5 g，每日 2 次，第 1~14 天，每 21 天 1 次）维持化疗，胸腔积液予以引流+腔内治疗，最佳疗效 SD（疾病稳定），PFS 8 个月。由于复查左胸腔积液增多，CEA、CA125 较前升高，考虑疾病局部进展。二线予以戈舍瑞林+阿那曲唑内分泌治疗，胸腔积液予以引流+腔内治疗，最佳疗效 SD，PFS 5 个月。由于复查 CT，左上肺、左侧胸膜多发转移瘤，均较前增大；左侧胸腔积液较前增多；肺部出现新发病灶，考虑疾病进展。三线予以单药长春瑞滨40 mg，第 1、8 天，每 21 天 1 次化疗，6 个周期，继续予以胸腔积液引流+腔内治疗，最佳疗效 SD，PFS 5 个月，由于末次化疗后出现反复感染性发热，被迫停化疗。复查 CT 示两肺、胸膜多发转移瘤，均较前增大增多；左侧胸腔积液，两侧锁骨上、纵隔多发淋巴结肿大，较前片增大、增多；左侧胸膜增厚较前明显，左下肋骨骨质异常，疾病进展。四线予以戈舍瑞林+氟维司群（500 mg），肌内注射，每 28 天 1 次（首个 28 天予以负荷量）内分泌治疗，疗效 PD（疾病进展），PFS 3 个月。

【本阶段小结】

绝经前女性，HR 阳性，HER2 阴性，规范辅助治疗后出现骨软组织及内脏转移，DFS 伴随疼痛症状，故一线选择两药联合化疗及单药化疗维持，后续进展后予以内分泌及化疗交替更换方案解救治疗。最佳疗效均为 SD，且患者解救方案 PFS 逐渐缩短，化疗耐受性逐渐降低，肿瘤负荷逐渐增高。

【病史及治疗续二】

➢ 2016-08-16 胸部 CT（图 8-2）：左侧乳腺癌术后，骨肺胸膜转移化疗后，对照 2016-05-10 片：①两肺、胸膜多发转移瘤，均较前增大增多。②左下胸膜明显增厚，邻近肋骨骨质异常，考虑转移可能性增大。③两侧锁骨上、纵隔多发淋巴结肿大，较前片相仿。四线氟维司群内分泌治疗 PD，肿瘤再次进展。

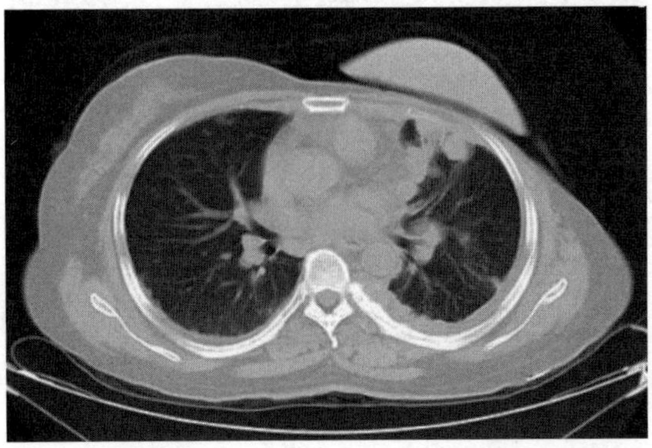

图 8-2　2016-08-16 胸部 CT

➢ 根据患者病情，患者符合由王晓稼教授发起的“一项单药多西他赛 2 周方案对比 3 周方案治疗 HER2 阴性转移性乳腺癌有效性和安全性的探索性随机、对照临床研究”的入排标准，签署知情同意书后随机分组至多西他赛 2 周方案组。2016-08-18 至 2017-02-09 行 12 个周期多西他赛 80 mg（50 mg/m^2）第 1 天静脉滴注，每 2 周 1 次化疗。3 个周期后复查 CT：两肺多发转移瘤，部分较前好转。胸膜转移较前好转。6 个周期化疗后复查 CT：两肺多发转移瘤，部分继续较前好转。胸膜转移继续较前好转。两侧锁骨上、纵隔多发淋巴结，较前缩小。部分胸腰椎、肋骨转移，较前大致相仿。9 个周期化疗后复查病灶较前稳定。12 个周期后复查疗效总体部分缓解（PR）。继续予以唑来膦酸 4 mg，静脉滴注，每 21~28 天 1 次治疗骨转移。

➢ 2017-02-22 胸部 CT（图 8-4）：两肺病灶较 2016-09-27（图 8-3）明显好转。

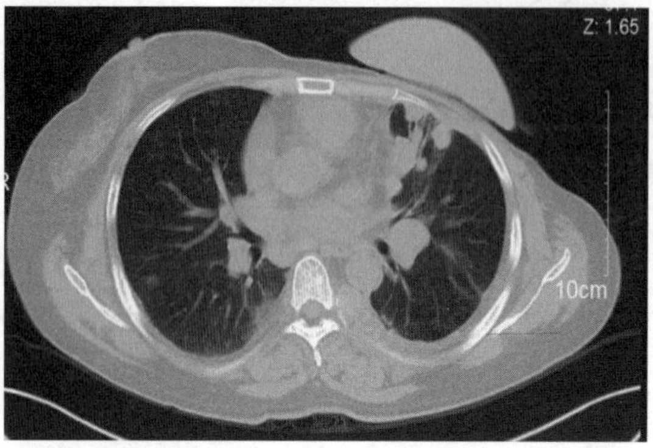

图 8-3　2016-09-27 胸部 CT

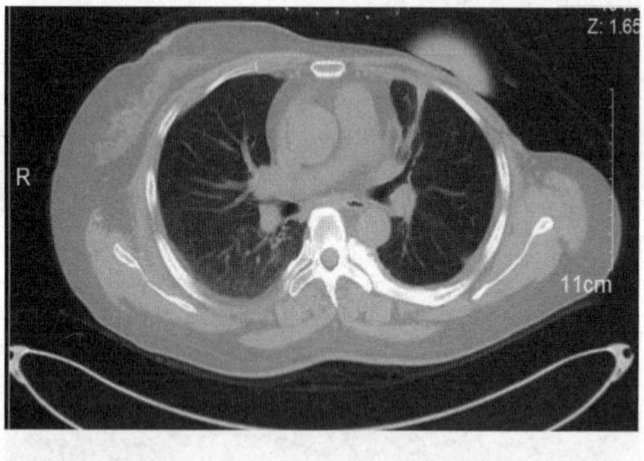

图 8-4　2017-02-22 胸部 CT

➢ 12 个周期化疗后疗效 PR，因患者诉不能耐受激素预处理，故予停化疗，定期随访。目前 PFS 已超过 8 个月，且胸腔积液无明显出现反复。多西他赛 2 周方案治疗期间不良反应：乏力 1~2 级，面部水肿 1 级，血液学毒性白细胞下降 1~2 度，中性粒细胞最低 3 度下降（1 次），血红蛋白最低 3 度下降（2 次），肝、肾功能丙氨酸转氨酶（alanine aminotransferase，ALT）Ⅰ度升高（1 次），血糖Ⅰ度升高（1 次）。

【本阶段小结】

该研究者发起的临床研究采用随机对照临床试验原则，研究单药多西他赛 2 周方案对比 3 周方案治疗 HER2 阴性转移性乳腺癌的有效性和安全性。研究组接受多西他赛 2 周方案（50 mg/m^2，第 1 天，每 14 天 1 次），对照组接受多西他赛 3 周方案化疗（75 mg/m^2，第 1 天，每 21 天 1 次），每组拟接受化疗 4~6 个周期，或至疾病进展（PD）或毒性不能耐受。患者加入该临床试验治疗，五线取得超过 8 个月的 PFS，且最佳疗效达到部分缓解（PR），多西他赛 2 周方案在该患者上体现了多线治疗后生存获益明显且耐受性良好、安全性高的特点。研究的最终结果值得期待。

➢ 患者主要诊疗过程见图 8-5。

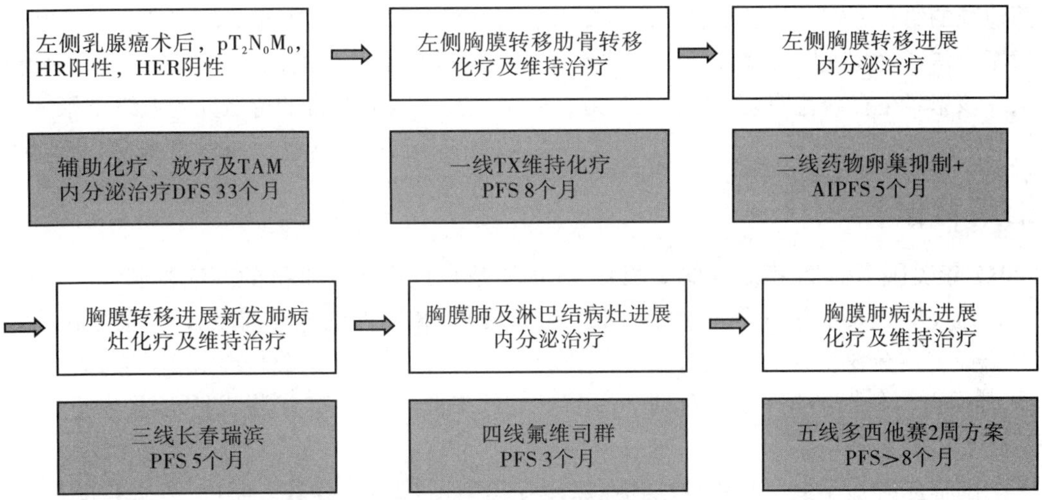

图 8-5 主要诊治过程

【专家点评一】

本病例属于 HER2 阴性 Luminal B 患者，Ki-67 指数高（30%），为高危患者选择。SOFT 与 TEXT 联合分析结果显示，高危绝经前激素受体阳性乳腺癌能从卵巢功能抑制联合内分泌治疗当中获益。患者由于存在内脏转移而出现疾病进展，如果无内分泌耐药，肿瘤负荷较小，无内脏危象，可首选内分泌治疗。如果排除以上情况，需要给予化疗（单药或联合），疾病得到控制后可换成内分泌维持治疗。在乳腺癌发生再次进展阶段应进行二次活检，有助于明确诊断和后续治疗方案抉择。多基因检测在晚期乳腺癌治疗结局的影响仍处于探索中，但对于本患者存在内分泌耐药，检测后可能揭示耐药机制，选择具有克服内分泌耐药的靶向药物联合内分泌治疗可能从中获益，如依西美坦+依维莫司、palbociclib+来曲唑等。根据 BOLERO-2 和 PreECOG0102 研究结果显示，在多线治疗晚期患者中，mTOR 抑制药依维莫司联合依西美坦/氟维司群的疗效优于内分泌单药，因此可以考虑给予患者联合依维莫司的方案。除此之外，芳香化酶抑制药治疗进展后晚期内分泌药物的选择还包括孕激素、托瑞米芬、他莫昔芬等。缺乏大型临床随机对照研究的结果，但结合我国临床使用中的药物可及性等因素，可结合患者综合情况合理选择使用。而氟维司群单药在内分泌敏感或内分泌初始治疗的患者疗效较好，可以选择在晚期解救治疗早期应用。在临床实践中，推荐多线耐药患者进入临床试验。

（辽宁省肿瘤医院 孙 涛）

【专家点评二】

该患者为 HR 阳性、HER2 阴性的晚期乳腺癌，除对症支持治疗外前四线用内分泌及化疗交替更换方案系统解救治疗，符合目前我们对这类患者的处理原则。患者左侧胸膜转移、肋骨转移且左侧胸腔积液，可视为非内脏危象，一线治疗可选择内分泌治疗。胸腔积液找到癌细胞，可考虑做细胞富集的免疫组化，明确分子分型。

患者五线治疗加入临床研究用多西他赛 2 周方案取得超过 8 个月的 PFS，且最佳疗效达到 PR。但多西他赛单药 2 周给药方案不像单周及 3 周方案被国内外指南共识认可推荐，好在已有Ⅰ期临床研究报道，且又有研究发现单周给药方案虽然抗肿瘤疗效有一定降低，但是较 3 周给药方案有更轻的血液学毒性，这样的给药方式更适合于治疗目的为缓解症状的姑息性治疗患者。在这基础上，进一步探索多西他赛的给药方式，特别是多西他赛 2 周给药方案用于转移性乳腺癌的合适人群及其疗效和安全性，对于丰富和优化晚期转移性乳腺癌的治疗手段，进行个体化的治疗，具有十分迫切和重大的临床意义。该患者生存获益明显且耐受性良好，安全性高，我们非常期待研究的最终结果。

（浙江省肿瘤医院　陈占红）

【指南背景】

1. 2017 年美国 NCCN 指南（第 2 版） 无内脏危象或内分泌抵抗的晚期乳腺癌，一线首选内分泌治疗，近 1 年内接受过内分泌治疗的 ER 和（或）PR 阳性的绝经前患者，建议卵巢去势或切除，依照绝经后内分泌治疗方案进行治疗；其治疗方案可选择：非甾体类/甾体类芳香化酶抑制药（AI）、氟维司群、依西美坦+依维莫司、palbociclib+来曲唑、他莫昔芬或托瑞米芬、醋酸甲地孕酮、甲睾酮、炔雌醇等。

2.《中国临床肿瘤学会（CSCO）乳腺癌诊疗指南》（2017 年第 1 版） 芳香化酶抑制药治疗进展后晚期内分泌药物的选择还包括孕激素、托瑞米芬、他莫昔芬等。缺乏大型临床随机对照研究的结果，但结合我国临床使用中的药物可及性等因素，可结合患者综合情况合理选择使用。

（辽宁省肿瘤医院　孙　涛）

【核心体会】

HR 阳性晚期乳腺癌患者在疾病进展迅速或内分泌耐药时可选择化疗，病情进展缓慢且内分泌敏感优选内分泌治疗，多线治疗耐药患者推荐入组新药临床试验。

（辽宁省肿瘤医院　孙　涛）

HR 阳性、HER2 阴性晚期乳腺癌的后线治疗，没有标准的治疗方案，在全程管理的理念下鼓励患者入临床研究。

（浙江省肿瘤医院　陈占红）

参 考 文 献

[1] Shin E，Ishitobi M，Hiraoia M，et al. Phase Ⅰ study of docetaxel administered by bi-weekly infusion to patients with metastatic breast cancer. Anticancer Res，2000，20（6C）：4721-4726.

[2] Kontopodis E，Kentepozidis N，Christophyllakis Ch，et al. Docetaxel，gemcitabine and bevacizumab as salvage chemotherapy for HER2 negative metastaticbreast cancer. Cancer Chemother Pharmacol，2015，75（1）：153-160.

[3] Sparano JA，Wang M，Martino S，et al. Weekly paclitaxel in the adjuvant treatment of breast cancer. N Engl J Med，2008，358（16）：1663-1671.

[4] Schroder CP，de Munck L，Westermann AM，et al. Weekly docetaxel in metastatic breast cancer patients：no superior benefits compared to three-weekly docetaxel. Eur J Cancer，2011，47（9）：1355-1362.

[5] Ste mmler HJ，Harbeck N，Groll de Rivera I，et al. Prospective multicenter randomized phase Ⅲ study of weekly versus standard docetaxel（D2）for first-line treatment of metastatic breast cancer. Oncology，2010，79（3~4）：197-203.

病例 9　局部晚期乳腺癌新辅助化疗

夏　爽*

南昌市第一医院

【病史及治疗】

➢ 患者，女性，63 岁，已绝经。因发现左乳肿块伴左侧腋下巨大肿物 3 个月，于 2017-03-09 入院。

➢ 查体：左乳 6 点钟距离乳头缘 2.0 cm 处可触及大小 3.0 cm×2.0 cm 的包块，肿块不规则，近椭圆形，质硬，边界不清，活动，无压痛。左侧腋窝可见突出包块，大小 8.0 cm×5.0 cm，质硬，边界尚清，活动，无压痛。

【辅助检查】

➢ 2017-03-06 丰城矿务局总医院 CT（图 9-1）：左侧腋窝淋巴结肿大。

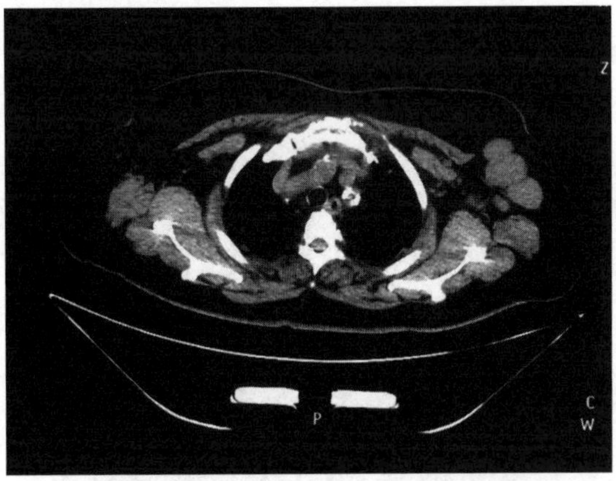

图 9-1　2017-03-06 CT

➢ 2017-03-07 门诊彩超：①左侧腋下低回声团块。②左乳低无回声区（多发）并导管局部扩张。③左侧腋下淋巴结可见。

➢ 2017-03-07 钼靶（图 9-2）：①左乳多发结节，双乳可见散在粗颗粒状钙化（BI-RADS 3 级）。②左侧腋窝见高密度致密影。

➢ 2017-03-07 空芯针穿刺：淋巴结转移性癌，结合免疫组化考虑乳腺浸润性导管癌。

* 通信作者，邮箱：xsdd46127@163.com

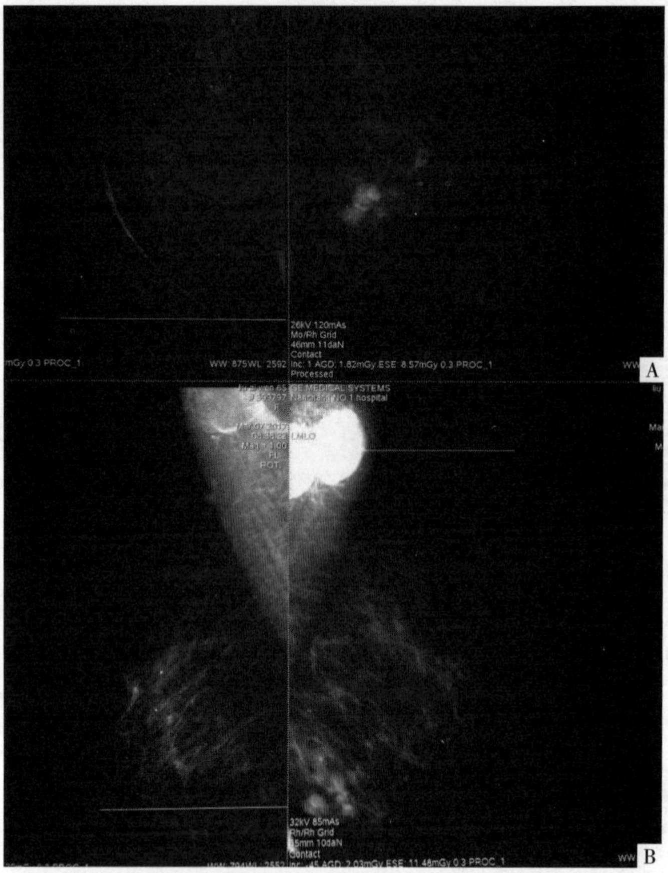

图 9-2　2017-03-07 钼靶

注：A、B 示左乳多发结节，左侧腋窝见高密度致密影

ER（散在+），PR（散在+），HER2（-），Ki-67（约 30%）。

➢ 2017-03-10 乳腺磁共振成像（图 9-3）：①左侧乳腺肿块影，BI-RADS 4B 亚级。②左侧腋窝多发肿大淋巴结，考虑为转移可能性大。

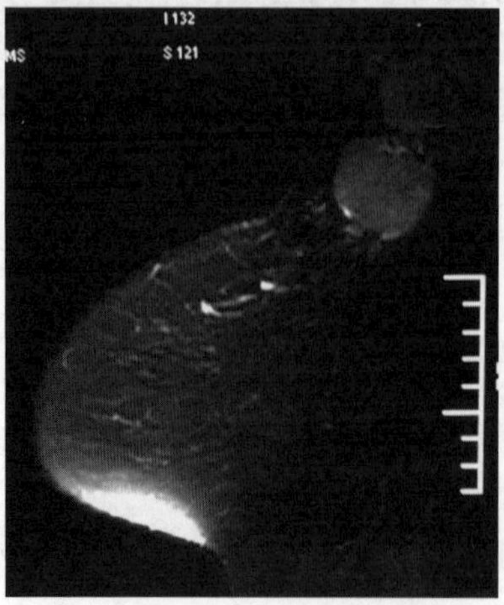

图 9-3　2017-03-10 乳腺磁共振成像

➢ 诊断：左乳浸润性导管癌（$cT_2N_2M_0$，ⅢA 期，Luminal B 型）。

【病史及治疗续一】

➢ 密集 EC（E，表柔比星；800 mg；C，环磷酰胺 800 mg）方案：2017-03-20，2017-04-03，2017-04-17，2017-05-01，4 个周期，每 14 天 1 次。化疗期间给予心脏保护，骨髓保护。第 4 次化疗期间出现肝功能异常，给予护肝治疗后恢复正常。

➢ 2017-04-16 钼靶（图 9-4）：①左乳内下象限结节。②左侧腋窝多发肿大淋巴结已缩小。

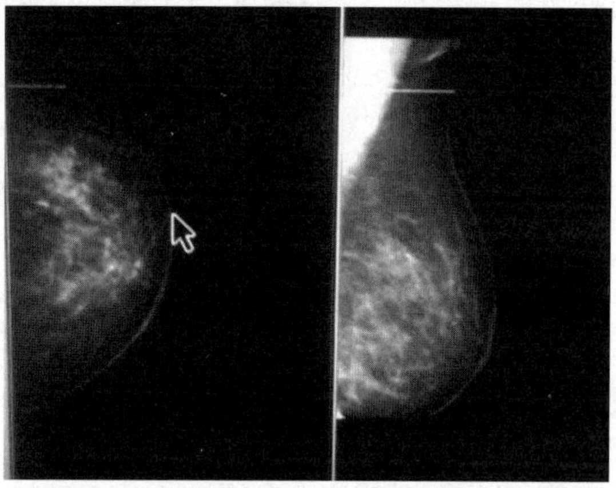

图 9-4　2017-04-16 钼靶

注：A、B 示左乳内下象限结节，左侧腋窝多发肿大淋巴结较前缩小

【本阶段小结】

患者为局部晚期乳腺癌，腋窝淋巴结转移灶巨大，根据美国国家癌症综合网络（NCCN）指南，建议行新辅助化疗，每 2 个周期通过查体和 B 型超声及钼靶评价肿瘤大小。根据通行的评价标准（RECIST1. 1 版本）进行疗效评估（表 9-1）。治疗后临床查体乳腺及腋窝均未及肿物，临床达到 CR（完全缓解）。

表 9-1　化疗后目标病灶疗效评估

检查时间	目标病灶（cm）		疗效评估
	左乳肿物	左侧腋下淋巴结	
治疗基线	3	8	
2 个周期	1	5	PR
4 个周期	0	0	CR

【病史及治疗续二】

➢ 2017-05-18 行左乳癌改良根治术，术后病理：左侧乳房未见癌肿残留；腋下淋巴结 28 个中的 1 个中见 2 个癌细胞巢（直径分别为 3 mm 及 2 mm）残留，结合免疫组化及非手术治疗前乳房包块，考虑来源于乳房的非特殊类型浸润型癌，其余 27 个淋巴结未见癌细胞浸润（1/28），肌间（0/1），锁骨下（0/1）；免疫组化：ER（80%），PR（约 5%），CerbB2（+），Ki-67（约 60%）。

【本阶段小结】

患者因经济原因术前并未完成完整 AC-T 的疗程，但病理已近乎 pCR（病理学完全缓解），仅 1 个淋巴结中见 2 个癌细胞巢，新辅助化疗的疗效评估直接决定了方案的调整与后续治疗的制订，对治疗的结局有非常重要的作用。病理评估尤为重要，病理学完全缓解被认为是目前新辅助治疗最为重要的预后因素。目前文献中对 pCR 的定义主要为乳腺及腋窝内无浸润性癌残留，仅乳腺内达到无病灶残留，腋窝仍有残留的患者预后相对 pCR 患者差，提示腋窝也同时达到 pCR 的重要性。

【专家点评】

该患者为局部晚期 Luminal B 型乳腺癌，EC 方案新辅助化疗后肿瘤明显缩小，后行乳腺癌根治术，术后病理提示腋窝淋巴结仍有癌细胞残留。

（1）对于局部晚期的乳腺癌患者，新辅助治疗可以降低原发肿瘤的分期，从而使不能手术或仅能行根治术的患者有机会进行手术或保乳术，还可以对治疗方案的可行性进行早期评估，尽早发现不敏感的化疗药，以便对方案进行调整优化。在三阴性乳腺癌（triple negative breast cancer，TNBC）和 HER2 过表达的乳腺癌患者中，达到 pCR 预示一个较好的远期预后。

（2）对于 HER2 阴性乳腺癌患者新辅助化疗方案的选择，AC-T 和 TC 方案均为优选。该患者术前未完成完整的新辅助治疗，术后应按计划完成完整的化疗。需要指出的是，此例患者的 EC 方案中表柔比星的剂量是严重不足的，另外，化疗剂量尽量写成每平方米多少剂量。

（3）目前文献上对于 pCR 的定义有多种，一般认为在原发灶和淋巴结中均无恶性肿瘤残留者预后最佳，该例患者术后病理淋巴结 1/28，没有达到 pCR，可能与患者术前未接受完整的新辅助化疗相关。对于 Luminal B 型（HER2 阴性）的乳腺癌患者，达到 pCR 预示一个较好的远期预后。

（复旦大学附属肿瘤医院　王碧芸）

【指南背景】

1. 2016 年美国 NCCN 指南（第 2 版） 对于局部晚期的浸润性乳腺癌患者，在手术治疗前应进行新辅助治疗，包括新辅助化疗、靶向治疗和内分泌治疗。对于 HR 阳性的患者可以接受新辅助化疗，也可以考虑进行新辅助内分泌治疗。对于 HER2 阴性的患者新辅助化疗优选 AC-T 或 TC 方案，对于绝经后 HR 阳性的患者新辅助内分泌治疗推荐芳香化酶抑制药。对于术前未完成完整治疗的患者，术后应继续接受治疗。

2.《中国抗癌协会乳腺癌诊治指南与规范（2017 年版）》 临床分期为ⅢA 期的乳腺癌患者是新辅助治疗的适宜人群。新辅助治疗是局部晚期乳腺癌或炎性乳的规范疗法，可以使肿瘤降期以利于手术，或变不能手术为能手术；若能达到 pCR，则预示较好的远期效果；对于肿瘤较大且有保乳意愿的患者可以提高保乳率。

（复旦大学附属肿瘤医院　王碧芸）

1. 2017 年美国 NCCN 指南（第 1 版） 对于初发ⅢA 期乳腺癌患者，经过详细全面的评估后，必须进行空芯针穿刺，获得组织病理学诊断及免疫组化结果后，推荐进行术前新辅助治疗。

若 HER2 阳性需加用曲妥珠单抗治疗。新辅助治疗后通过手术再次确认病理及免疫组化结果，根据是否 pCR 及化疗反应决定下一步的诊疗方案。

2.《中国临床肿瘤学会（CSCO）乳腺癌诊疗指南》（2017 第 1 版） 乳腺癌新辅助治疗前要明确肿瘤分期、肿瘤的病理类型、组织学分级及分子类型（ER、PR、HER2、Ki-67）。对考虑淋巴结转移者需要空芯针穿刺进行病理学评估。明确了新辅助治疗的适应证不再仅仅依据临床分期，而应结合肿瘤分子分型、临床分期及患者意愿个体化确定。应选择同时包含蒽环类和紫杉类的治疗方案，吡柔比星的国际循证医学数据有限，但考虑到药物可及性，在我国临床实践中蒽环类药物也可以考虑选择吡柔比星，常见推荐剂量为 50 mg/m^2。HR 阳性患者经充分新辅助化疗后进行手术，即使未达到 pCR，也无须进行辅助化疗，应及时开始辅助内分泌治疗。

（复旦大学附属中山医院　杨子昂）

【循证背景】

1. 德国 Pooled 分析（n=6377） 研究入组 7 个随机临床试验中接受新辅助蒽环紫杉类治疗的原发性乳腺癌患者。研究发现乳腺及淋巴结均无浸润性或非浸润性乳腺癌残留（ypT_0 ypN_0）的乳腺癌患者相对于 ypT_{is} ypN_0、$ypT_{0/is}ypN+$、ypT_{1mic} ypN_0+者有着更优的 DFS（$P<0.001$），其中 $ypT_{0/is}$ ypN+患者有着最差的 DFS 和 OS。研究还发现 Luminal A 型乳腺癌患者 pCR 与远期预后并无相关性（$P=0.388$），但 HER2 过表达和 TNBC 患者 pCR 与远期预后密切相关（$P<0.001$）；而对于 Luminal B 型、HER2 阴性的患者，pCR 似乎能预测远期预后（$P=0.005$）；但对于 Luminal B 型、HER2 阳性的患者，两者间并没有相关性（$P=0.445$）。

2. 新辅助乳腺癌协作研究组（CTNeoBC）Pooled 分析（n=11 955） 研究入组 12 个新辅助治疗的临床试验的原发性乳腺癌患者。研究发现 ypT_0pN_0 和 $ypT_{0/is}ypN_0$ 的乳腺癌患者相对于 $ypT_{0/is}$ 的患者 EFS、OS 均有提高。研究亦发现，在 TNBC、HER2 过表达和 Luminal B 型（HER2 阴性）的乳腺癌患者 pCR 与 OS 密切相关。

（复旦大学附属肿瘤医院　王碧芸）

pCR 主要为乳腺及腋窝内均无浸润性癌残留。新辅助化疗后 pCR 的患者较未获得 pCR 者的疗效明显要好，DFS 显著延长。提示新辅助化疗达到 pCR 对于判断预后的重要性。

（复旦大学附属中山医院　杨子昂）

【核心体会】

对于局部晚期的乳腺癌患者，应在手术治疗前行新辅助治疗，新辅助治疗应尽量全部完成后再行手术。

（复旦大学附属肿瘤医院　王碧芸）

对于临床局部晚期或者腋淋巴结转移的乳腺癌患者，建议空芯针穿刺乳腺癌病灶及淋巴结，明确获得病理学类型及分子分型，进行相适应的新辅助治疗，可包括新辅助化疗、新辅助靶向治疗及新辅助内分泌治疗等全身治疗，降期获得手术机会或增加保乳率。同时，可以通过新辅助治疗是否获得 pCR 来判断患者的预后，并进一步针对性治疗。

（复旦大学附属中山医院　杨子昂）

参 考 文 献

[1] Gradishar WJ，Anderson BO，Balassanian R，et al. Invasive Breast Cancer Version 1. 2016，NCCN Clinical Practice Guidelines in Oncology. J Natl Compr Canc Netw，2016，14（3）：324-354.

[2] 中国抗癌协会乳腺癌专业委员会. 中国抗癌协会乳腺癌诊治指南与规范（2017 年版）. 中国癌症杂志，2017，(09)：695-760.

[3] von Minckwitz G，Untch M，Blohmer JU，et al. Definition and impact of pathologic complete response on prognosis after neoadjuvant chemotherapy in various intrinsic breast cancer subtypes. J Clin Oncol，2012，30（15）：1796-1804.

[4] Cortazar P，Zhang L，Untch M，et al. Pathological complete response and long-term clinical benefit in breast cancer：the CTNeoBC pooled analysis. Lancet，2014，384（9938）：164-172.

病例 10 受体阳性乳腺癌术后内脏转移

郭 斌 顾 蓓*

昆山市第二人民医院

【病史及治疗】

➢ 患者，女性，50 岁，已婚，未绝经。既往无“高血压”“糖尿病”等慢性病病史，无药物过敏史，无家族性遗传性疾病。

➢ 2009-08-12 患者发现左乳外上肿块，大小 2.0 cm×1.5 cm，行左侧乳腺癌改良根治术。

➢ 术后病理：左侧乳腺浸润性导管癌（Ⅲ级），周围脉管未见癌栓，左腋下淋巴结（0/15 枚）未见癌转移。免疫组化：ER（2+）、PR（+）、HER2（+）、Ki-67（40%）。

➢ 术后辅助治疗给予 FEC 方案（F，氟尿嘧啶；E，表柔比星；C，环磷酰胺）6 个疗程，后托瑞米芬内分泌治疗。

➢ 2011-10 胸部 CT（图 10-1）：提示双肺多发转移性结节，考虑肺转移。与患者沟通后，建议行卵巢去势治疗，征求患者意愿，给予双侧卵巢切除，更换依西美坦内分泌治疗。

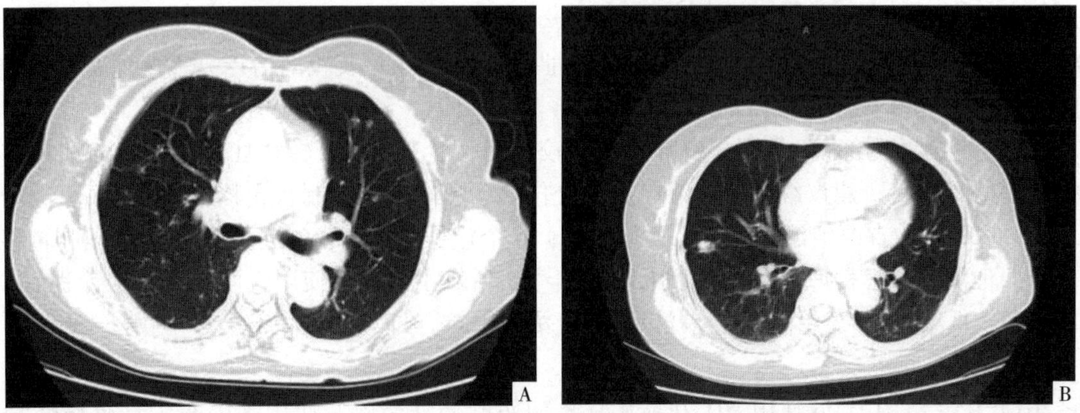

图 10-1 2011-10 胸部 CT

注：A、B 示两肺中下叶多发结节，右侧更为集中，考虑肺转移

【本阶段小结】

对于年龄>35 岁、受体阳性、骨和软组织转移、内脏转移无内脏危象、既往内分泌治疗有效、

* 通信作者，邮箱：2206193125@ qq. com

初始治疗后无病生存期（DFS）>2 年的晚期乳腺癌患者，应首选内分泌治疗。该患者符合以上原则，故给予内分泌解救治疗，卵巢功能抑制加芳香化酶抑制药比较合理，结合患者自己的意愿卵巢功能抑制选择手术去势可行。

【病史及治疗续一】

➢ 更换内分泌治疗后，2013-02 复查胸部 CT，提示双肺转移灶增大、增多。

➢ 建议患者肺部病灶活检行免疫组化检查。在上海某三甲医院给予右下肺楔形切除。术后病理：右肺转移性腺癌，ER（3+）、PR（2+）、HER2（3+）、Ki-67 40%。

➢ 建议患者使用曲妥珠单抗靶向治疗联合化疗，因经济原因及当年曲妥珠单抗还未纳入医保，患者拒绝曲妥珠单抗治疗及化疗，继续依西美坦内分泌治疗。

【本阶段小结】

虽然转移性乳腺癌（MBC）的内分泌治疗具有许多优越性，但其起效较慢，因此，对于病变发展迅速、内脏转移、皮肤受侵伴淋巴结转移、无病生存期<2 年、受体阴性或不明、既往内分泌治疗无效的 MBC 患者，仍应首选化疗。HER2 表达在原发灶与复发/转移灶之间有差异，显示了乳腺癌的异质性，其表达差别与生存相关，HER2 表达由阳性转阴性者生存率较高，由阴性转阳性者生存率较低。HER2 受体在乳腺癌原发与复发/转移灶之间的表达有差异，因此在曲妥珠单抗等靶向治疗在治疗进展期乳腺癌患者时要考虑复发/转移灶的 HER2 受体表达的确切情况。该例患者没有接受化疗联合靶向治疗是非常遗憾的。

【病史及治疗续二】

➢ 2013-08 胸部 CT：双肺转移灶，较前明显进展，肝多发实性肿块，考虑肝转移，最大灶直径约 3cm。

➢ 此时曲妥珠单抗纳入昆山医保，与患者沟通后，根据 HER2 阳性乳腺癌转移后治疗指南，于 2013-09 开始给予 TH 方案，即多西他赛联合曲妥珠单抗化疗及靶向治疗。多西他赛使用 6 个疗程，曲妥珠单抗（赫赛汀）维持治疗 1 年。

➢ 2014-09 复查胸部 CT 发现：双肺转移灶较前无明显变化，肝转移灶较前明显增大增多。骨扫描提示多处骨转移。建议继续靶向治疗及联合化疗。唑来膦酸控制骨转移。

➢ 2014-09 开始吉西他滨（第 1 天，第 8 天）6 个疗程 +曲妥珠单抗 。前 3 个疗程肝转移灶有缩小，吉西他滨 4 个疗程后评估肝病灶无明显缩小，后发生进展。使用吉西他滨 6 个疗程后停药。

➢ 2015-03 更换方案给予长春瑞滨联合曲妥珠单抗，即 NH 方案化疗。使用长春瑞滨 6 个疗程。

➢ 2015-03 至 2015-08 使用 NH 方案化疗，初始肝病灶缓解，使用到第 4 个疗程后病灶无变化，第 5 个疗程后病灶再次变大，且患者骨髓抑制反应明显，白细胞、红细胞、血小板均减少，故停长春瑞滨。

➢ 2015-09 再次调整药物，给予卡培他滨+曲妥珠单抗联合治疗。服用卡培他滨后，患者出现严重的手足综合征，并且骨髓抑制明显。肝病灶初始有缩小，后逐渐增大。建议加拉帕替尼，因经济原因，未使用。

➢ 卡培他滨维持治疗至 2016-05。因卡培他滨服药后出现手足综合征及骨髓抑制，故停用卡培他滨，仅给予曲妥珠单抗治疗。

【辅助检查】

➢ 2016-11-16 腹部超声检查：肝病灶多发，实质性占位最大 103 mm×61 mm，另有 60 mm×62 mm多发病灶，与前超声对比明显增大。未采取特殊处理，曲妥珠单抗未停用。

➢ 2016-11-17 腹部 CT：肝密度不均匀，多发低密度灶。提示肝多发性转移灶。

【本阶段小结】

对既往蒽环类治疗失败的晚期乳腺癌患者，紫杉类药物是二线治疗的首选药物。对既往耐蒽环类又耐紫杉类药物的晚期乳腺癌患者，目前尚无标准的治疗方案，可供选择的药物有卡培他滨、长春瑞滨、吉西他滨。曲妥珠单抗靶向治疗与化疗联合应用较单纯化疗或单纯靶向治疗疗效好，曲妥珠单抗单药有效率为 11%~17%，而曲妥珠单抗与紫杉醇联用有效率为 30%~60%，与长春瑞滨联用也是有效选择，对蒽环类无效者仍有 38%的有效率，且心脏毒性未见明显增加。对于经过多线化疗后继续进展的患者如何选择后续治疗是非常棘手的。

【病史及治疗续三】

➢ 患者已经使用 3 年曲妥珠单抗靶向治疗，现疾病进展，拒绝继续使用曲妥珠单抗。建议更换拉帕替尼，但家庭经济不能承担。选择停靶向治疗。开始给予紫杉醇 80 mg/m^2，第 1 天、第 8 天、第 15 天。3 个疗程后，疗效评定疾病缓解。

【辅助检查】

➢ 2017-03-15 腹部超声：肝多发性转移灶较 2016-11-16 明显缩小，最大 57 mm×42 mm，另有 21 mm×16 mm 多发病灶。

➢ 腹部 CT：肝多发性转移灶与 2016-11-17 腹部 CT 比较病灶明显缩小。

➢ 2017-01-23 肿瘤标志物：CEA 505. 8 μg/L；CA 199 612. 7 U/ml；CA 153：497. 2 U/ml。

➢ 2017-04-12 肿瘤标志物：CEA 18. 83 μg/L；CA 199 67. 40 U/ml；CA 153 43. 43 U/ml。

【专家点评一】

这是一例原发灶 HR 阳性、HER2 阴性围绝经期患者，术后完成 6 个周期 FEC 方案辅助化疗、口服托瑞米芬内分泌治疗中出现无症状双肺转移，DFS 约 24 个月。在患者初次复发转移时应尽可能进行活检，因为根据转移灶的生物学特点制订治疗方案预后或许更好。肺转移一线给予卵巢功能抑制（ovarian function suppression，OFS）联合依西美坦的内分泌治疗方案是合理的，OFS 的方式建议首选药物性卵巢功能抑制，如果疗效确切、不良反应可以耐受、需要接受长期 OFS 时，再根据患者意愿采取药物或手术治疗。患者 OFS 联合依西美坦治疗 17 个月后肺转移进展，进行肺转移活检病理结果提示 HER2 转为阳性，ER、PR 与原发灶结果一致，建议复核原发灶 HER2 状况，或有助于分析辅助治疗失败的原因。患者因经济原因未能接受抗 HER2 靶向治疗实属无奈，此时应充分与患者沟通，接受化疗起效的概率更大，如仍拒绝化疗，二线改为经济上可接受的孕激素类药物更为合理，不建议继续使用已明确耐药的依西美坦。

患者病情再度进展后接受了 TH 方案治疗并获益 1 年。其在多次进展后继续在抗 HER2 治疗的基础上更换化疗药物的策略是合理的，但在化疗药物选择方面需要权衡，比如长春瑞滨的研究数据多于吉西他滨，使用线数应该靠前；疗效明确且没有耐药的多西他赛可适时再度使用；同时也应考虑靶向药物与内分泌药物如氟维司群的联合方案，避免持续化疗对患者生存质量的影响。在治疗过程中如靶向药物曲妥珠单抗明确耐药，应充分与患者沟通更换拉帕替尼更为合理。

研究显示，晚期乳腺癌患者的维持治疗可以显著改善总生存期和无进展生存期。而对于 HER2 阳性患者持续的抗 HER2 治疗已达成共识，在此基础上加入化疗药物的维持尚无有力的证据，但在客观疗效和生存的改善方面，两者的联合效果均优于单一治疗，因此对于此类患者也应尽可能延长有效的联合治疗，比如一线 TH 方案的治疗。当然患者的耐受性和生存质量是决定有效维持治疗时长的重要因素，因此，我们应该重视化疗药物不良反应的管理，包括合理的减量及延迟。对于 HR 阳性、HER2 阳性患者，我们还可以考虑靶向药物联合内分泌药物的维持治疗。

该例患者复发转移后的系统治疗有效地延长了其生存期。在晚期乳腺癌的治疗中，我们应该鼓励患者参加临床试验，使他们有机会获得最新的药物治疗而不增加经济负担。

本例患者提示初次复发转移病灶的活检不仅可以明确病理诊断，根据转移灶的生物学特点更有助于制订合理的一线治疗方案。对于晚期乳腺癌优化一线治疗方案、合理的维持治疗及不良反应的管理是延长患者生存期、改善生存质量的重要手段。

（北京大学首钢医院　莫雪莉）

【专家点评二】

（1）本例患者是一个初始 HR 阳性、HER2 阴性的 Luminal B1 型乳腺癌，术后规律化疗后使用托瑞米芬内分泌治疗。无病生存期（DFS）超过 2 年后出现双肺多发结节，属于内分泌继发耐药，在 HR 阳性乳腺癌患者出现复发转移后，如无发生内脏危象，一线可以优先选择内分泌治疗，绝经前乳腺癌患者复发转移后，辅助治疗中使用过托瑞米芬者，建议首选卵巢功能抑制（药物或手术去势）联合内分泌药物治疗，内分泌治疗原则应遵循绝经后患者一线选择芳香化酶抑制药、CDK4/6 抑制药联合芳香化酶抑制药、氟维司群等均为合理治疗。患者一线使用依西美坦内分泌治疗，在使用依西美坦期间出现疾病进展，手术切除后继续原方案内分泌治疗可能效果欠佳，建议更换其他类型药物内分泌治疗。

（2）一线治疗进展后患者进行了转移灶的再次活检，活检结论提示为 HR（+）、HER2（+），此时治疗应以抗 HER2 治疗为基础的联合治疗，根据患者病情，可选择抗 HER2 靶向治疗联合化疗或联合内分泌治疗。患者在二线治疗中选择曲妥珠单抗联合紫杉醇化疗，紫杉醇停药后在持续抗 HER2 治疗基础上，可以联合内分泌治疗等全身治疗。在曲妥珠单抗使用 1 年后疾病出现进展，应判定为曲妥珠单抗继发耐药，在这种情况下，可选择继续曲妥珠单抗，换药化疗，或拉帕替尼+卡培他滨，或联合拉帕替尼双靶向治疗，或换 T-DM1 治疗。

（3）患者选择多线持续曲妥珠单抗抗 HER2 治疗，这是治疗原则，更换多线化疗药物进行联合，但效果均欠佳，此时回顾患者既往受体表达情况及内分泌治疗有效时间，可考虑抗 HER2 治疗基础上联合内分泌治疗，药物可选择氟维司群、非甾体类芳香化酶抑制药等。

（湖南省肿瘤医院　吴　晖　欧阳取长）

【指南背景】

1. 2017 年美国 NCCN 指南（第 2 版）　对于 HR 阳性、HER2 阴性、无内脏危象的绝经前转移性乳腺癌患者，1 年内接受过内分泌治疗的，建议卵巢功能抑制（药物或手术去势），然后遵循绝经后妇女予以内分泌治疗。晚期内分泌治疗方案可选择：非甾体类/甾体类芳香化酶抑制药、palbociclib+来曲唑、氟维司群、依西美坦+依维莫司、他莫昔芬或托瑞米芬、醋酸甲地孕酮等。对于 HER2 阳性的转移性乳腺癌患者，一线推荐使用帕托珠单抗+曲妥珠单抗+多西他赛（1 类）或帕托珠单抗+曲妥珠单抗+紫杉醇，若之前接受过曲妥珠单抗治疗，则推荐使用 T-DM1，即曲妥珠单抗和细胞毒药物的结合体，其他备选方案有曲妥珠单抗联合化疗，如紫杉烷类、长春瑞滨或卡培他滨等。

2.《中国晚期乳腺癌临床诊疗专家共识 2016》 对于 HR 阳性、HER2 阴性、病变局限在乳腺、骨和软组织，以及无症状、肿瘤负荷不大的内脏转移患者，可以优先选择内分泌治疗。晚期乳腺癌患者在选择内分泌药物时，应考虑患者在辅助治疗阶段使用的内分泌治疗药物的种类和时间。对于 HER2 阳性的 MBC 患者，除非存在禁忌证，都应尽早开始抗 HER2 治疗（1A）。对于 ER 阳性和（或）HER2 阳性的进展期乳腺癌患者，抗 HER2 治疗联合内分泌治疗显示出明确的 PFS 获益（1A）。持续抑制 HER2 通路可带来生存获益，因此，抗 HER2 治疗失败后患者应继续抗 HER2 治疗。

3. ABC3 指南 对于 HER2 阳性转移性乳腺癌患者若接受过曲妥珠单抗治疗，则优选 T-DM1，（1A），且应继续抗 HER2 治疗（1B）。对于 HER2 阳性转移性乳腺癌患者，不论是否接受过曲妥珠单抗治疗，曲妥珠单抗+化疗的治疗效果都优于拉帕替尼+化疗（1A）。

【循证背景】

1. CLEOPATRA 研究（*n*=808） 纳入 HER2 阳性晚期乳腺癌患者，随机分为两组，分别接受帕妥珠单抗+曲妥珠单抗+多西他赛、曲妥珠单抗+多西他赛+安慰剂治疗。最终结果显示：在标准一线治疗方案中增加帕妥珠单抗显著延长 OS 达 15.7 个月；在晚期乳腺癌中，56.5 个月的 OS 是前所未有的，证实了帕妥珠单抗方案是 HER2 阳性 MBC 患者的一线标准治疗方案。

2. EMILIA 实验（*n*=991） 将接受过赫赛汀+一种紫杉烷类药物治疗的 HER2 阳性晚期乳腺癌患者，随机分为两组，分别接受 T-DM1 或拉帕替尼+卡培他滨治疗。最终结果显示 T-DM1 在 PFS 和总生存期方面都优于拉帕替尼+卡培他滨，并且具有统计学意义。

3. H0648g 实验（*n*=469） 将 HER2 阳性 MBC 患者随机分为曲妥珠单抗+AC（A，多柔比星；C，环磷酰胺）组和曲妥珠单抗+紫杉醇两组。最终结果显示曲妥珠单抗一线治疗显著延长患者 OS。

4. M77001 实验（*n*=186） 将 HER2 阳性 MBC 患者随机分为曲妥珠单抗+多西他赛组和多西他赛组。最终结果显示曲妥珠单抗组显著延长患者 OS。

5. HERMINE 实验（*n*=623） 将 HER2 阳性 MBC 患者随机 4 组：曲妥珠单抗一线治疗组、曲妥珠单抗二线治疗组、曲妥珠单抗三线治疗组、未知既往治疗组。随访 7 年后最终结果显示 HER2 阳性 MBC 患者疾病进展后继续曲妥珠单抗治疗可获得显著长期生存获益。

6. EGF100151 实验（*n*=399） 将接受过蒽环霉素，紫杉烷类药物及曲妥珠单抗治疗的 HER2 阳性复发性乳腺癌患者分为两组，一组接受单一卡培他滨治疗，另一组接受拉帕替尼+卡培他滨治疗。后者在总体缓解率方面优于前者。

7. TAnDEM 研究（*n*=207） 将 HR 阳性、HER2 阳性 MBC 的患者随机分为阿那曲唑联合曲妥珠单抗组和阿那曲唑单药组。结果显示，联合组 PFS 时间优于单药组，并且具有统计学意义。

8. BOLERO-2 研究（*n*=705） 将绝经后 ER 阳性、非甾体类芳香化酶抑制药治疗后疾病进展的乳腺癌患者随机分为两组，分别接受依维莫司+依西美坦或是安慰剂+依西美坦治疗，最终结果显示联合用药组较单用依西美坦组显著延长 PFS（研究者评估：7.8 个月对比 3.2 个月，*RR*（风险比）0.45（95% *CI*：0.38~0.54）；$P<0.0001$；中心评估：11.0 个月对比 4.1 个月，*RR* 0.38（95% *CI*：0.31~0.48）；$P<0.0001$）。

（湖南省肿瘤医院　吴　晖　欧阳取长）

【核心体会】

对于复发转移性乳腺癌患者，应对首次复发灶进行活检，重新确定 HR 状况并检测 HER2 状况。对于 HER2 转移性乳腺癌患者，首选治疗应含以曲妥珠单抗为基础的治疗，抗 HER2 治疗失败后患者，应持续抗 HER2 治疗。

（湖南省肿瘤医院　吴　晖　欧阳取长）

参 考 文 献

[1] 胡燕萍. 乳腺癌内分泌治疗的现状和问题. 医学综述，2002，8（11）：636-639.

[2] 徐兵河，孙燕. 乳腺癌内科治疗的策略及研究进展. 乳腺病杂志，2003，1（1）：15.

[3] 何声秀，吕丽荣. 转移性乳腺癌化疗进展. 现代诊断与治疗，2002，13（3）：155-158.

[4] Slamon DJ，LeylandJones B，Shak S，et al. Use of chemotherapy phus a monoclonal antibody against HER2 for metastatic breast cancer that overexpresses HER2. N Engl J Med，2001，344（11）：783-792.

病例11　腔镜辅助下早期乳腺癌手术方式和治疗的探讨

刘红光*

南华大学附属第一医院

【病史及治疗】

➢ 患者，女性，43 岁，未绝经，既往体健，无相关家族史可询。

➢ 因“发现右侧乳腺肿块 4 天”入院。

➢ 查体：双侧胸廓对称无畸形，呼吸运动自如，局部皮肤无红肿热痛，双乳头对称无内陷，挤压乳头无溢液，右乳下方 6 点钟位置可扪及一大小 1.0 cm×1.0 cm 肿块，局部轻压痛，边界尚清，质稍硬，活动度欠佳，左乳未扪及肿块，双侧腋窝及锁骨上下未扪及明显肿大淋巴结。

➢ 治疗前分期为 $cT_1N_0M_0$（Ia 期）。

➢ 治疗上于 2017-05-22 行非溶脂法腔镜辅助下右乳肿块及钙化病灶切除术，术中冷冻结果示乳腺导管原位癌伴浸润性导管癌，遂行非溶脂法腔镜辅助下右侧乳腺癌保乳根治术+即刻背阔肌带蒂皮瓣再造术+前哨淋巴结活检术，根据术后病检及 21 基因检测结果，拟行放疗及初始 5 年他莫昔芬内分泌治疗。

【辅助检查】

➢ 乳腺钼靶（2017-05-10）：①双乳呈极度致密类（纤维囊性增生）。②右乳内下多发钙化，考虑乳腺癌可能性大。BI-RADS 5 级，右乳内下结节，建议 MRI 扫描。左乳 BI-RADS 2 级，建议定期复查。

➢ 乳腺+腋窝 B 型超声（2017-05-15）：右侧乳腺低回声结节，BI-RADS 3 级，双侧乳腺增生超声改变，建议定期复查。

➢ 乳腺 MRI（2017-05-16）：双乳呈极度致密类，右乳内下方改变，考虑乳腺癌，双乳灶状强化改变，多考虑乳腺增生及激素相关病变，右腋窝部淋巴结肿大。

➢ 术后病检（2017-05-25）：右侧乳腺高级别导管内癌伴浸润性导管癌（浸润性癌范围0.7 cm×0.6 cm），皮肤侧切缘及乳头下方组织，6、9、12 点钟位置及基底部切缘无癌残留，3 点钟位置第二次切缘无癌残留。前哨淋巴结无癌残留 0/3。免疫组化：E-cadherin（+），p53（导管内癌+），CK5/6（导管内癌+），ER（2+，70%+），PR（+，50%+），Her-2（0），p53（±），Ki-67（+，5%）。

【病史及治疗续一】

➢ 患者右侧内下象限乳腺原发肿块较小且内下象限肿块周围可见可疑散在钙化灶，恶性可能

* 通信作者，邮箱：lhguang2006@ 126. com

性大，患者形态美观意愿强烈，拟钙化病灶类保乳及乳腺自体再造，患者右侧背阔肌可供皮瓣组织量欠佳，且患者对于手术切口瘢痕美学要求高，综合评估后考虑行非溶脂腔镜辅助下右侧乳腺肿块及周边钙化灶切除活检备右侧乳腺癌保乳根治术+即刻背阔肌带蒂皮瓣再造术+前哨淋巴结活检术。

➢ 术前切口设计（图 11-1），选择乳腺外下象限弧形切口及腋窝处弧形切口，切口小而隐蔽。

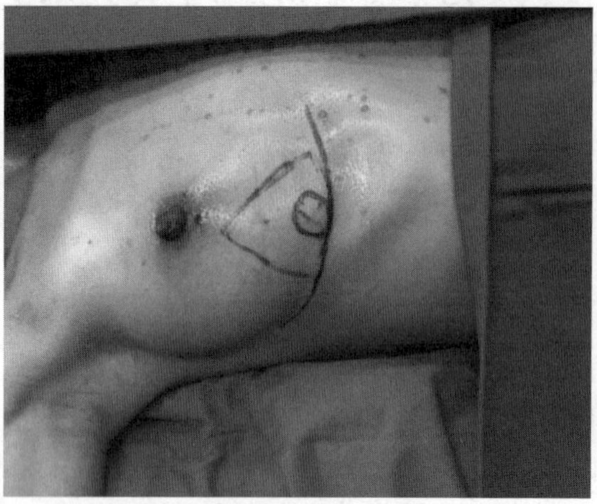

图 11-1 术前切口设计

➢ 术中送检，切除右侧乳腺肿块及周围组织（图 11-2），行乳腺组织钼靶检查，使用朝乳头放射针头，标志指向可疑病灶区，明确肿块及术前钼靶检查可疑钙化灶已切除（图 11-3），根据术中钼靶结果中注射器针头与可疑钙化灶的位置关系，了解可疑病灶区域，同时联系病理科送病理检查，术中冷冻切片病理检查结果示：右侧乳腺导管原位癌伴浸润性导管癌，3 点钟位置处及近皮肤侧切缘见导管内癌，6、9、12 点钟位置及基底部切缘未见癌。

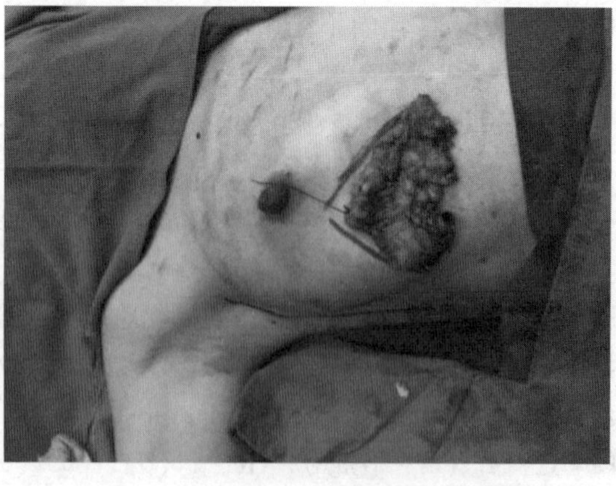

图 11-2 术中第一次切除乳腺病灶

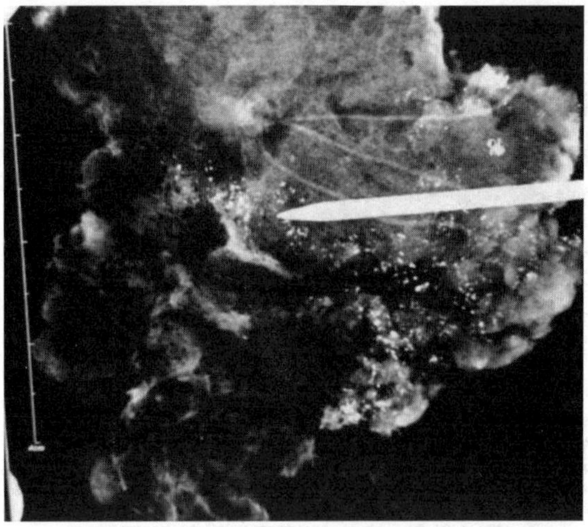

图 11-3　术中送检组织行钼靶检查

【本阶段小结】

根据 2017 St Gallen 会议投票结果，对于初始保乳手术和计划全乳放射治疗，避免再次切除的最小可接受切缘，61.5%专家支持 2 mm 无瘤切缘。遂予以扩大 3 点钟位置切缘（图 11-4），同时在亚甲蓝染色示踪下行右侧腋窝前哨淋巴结活检术，送检 3 点钟位置切缘及皮肤侧组织及前哨淋巴结，术中冷冻切片示：扩大切除标本 3、9、12 点钟位置切缘未见癌，皮肤侧切缘及乳头下方组织冷冻切片中未见癌，前哨淋巴结冷冻切片组织中未见癌。

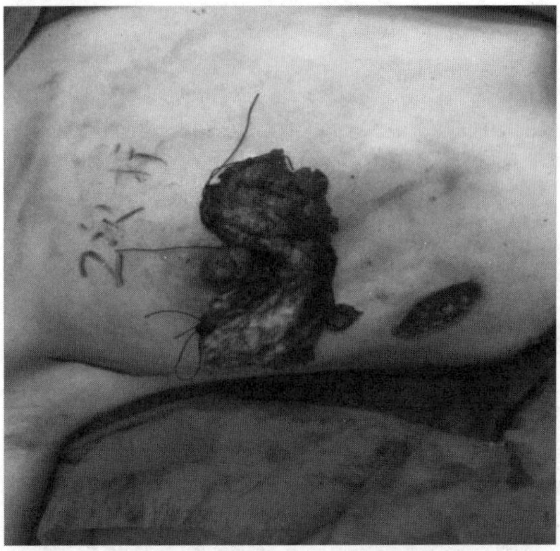

图 11-4　术中扩大切缘乳腺病灶

切除扩大切缘部分乳腺组织及前哨淋巴结后，予以行腔镜辅助下即刻背阔肌带蒂皮瓣再造术，因手术切口小，且背阔肌为无腔组织，因此术中使用直角冷光源拉钩牵拉法建立操作空间，以利于充分显露视野便于操作（图 11-5）。对比全腔镜下乳腺癌保乳根治术加即刻背阔肌皮瓣再造术，腔镜辅助下手术具有操作简单、无须溶脂、无须特殊器械、近期疗效好、术后乳房外形保持良好

（图 11-6，图 11-7）、并发症发生率低的优点。

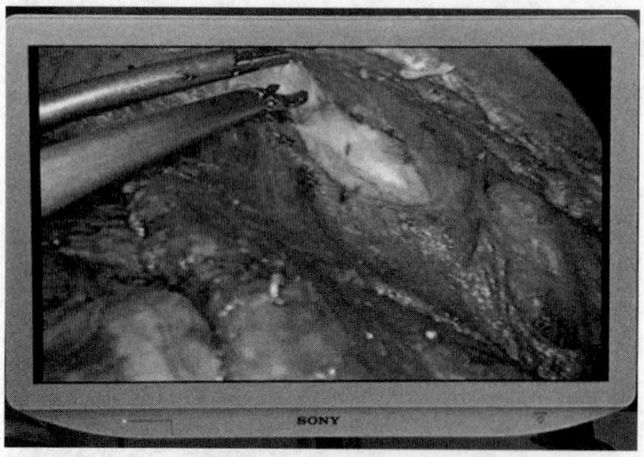

图 11-5　术中腔镜下见游离背阔肌

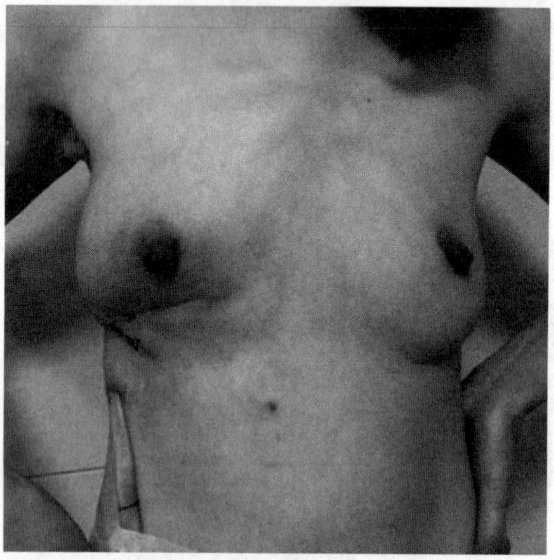

图 11-6　术后正面观

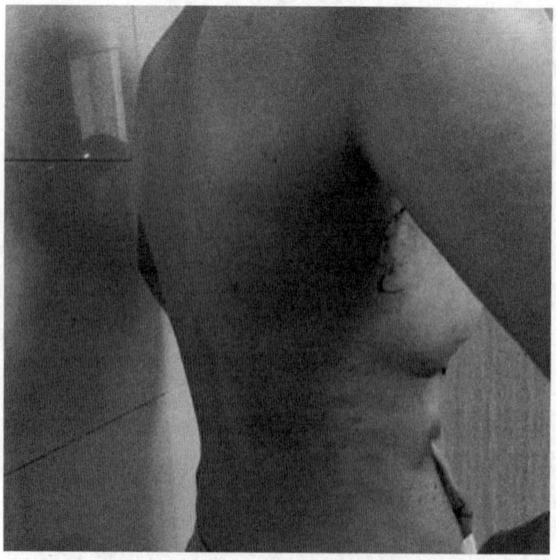

图 11-7　术后侧面观

【病史及治疗续二】

患者术后病理分期 $pT_{1b}N_0M_0$ Ⅰa 期，免疫组化结果显示 Luminal A 型，提示对内分泌治疗敏感，根据 2017 美国 NCCN 指南，建议 $pT_1N_0M_0$ 患者行 21 基因反转录聚合酶链反应（reverse transcription-polymerase chain reaction，RT-PCR）检测，评估患者复发风险，并根据风险程度决定患者术后辅助内分泌治疗方案及评估是否需行辅助化疗，予以完善 21 基因检测，结果示复发风险评分为 15.481 9，提示低复发风险。根据 2017 St Gallen 会议投票结果，年龄<35 岁及腋窝淋巴结 4 枚或以上者建议行卵巢功能抑制治疗，92.3%专家支持单用他莫昔芬治疗，因此本例患者可不考虑予以卵巢功能抑制治疗，同时根据美国 NCCN 指南，本例患者可以考虑单用他莫昔芬 5 年内分泌治疗。虽患者病理分期 $T_{1b}N_0M_0$、HR 阳性、基因组评分低，因患者手术方式为保乳再造手术，且患者年龄<60 岁，根据 2017 美国 NCCN 指南及 St Gallen 会议投票结果，建议患者术后行放射治疗。

【专家点评一】

1. 保乳手术的指征 该患者的右乳病灶表现为乳房结节伴有较广泛的钙化灶。病历资料中没有提供术前钼靶的影像，无法进一步判读。美国 NCCN 等乳腺癌治疗指南对于保乳手术的适应证都做了定义，对于广泛分布的可疑钙化选择保乳手术并不推荐，因为在实际手术操作中，很难界定病灶分布和钙化影响在空间分布上的关系，更难准确掌握切缘。对于此类患者在选择保乳手术上需要谨慎。如果为了弥补乳房切除术后形体缺陷，Ⅰ期重建或许会更安全更美观。术者已经选择做了腔镜下背阔肌的游离，只要范围稍加扩大或联合假体，就能获得更好的效果，并且术后可以免于放疗。

2. 保乳手术的实施 术前评估切除腺体量>20%的保乳手术，为了获取较为满意的外形，可以引入乳腺整形的手术技巧。通过整形外科的技巧与肿瘤切除的原则相结合，不仅术后外形可以改善，而且为外科医师提供更为灵活自由的切除范围，也能切除更多的组织量，这样获得阴性切缘不再是件烦琐的工作了，让外科医师在做保乳手术时更加有信心。对于该病例，病灶位于乳头下方，上蒂法的手术技巧就可以完成。

3. 腔镜技术的运用 腔镜技术在乳腺癌外科手术中的应用还在不断探索中，目前主要用于实施乳腺切除、淋巴结清扫及乳房重建等，为患者提供更人性化、术后外观更好、同时又符合肿瘤治疗原则的精准手术。该技术的应用还有待规范和发展。本病例术者在这方面做了有益的探索，值得同行学习和借鉴。

4. 卵巢功能抑制联合内分泌治疗的决策 对于卵巢功能抑制（OFS）获益人群的推荐标准存在一定争议。基于 TEXT 与 SOFT 研究，Regan MM 等根据复发风险综合评估，提出了对于绝经前 HR 阳性、HER2 阴性的患者量化评分，即 STEPP 分析（subpopulation treatment effect pattern plots），为 OFS 获益人群选择及不同风险人群 OFS 治疗策略提供较好的参考。本例患者的 STEPP 评分为 1.33，因此并不推荐使用 OFS。

（上海交通大学医学院附属仁济医院　徐曙光）

【专家点评二】

本病例患者属于Ⅰa 期的 Luminal A 患者，$pT_1N_0M_0$ 患者建议行 21 基因 RT-PCR 检测，评估患者复发风险，并根据风险程度决定患者术后辅助内分泌治疗方案及评估是否需行辅助化疗，检测结果为“复发风险评分”，分值为 0~100 分。<18 分为复发低危；18~30 为复发中危；>31 为复发高危。复发高危的患者采用辅助性化疗更有效。判读标准：①RS<18，复发风险较低，请谨慎选

择化疗。②RS18~30，复发风险为中等，在考虑是否化疗时必须结合其他临床因素。③RS>31，复发风险较高，化疗获益较大。本病例完善 21 基因检测，结果示复发风险评分为 15.4819，提示低复发风险，可考虑不接受术后辅助化疗，应放疗后给予内分泌治疗。

该患者属于绝经前 HR 阳性。SOFT 与 TEXT 联合分析结果显示，对绝经前 HR 阳性乳腺癌患者，卵巢功能抑制+芳香化酶抑制药优于卵巢功能抑制+他莫昔芬。但需要注意的是，目前绝经前 HR 阳性乳腺癌辅助内分泌治疗标准方案还是他莫昔芬。本患者可先行接受 5 年他莫昔芬治疗。

（辽宁省肿瘤医院　孙　涛）

【指南背景】

2016 年美国 NCCN 指南（第 1 版）：$pT_1N_0M_0$ 患者建议行 21 基因 RT-PCR 检测，评估患者复发风险，并根据风险程度决定患者术后辅助内分泌治疗方案及评估是否需行辅助化疗。

【循证背景】

根据 2017 St Gallen 会议投票结果，年龄<35 岁及腋窝淋巴结 4 枚或以上者建议行卵巢功能抑制治疗，92.3%专家支持单用他莫昔芬治疗，因此本例患者可不考虑予以卵巢功能抑制治疗，同时根据 2017 年美国 NCCN 指南，本例患者可以考虑单用他莫昔芬 5 年内分泌治疗。虽患者病理分期 $T_{1b}N_0M_0$、HR 阳性、基因组评分低，因患者手术方式为保乳再造手术，且患者年龄<60 岁，根据 2017 年美国 NCCN 指南及 St Gallen 会议投票结果，建议患者术后行放射治疗。

【核心体会】

Ⅰa 期的 Luminal A 患者可考虑 21 基因检测，抉择辅助内分泌治疗方案及评估是否需要辅助化疗。

（辽宁省肿瘤医院　孙　涛）

参 考 文 献

[1] 刘春生，孙建伟，熊亮，等．腔镜辅助切取背阔肌在乳腺癌保留乳房手术中的应用．中华乳腺病杂志（电子版），2010，4（3）：298-306.

[2] 刘立加．乳腔镜手术治疗乳腺癌的安全性及近期疗效的评价．中外医学研究，2012，10（2）：10-11.

[3] National Comprehensive Cancer Network. NCCN clinical practice guidelines in oncology version 1，2016［EB/OL］.［2018-06-05］. http：//www. nccn. org/professionals/physiclan-gls/PDF/antiemesis. pdf.

[4] Clough KB，Kaufman GJ，Nos C，et al. Improving breast cancer surgery：a classification and quadrant per quadrant atlas for oncoplastic surgery. Ann Surg Oncol，2010，17（5）：1375-1391.

[5] Owaki T，Kijima Y，Yoshinaka H，et al. Present status of endoscopic mastectomy for breast cancer. World J Clin Oncol，2015，6（3）：25-29.

[6] Regan MM，Pagani O，Francis PA，et al. Predictive value and clinical utility of centrally assessed ER，PgR，and Ki-67 to select adjuvant endocrine therapy for premenopausal women with hormone receptor-positive，HER2-negative early breast cancer：TEXT and SOFT trials. Breast Cancer Res Treat，2015，154（2）：275-286.

病例 12　年轻乳腺癌患者保乳治疗

吴秀凤　陈　夏*

福建省肿瘤医院

【病史及治疗】

➢ 患者，女性，32 岁，绝经前。

➢ 因发现左乳肿物 1 周，于 2010-03-22 入院。

➢ 查体：锁骨上、双腋窝未触及肿大淋巴结。左乳外下象限距乳晕 3 cm 处可触及一肿物，直径约 1 cm，质硬，界清，活动。余乳及右乳未触及明显结节。

【辅助检查】

➢ 2010-03-16 左乳彩超（图 12-1）：左乳外下象限（相当 5 点钟位置处）实性占位（大小 0.6 cm×0.7 cm×0.6 cm，肿瘤不排除），双乳低回声及左乳无回声（倾向乳腺增生症）；双腋窝未见明显肿大淋巴结。

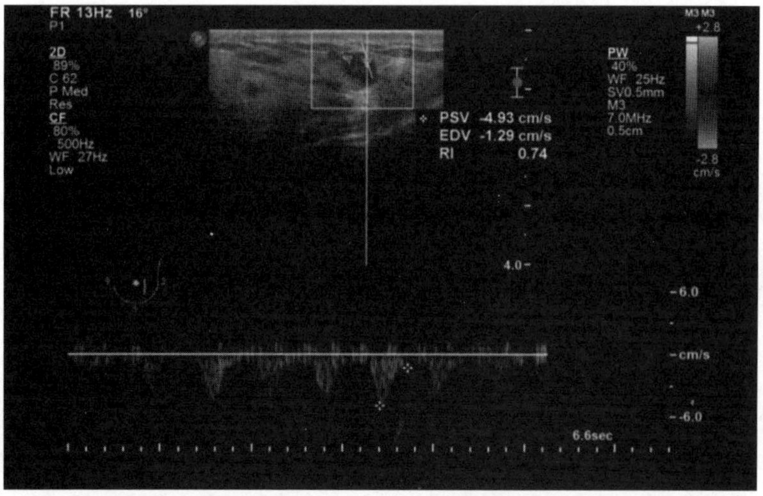

图 12-1　左乳彩超图像

➢ 2010-03-17 左乳钼靶（图 12-2）：左乳外下象限见结节影，边缘模糊，大小 0.8 cm×1.1 cm，密度不均，内未见明显钙化影，余乳未见明显异常影像。腋窝淋巴结阴性。

* 通信作者，邮箱：Chenxia61@ sina. com

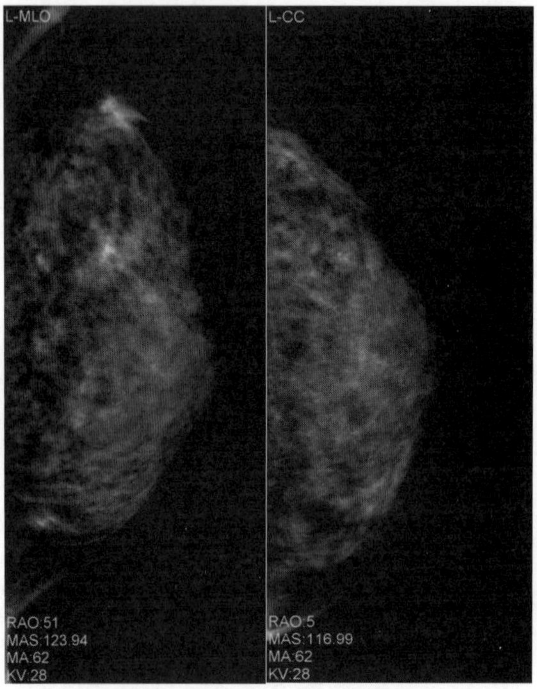

图 12-2 左乳钼靶图像

注：A. 左内外侧斜位；B. 左头尾位

➢ 其他辅助检查：血常规、尿常规、凝血功能均正常，生化检测基本正常，肿瘤标志物正常；X 线胸片、肝彩超等未见明显异常。

【本阶段小结】

患者 32 岁，年轻女性，体检示左乳肿块质地较硬，彩超示肿瘤不排除，若为乳腺癌，是否可行保乳术？我院多学科诊疗模式（mutiple disciplinary team，MDT）讨论意见：①年轻乳腺癌属高危因素，2010 年美国 NCCN 指南将其列为保乳相对禁忌证。②该患者病灶小且单发，体检及影像学未发现腋窝可疑肿大淋巴结；若为恶性，具备保乳条件；本人有强烈的保乳意愿。③基于以上几点，讨论最终意见：若为恶性，争取行保乳+前哨淋巴结活检。

【病史及治疗续一】

➢ 2010-03-23 在局部麻醉下行左乳区段切除术，术中冷冻切片示：左乳浸润性导管癌，患者及其家属商议后要求行保乳术，拒绝行左腋窝前哨淋巴结活检术，按照患者及其家属意愿，在全身麻醉下行“左乳象限切除+左腋窝淋巴结清扫术”。术中切缘冷冻切片示：上切缘、下切缘、内侧切缘、外侧切缘及基底切缘均未见癌。

➢ 术后病理示：左乳浸润性导管癌Ⅱ级（肿物大小 0. 8 cm×0. 5 cm），脉管内见癌栓。另送上切缘、下切缘、内侧切缘、外侧切缘及基底切缘均未见癌。同侧腋窝淋巴结（lymph node，LN）27 个，2 组 LN 2 个，3 组 LN 1 个未见转移癌。免疫组化：ER 个别细胞（+），PR 个别细胞（+），CerbB2（3+），Ki-67 40%（+）；FISH 检测：HER2 基因扩增。

➢ 诊断：左乳浸润性导管癌，$pT_{1b}N_0M_0$ Ⅰ期 HER2 过表达型。MDT 专家团组织第二次讨论，按照讨论意见该患者后续治疗接受 4EC（表柔比星 100 mg/m^2，环磷酰胺 600 mg/m^2）-4TH（紫杉醇 175 mg/m^2+曲妥珠单抗首剂量 8 mg/kg，随后剂量为 6 mg/kg）-H（曲妥珠单抗）满 1 年；化疗后辅助放疗；托瑞米芬（60 mg，每天 1 次）口服 5 年；定期复查至今，未发现复发转移。

【本阶段小结】

年轻乳腺癌患者保乳治疗的同侧乳房复发风险较年老患者增加，没有证据显示比无瘤切缘更宽的切缘能降低年轻乳腺癌患者保乳治疗后同侧乳房复发风险。本例患者为 32 岁年轻患者，接受保乳治疗时采用切缘无肿瘤累及作为安全切缘标准，参考美国外科肿瘤学会（SSO）、美国放射肿瘤学会（ASTRO）、美国临床肿瘤学会（ASCO）联合制定的切缘指南标准。ER 个别细胞（+），PR 个别细胞（+），是否行内分泌治疗？美国 NCCN 指南指出，ER 或 PR 阳性细胞数≥1%均认为 ER（+）或 PR（+），有内分泌治疗指征；并且建议，ER（+）浸润性乳腺癌患者，不论年龄、淋巴结状态或是否应用了辅助化疗，都应考虑辅助内分泌治疗。ER 个别细胞（+），PR 个别细胞（+），是否能从内分泌治疗中获益目前尚未明确。2005 年 *Breast* 杂志上一篇回顾性研究显示 HR 阴性的仍有 11%患者对内分泌治疗敏感，基于这个证据，该患者接受托瑞米芬内分泌治疗 5 年。另外，根据国家辅助外科胸部方案（national surgical adjutant breast project，NSABP）汇总分析：0.6~1.0 cm 乳腺癌小肿瘤患者接受辅助化疗，无论是 ER（+），还是 ER（-），8 年无复发生存率高达 90%以上。故建议患者接受术后辅助化疗；对于 $T_{1ab}N_0$ 乳腺癌，HER2 阳性乳腺癌恶性程度较 HER2 阴性高且预后差，复发风险及远处复发风险均较高。而且曲妥珠单抗辅助治疗能显著改善这类患者无病生存。美国 NCCN 指南、美国临床肿瘤学会（ASCO）指南和中国抗癌协会乳腺癌专业委员会（CBCS）指南一致推荐 HER（2+）、$pT_{1b}N_0M_0$ 乳腺癌小肿瘤使用曲妥珠单抗辅助治疗。故本例患者给予了曲妥珠单抗辅助治疗。

【专家点评一】

该患者为左乳浸润性导管癌，$pT_{1b}N_0M_0$ Ⅰ期 HER2 过表达型，ER 个别细胞（+），PR 个别细胞（+），CerbB2（3+）。保乳术后接受 4EC+4TH+H 满 1 年；化疗后辅助放疗；托瑞米芬口服 5 年；定期复查至今，未发现复发转移。

（1）年轻乳腺癌已不再是保乳术的相对禁忌证，而对于已知或怀疑有遗传易感性的乳腺癌是保乳术的相对禁忌证之一。该患者年纪较轻，可建议其行 *BRCA* 基因检测。若 *BRCA* 基因突变，保乳后同侧乳房的复发风险增加，是保乳术的相对禁忌证之一。该患者为早期乳腺癌，病灶小且单发，符合保乳治疗的适应证，可行保乳术。

（2）根据美国临床肿瘤学会（ASCO）、美国病理学家协会（CAP）的建议，目前 ER 及 PR 阳性的 cutoff 值（被检分析物的量值）定义为≥1%。该病例中的病例报告个别细胞（+）表述不清，应明确 ER、PR 阳性细胞的百分比才能指导分子分型，从而为后续治疗提供证据。病理科医师尽量出规范报告，帮助临床医师更好选择后续治疗，当然，不可否认有些病例非常难出标准的结果报告，也是可以理解的。

（3）对于 0.6~1.0 cm 的小肿瘤，美国 NCCN 指南建议可考虑行辅助化疗。该患者 HER2 过表达，辅助治疗应选择辅助化疗联合曲妥珠单抗治疗。含蒽环和紫杉烷类的方案在 1 cm 以上的肿瘤中有强循证医学证据，1 cm 以下肿瘤可选择简单方案。APT 研究显示，HER2 阳性小肿瘤接受每周紫杉醇联合曲妥珠单抗 12 周、后续曲妥珠单抗治疗满 1 年，其 3 年的 DFS 为 98.7%。亚组分析显示，≤1 cm 的肿瘤的 DFS 率为 99.5%。当然，年轻耐受性好的患者应用标准的蒽环类和紫杉烷类序贯方案联合曲妥珠单抗是无可厚非的。

（复旦大学附属肿瘤医院　王碧芸）

【专家点评二】

本病例是年轻的 HER2 过表达型乳腺癌患者，采用了保乳联合腋窝淋巴结清扫的术式。近年来对于此类 T_1 期的乳腺癌，前哨淋巴结活检（SLNB）已逐步成为规范，目前临床多采用染料和核素或荧光的双对照显像法，以提高前哨淋巴结的检出率。根据前哨淋巴结的状况，决定是否需要腋窝淋巴结清扫。对于前哨阴性的患者，无疑可以规避腋清，减少腋清所导致的各种后遗症。而对于前哨 1~2 枚阳性的患者，也有很多研究证实可以用腋窝放疗来替代腋窝手术，来降低患侧上肢水肿、功能障碍等的发生概率。

同时该患者的免疫组化提示 ER、PR 均为个别细胞阳性，虽然按照美国 NCCN 指南，>1%即可判别为阳性，但临床遇到此类情况，建议和病理科沟通后对病理进行多片取材复核，确认 HR 表达强度。如确实<10%阳性，那此类患者很难在辅助内分泌治疗中获益，辅助化疗与靶向治疗便尤为重要。在 2017 年 St Gallen 共识中，对 T_{1a}的 HER2 阳性乳腺癌是否需要靶向治疗，专家团尚有争议，而对 T_{1b}的患者，大部分专家会考虑抗 HER2 治疗。在具体治疗策略上，对于 HER2 阳性小肿瘤，有研究证实，可以考虑用单药紫杉醇联合曲妥珠单抗靶向治疗，并取得了很好的 DFS 结果。而在美国 NCCN、美国临床肿瘤学会（ASCO）、中国临床肿瘤学会（CSCO）等指南中，标准方案建议的是 EC-TH 或 TCH 方案。近年，尚有多项辅助化疗联合双靶向治疗及靶向治疗延长策略的研究，也取得了阳性的实验结果，但在淋巴结阴性小肿瘤中强化治疗的意义尚需更多大样本量试验的佐证。

对于年轻女性患者，还需要考虑卵巢功能的保护和抑制问题，对于有生育需求的患者，应该在化疗同时给予药物卵巢功能抑制（OFS）以保护卵巢。而对于 HR 阳性的年轻患者，尤其是腋窝淋巴结阳性的病例，辅助内分泌治疗应该选用 OFS 联合芳香化酶抑制药（AI）或选择性雌激素受体调节药（SERMs）治疗。高危患者还应该考虑 SERMs 药物的延长策略。

HER2 过表达型的乳腺癌，复发高峰多集中于抗 HER2 治疗结束后的 1~3 年内，因此该病例的整体治疗是非常成功的，DFS 时间已达 7 年。

（复旦大学附属华东医院　葛　睿）

【指南背景】

1. 美国 NCCN 指南　在 HER2 阳性的早期乳腺癌患者的新辅助及辅助治疗方案中，首选 AC（多柔比星+环磷酰胺）序贯 TH（紫杉醇+曲妥珠单抗）±帕妥珠单抗方案，以及 TCH（紫杉醇+卡铂+曲妥珠单抗）±帕妥珠单抗方案。曲妥珠单抗治疗 1 年为目前的标准治疗时长。对于 0.6~1.0 cm 的小肿瘤，HR 阳性且 HER2 阳性，辅助治疗建议辅助内分泌±辅助化疗+曲妥珠单抗治疗；若 HER2 阳性且 HR 阴性，辅助治疗可考虑辅助化疗+曲妥珠单抗治疗。

2.《中国抗癌协会乳腺癌诊治指南与规范（2017 年版）》　保乳治疗主要针对具有保乳意愿且无保乳禁忌证的患者。肿瘤大小属于 T_1 和 T_2 分期，且乳房有适当体积，肿瘤与乳房体积比例适当，术后能够保持良好乳房外形的早期乳腺癌患者可行保乳治疗。保乳治疗包括保乳手术和术后的辅助放疗，其中保乳手术包括肿瘤的局部广泛切除及腋窝淋巴结清扫或前哨淋巴结活检。

【循证背景】

APT 研究（n=406）：入组 HER2 阳性且肿瘤直径<3 cm 的患者，接受每周紫杉醇联合曲妥珠

单抗 12 周，后曲妥珠单抗治疗至 1 年。在随访了 3.6 年后，3 年的 DFS 率为 98.7%。亚组分析显示，≤1 cm 的肿瘤的 DFS 率为 99.5%，>1 cm 为 98%；HR 阴性的患者较阳性患者获益更大，DFS 率分别为 99.2%及 98.5%。紫杉醇联合曲妥珠单抗对于病理分期为 Ⅰ 期的 HER2 阳性的患者不失为一个合理的选择方案。

【核心体会】

该患者为可手术的早期乳腺癌，治疗较规范，保乳术后接受化疗联合靶向治疗、放疗、内分泌治疗。

（复旦大学附属肿瘤医院　王碧芸）

参 考 文 献

[1] Beth MB, Wendy AW, Susan LT, et al. Ten-year recurrence rates in young women with breast cancer by locoregional treatment approach. Int J Radiat Oncol Biol Phys, 2009, 73 (3): 734-744.

[2] Buchholz TA, Somerfield MR, Griggs JJ, et al. Margins for breast-conserving surgery with whole-breast irradiation in stage Ⅰ and Ⅱ invasive breast cancer: American Society of Clinical Oncology endorsement of the Society of Surgical Oncology/American Society for Radiation Oncology consensus guideline. J Clin Oncol, 2014, 32 (14): 1502-1506.

[3] Fisher B, Dignam J, Tan-Chiu E, et al. Prognosis and treatment of patients with breast tumors of one centimeter or less and negative axillary lymph nodes. J Natl Cancer Inst, 2001, 93 (2): 112-120.

[4] Gonzalez-Angulo AM1, Litton JK, Broglio KR, et al. High risk of recurrence for patients with breast cancer who have human epidermal growth factor receptor 2-positive, node-negative tumors 1 cm or smaller. J Clin Oncol, 2009, 27 (34): 5700-5706.

[5] Zhou Q, Yin W, Du Y, et al. For or against adjuvant trastuzumab for $pT_{1ab}N_0M_0$ breast cancer patients with HER2-positive tumors: a meta-analysis of published literatures. PLoS One, 2014, 9 (1): e83646.

[6] Gradishar WJ, Anderson BO, Balassanian R, et al. Invasive Breast Cancer Version 1. 2016, NCCN Clinical Practice Guidelines in Oncology. J Natl Compr Canc Netw, 2016, 14 (3): 324-354.

[7] 中国抗癌协会乳腺癌专业委员会. 中国抗癌协会乳腺癌诊治指南与规范（2017 年版）. 中国癌症杂志, 2017, (9): 695-760.

[8] Tolaney SM, Barry WT, Dang CT, et al. A phase Ⅱ study of adjuvant paclitaxel (T) and trastuzumab (H) (APT trial) for node-negative, HER2-positive breast cancer (BC). Cancer Research, 2013: 7324.

病例 13 人表皮生长受体因子 2 阳性乳腺癌术后肺脑转移

钱六七 张徽声 王根和*

黄山市人民医院

【病史及治疗】

➢ 患者，女性，42 岁，未停经，无乳腺癌和卵巢癌家族史，无激素替代治疗史。

➢ 2011-04-23 患者因“发现右乳肿物 1 个月余”就诊我院乳腺外科，拟诊右侧乳腺肿瘤，行手术治疗，术中快速病理检查结果示乳腺癌，遂行右侧乳腺癌改良根治术，术后病理示浸润性导管癌，ER（-）、PR（-）、HER2（2+）。术后于 2011-05 至 2011-09 行 TAC 方案（T，多西他赛；A，多柔比星；C，环磷酰胺）化疗 6 个疗程，末次化疗时间为 2011-09-20。DFS 6 个月。2011-10 发现肺部肿瘤转移。

➢ FISH 病理会诊结果：乳腺癌术后标本 FISH 检测 HER2 基因扩增。

➢ 2011-12-02 至 2012-02 行长春瑞滨+顺铂化疗 2 个疗程，同时予曲妥珠单抗靶向治疗 2 个疗程，疗效评价完全缓解（CR），外院 CT 示肺部病灶消失。

【辅助检查】

2011-10 外院复查胸部 CT 示：双肺多发小结节，考虑肿瘤转移。

【本阶段小结】

HER2 阳性乳腺癌占全部乳腺癌的 20%~30%，多项全球多中心随机临床研究均显示曲妥珠单抗辅助治疗可降低 HER2 阳性乳腺癌的复发风险，并可显著改善患者的总生存。该病例为 HER2 阳性乳腺癌，激素受体阴性，虽然术后肿瘤标本 HER2（2+），但未及时行 FISH 检测，导致抗 HER2 治疗的延迟，无病生存期仅有 6 个月。出现肺转移后及时行 HER2 FISH 检测证实 HER 2 阳性，根据美国国立综合癌症网络（NCCN）乳腺癌治疗指南及时予曲妥珠单抗联合化疗，疗效佳。

【病史及治疗续一】

➢ 2012-04-21 晚患者出现意识丧失和四肢抽搐，10 分钟后恢复。查头颅 CT（图 13-1）示脑肿瘤转移。

➢ 2012-04-22 至 2012-05-07 行全脑放疗（6 MV-X 线 DT 30 Gy/10 F）。2012-05-11 行颅内病灶 γ 刀补量。2012-05-13 开始口服卡培他滨 1500 mg，每日 2 次，连用 2 周停 1 周，曲妥珠单

* 通信作者，邮箱：genhew@ qq. com

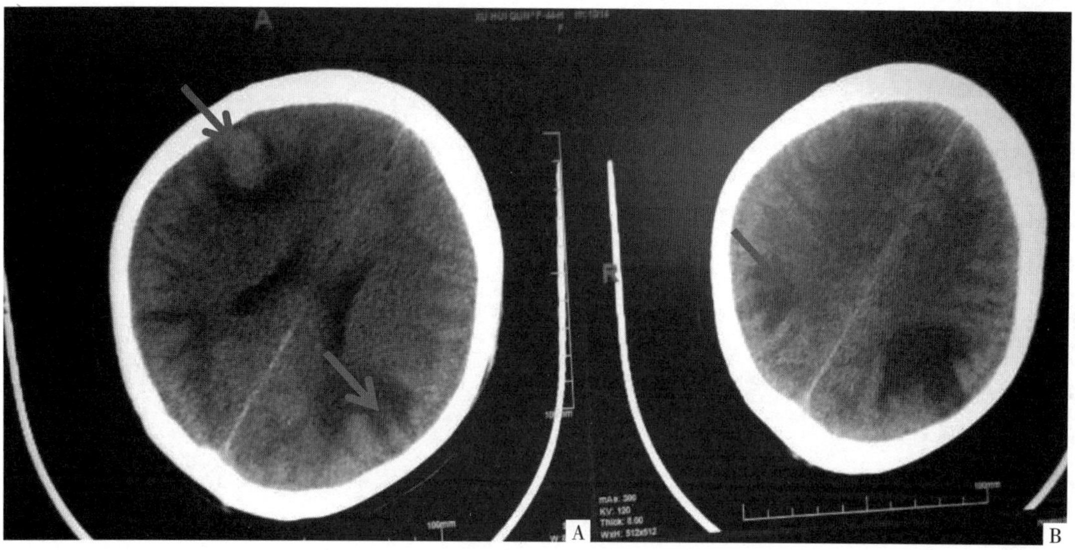

图 13-1　2012-04-21 头颅 CT

注：A 和 B 均表示脑肿瘤转移

抗330 mg，每周 3 次。(曲妥珠单抗持续使用满 1 年)。

➢ 2012-08-17 复查头颅 MRI（图 13-2）示：颅内转移灶消失。

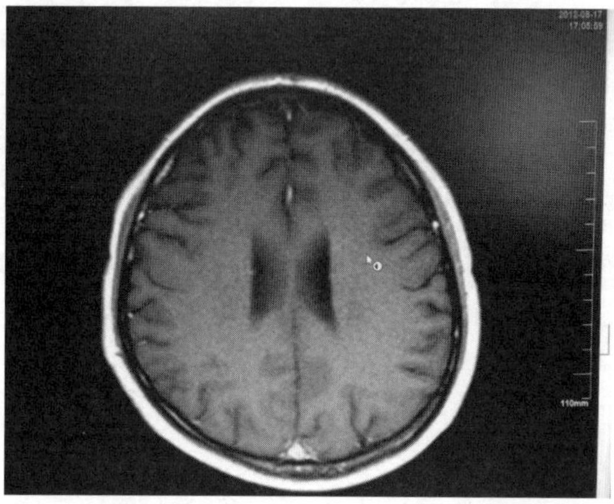

图 13-2　2012-08-17 头颅 MRI

【辅助检查】

➢ 2012-04-21 头颅 CT 平扫检查（图 13-1）示：右侧额叶，两侧顶叶散在转移灶，胸部 CT 未见明显异常。CEA 和 CA153 均正常，CA125 36.37 U/ml。

➢ 2012-08-17 头颅 MRI 增强（图 13-2）扫描示：原颅内多发强化结节均消失，仅于右颞叶及额叶局部皮质下见少许斑片状异常信号影，考虑少许水肿或变形。

【本阶段小结】

脑部放射治疗效果佳，颅内转移灶完全缓解，后续曲妥珠单抗靶向治疗和卡培他滨维持治疗有效地预防了肿瘤复发或转移，不良反应基本可以耐受。

【病史及治疗续二】

➢ 2014-07-04 头颅 MRI 增强扫描示：颅内病灶复发，无相关临床症状。

➢ 2014-07-10 行颅内病灶 γ 刀治疗，病灶消失。

【辅助检查】

➢ 2014-07-04 头颅 MRI 增强扫描（图 13-3）示：左侧顶叶新见小结节影，周围伴脑水肿，考虑转移性病变。

➢ 2014-10-11 行头颅 MRI 增强扫描（图 13-4）示：颅内转移瘤 γ 刀治疗后改变，左顶叶小灶信号异常。

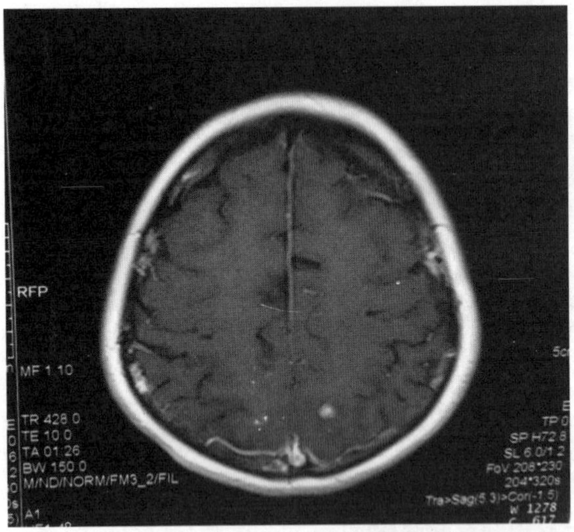

图 13-3　2014-07-04 头颅 MRI

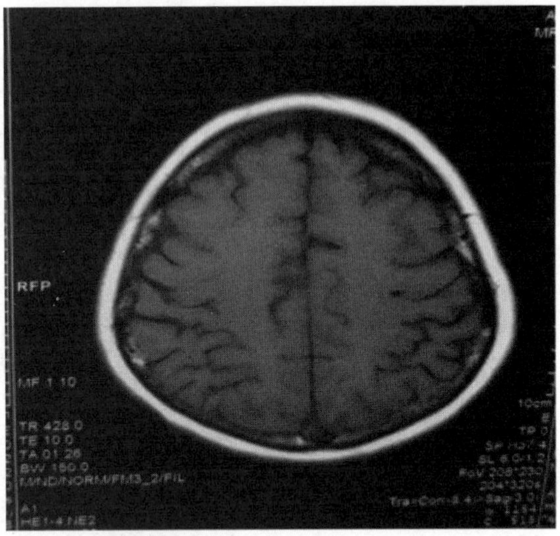

图 13-4　2014-10-11 头颅 MRI

【本阶段小结】

患者第 2 次出现颅内转移，系单个病灶，首先立体定向放射治疗（γ 刀），疗效佳，未出现明显不良反应。

【病史及治疗续三】

➢ 2015-03-25 常规复查头颅 MRI 增强扫描（图 13-5）示：颅内转移瘤刀治疗术后改变，左顶叶转移灶伴大片脑水肿。

➢ 2015-04 至 2015-06 行 4 次贝伐珠单抗，每次 300 mg，治疗减轻颅内水肿（每 2 周 1 次）。头颅 MRI 增强扫描显示颅内病灶增大，疗效评定为疾病进展（PD）。2015-06 至 2015-10 未行抗肿瘤治疗。

【辅助检查】

➢ 2015-06-09 头颅 MRI 增强扫描（图 13-6）示：颅内转移瘤 γ 刀治疗术后改变，左顶叶转移灶周围水肿范围缩小。

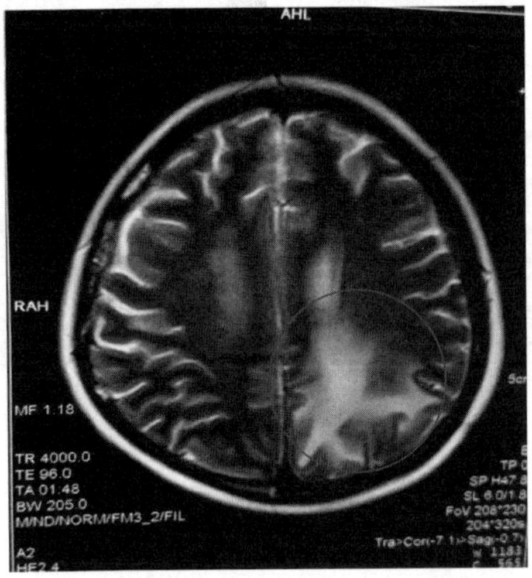

图 13-5　2015-03-25 头颅 MRI

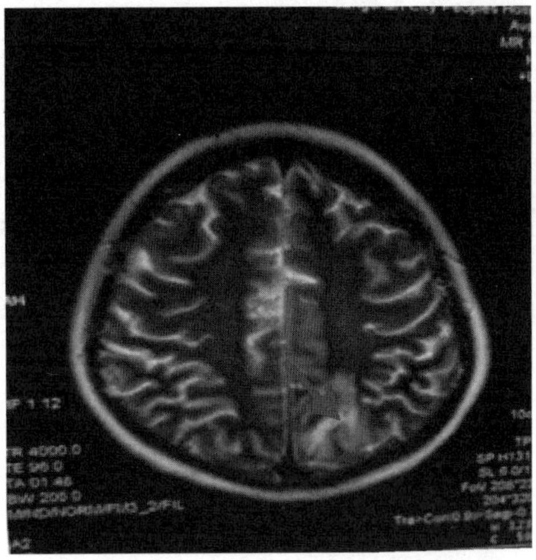

图 13-6　2015-06-09 头颅 MRI

【本阶段小结】

该患者使用贝伐珠单抗治疗后颅内水肿范围缩小。多项研究报道了贝伐珠单抗治疗放射性脑坏死伴严重脑水肿的病例。2015 年 Shen 等报道了 10 例贝伐珠单抗治疗 2 次放疗所致严重脑水肿的患者，治疗后神经系统症状及体征均明显改善。2014 年 Berghoff 等报道了 1 例应用贝伐珠单抗治疗乳腺癌脑转移瘤伴严重脑水肿的患者，前期给予激素及放疗均无效，给予贝伐珠单抗治疗后患者症状明显缓解，生活可基本自理。

【病史及治疗续四】

➢ 2015-10-08 头颅 MRI 增强扫描（图 13-7）示：乳腺癌颅内转移瘤伽马刀术后，左顶叶肿块较前增大，周围伴大面积水肿，中线结构右偏。

➢ 2015-10-26 行颅内肿瘤姑息性切除术，术后病理示：转移性腺癌，ER（-）、PR（-）、HER-2（3+）。

➢ 2015-10-29 术后复查头颅 MRI（图 13-8）示手术切除效果佳。2015-11 至 2016-03 行 TH 方案（T，紫杉醇；H，曲妥珠单抗）化疗 4 个疗程，具体为曲妥珠单抗首次 440 mg，后每 3 周 330 mg，紫杉醇 120 mg，每周 1 次，连用 3 周停 1 周。颅脑 MRI 示颅内病灶增大，疗效评定为疾病进展。

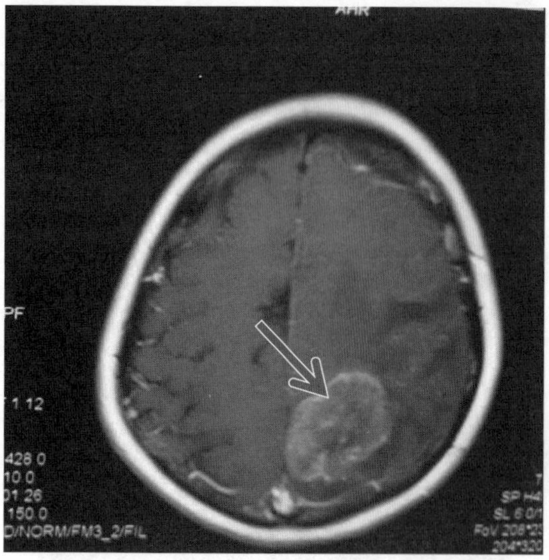

图 13-7　2015-10-08 头颅 MRI

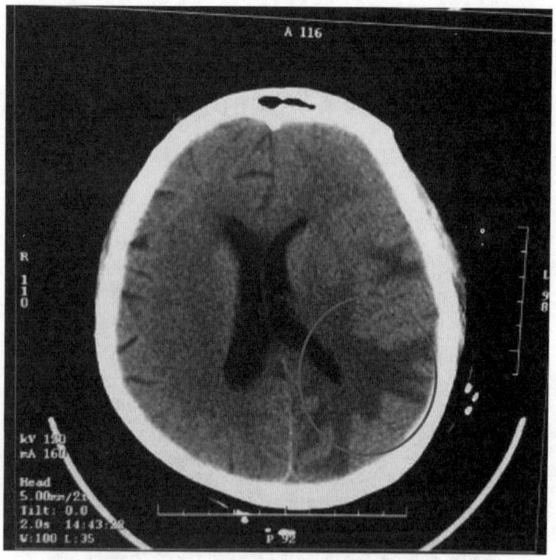

图 13-8　2015-10-29 头颅 MRI

【本阶段小结】

颅内单个转移灶可采用手术+立体定向放疗，或立体定向放疗，均能较好地消除肿瘤，考虑到患者既往已接受过全脑放疗和 2 次 γ 刀治疗，故选择行手术切除肿瘤，手术效果佳，激素受体和 HER2 表达状态与肿瘤原发灶一致。

【病史及治疗续五 】

➢ 2016-03-23 头颅 MRI 检查（图 13-9）提示肿瘤复发，2016-03-28 和 2016-03-21 行颅内病灶伽马刀治疗，曲妥珠单抗 330 mg，每 3 周 1 次维持治疗，疗效差，2016-07-08 头颅 MRI 检查（图 13-10）示肿瘤进展。

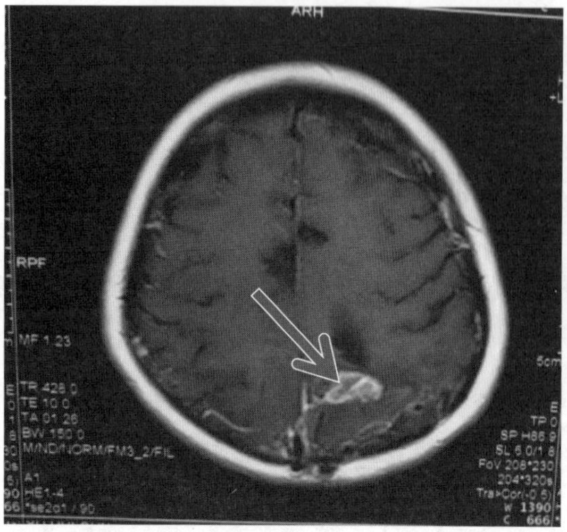

图 13-9　2016-03-23 头颅 MRI

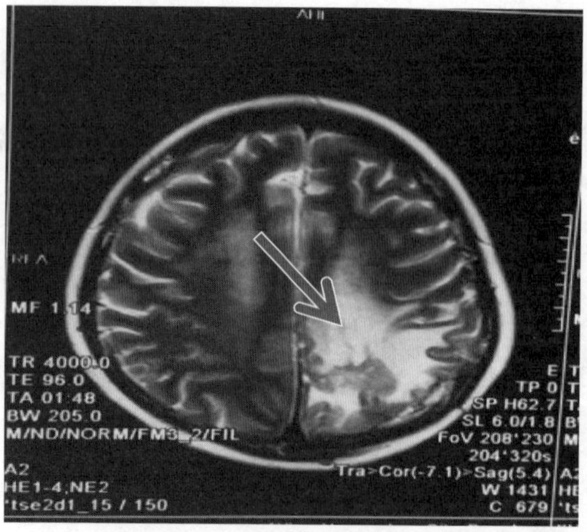

图 13-10　2016-07-08 头颅 MRI

【辅助检查】

➢ 2016-03-23 头颅 MRI 增强扫描（图 13-9）示：右侧乳腺癌术后颅内转移瘤术后改变，局部呈结节状强化，较前增大，周围伴脑水肿。

➢ 2016-07-08 头颅 MRI 增强扫描（图 13-10）示：右侧乳腺癌术后肺脑转移治疗后 4 年，左侧枕顶部侧脑室旁、左侧胼胝体压部转移灶，周围脑组织水肿，病灶较前稍大，周围水肿范围大；脑室系统稍扩张，两侧脑室旁轻度间质性水肿。

【本阶段小结】

患者颅内病灶再次进展，第 3 次行 γ 刀治疗，疗效差，继续行曲妥珠单抗治疗，疗效差，无进展生存期（PFS）仅为 3 个月。

【病史及治疗续六】

➢ 2016-07-08 头颅 MRI 增强扫描示颅内病灶增大，疗效评价为疾病进展。

➢ 2016-07-09 至 2016-09 行替莫唑胺化疗 2 个周期（替莫唑胺 100 mg/d 口服，连服 5 天，停 16 天，21 天为 1 个周期），曲妥珠单抗维持治疗。

【辅助检查】

➢ 2016-09-06 头颅 MRI 增强扫描（图 13-11）示：左侧枕顶部侧脑室旁、左侧胼胝体压部转移灶，周围脑组织水肿，病灶和周边水肿范围较前均增大，脑室系统稍扩张，两侧脑室旁轻度间质性水肿。

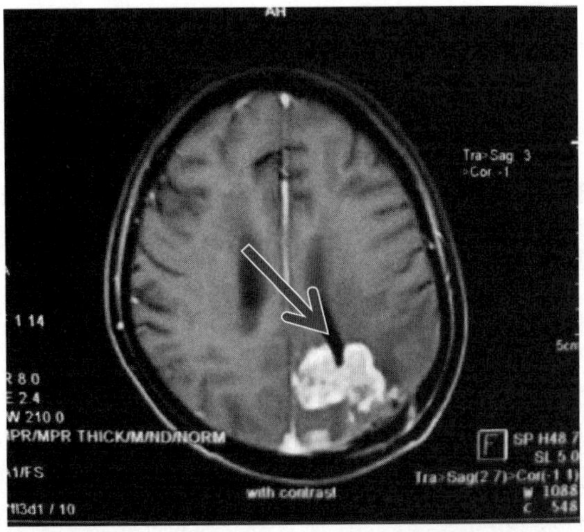

图 13-11　2016-09-06 头颅 MRI

【本阶段小结】

脑恶性胶质瘤对替莫唑胺较敏感，但对替莫唑胺治疗脑转移癌的有效率较低，该患者从替莫唑胺的治疗中没有取得明显临床获益。

【病史及治疗续七】

➢ 2016-09-13 至今：拉帕替尼 1250 mg/d 靶向治疗+卡培他滨 1000 mg，每日 2 次，化疗（服用 2 周停 1 周）+曲妥珠单抗维持治疗（1 年后自行停药）。治疗期间颅内病灶曾有所缩小，但 2017-06-15 复查头颅 MRI 示颅内病灶再次出现进展（图 13-12），无颅外转移灶，头痛明显，阵发性癫痫发作，予甘露醇+甘油果糖+地塞米松脱水降颅压，吗啡针止痛，以及丙戊酸钠缓释片预防癫痫发作。

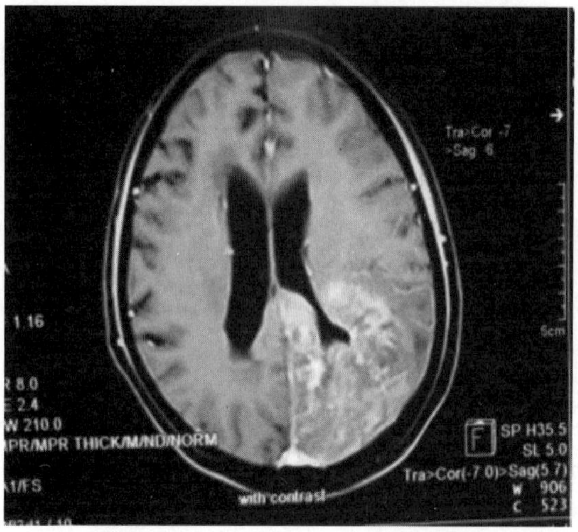

图 13-12　2017-06-15 头颅 MRI

【辅助检查】

➢ 2017-06-15 头颅 MRI 检查（图 13-12）示：右侧乳腺癌术后脑转移靶向治疗中，左侧颞枕顶叶、侧脑室后角及体后部周围及双层胼胝体压部肿块，较前增大，周围伴大面积水肿；脑室扩张，脑白质疏松或间质性水肿；部分空蝶鞍。

【本阶段小结】

患者系 HER2 阳性乳腺癌，术后短时间内即出现肺部和颅内转移，予多次放疗及抗 HER2 治疗，肺部病灶消失，但颅内病灶控制不佳，多次出现进展，肿瘤和水肿混杂，影响抗肿瘤治疗的疗效评价，因此，准确地区分脑水肿和脑肿瘤的界限可更好地指导临床治疗，脑部磁共振功能成像对颅内肿瘤及瘤周水肿的诊断价值较高，故建议患者行脑部磁共振功能成像检查，以便更好地指导后续治疗方案。磁共振功能成像分为磁共振波谱成像（magnetic resonance spectroscopy，MRS）和磁共振扩散加权成像（diffusion weighted imaging，DWI）。Sinha 等对高度恶性脑胶质瘤扩散张量成像（diffusion tensor imaging，DTI）研究表明，通过对平均扩散率（mean diffusivity，MD）进行区分，可以确定肿瘤及瘤周水肿的界限，从而对脑肿瘤范围进行较准确的确定。Croteau 等通过对 31 例胶质瘤组织病理学与 MRS 的比较，指出 MRS 能够反映胶质瘤的范围，在瘤区 NAA/Cr（N-乙酰天门冬氨酸复合物/肌酸）值减小，Cho/Cr（胆碱复合物/肌酸）值增大，而在瘤周水肿区，既无 NAA/Cr 值减小，亦无 Cho/Cr 值增大，因此可将肿瘤与瘤周水肿区分开来。

【专家点评一】

患者为绝经前女性，2011 年 4 月 23 日行“右侧乳腺癌改良根治术”，术后病理提示为浸润性导管癌，T 和 N 分期、组织学分级及 Ki-67 不详，ER（-）、PR（-）、HER2（2+），术后辅助 TAC 方案化疗 6 个疗程，在治疗结束后 1 个月左右出现双肺转移，FISH 法复阅原发灶 *HER2* 基因扩增。目前对于双肺转移出现的时间无法判断，有可能首诊即为晚期，因此术前、术后应全面充分评估肿瘤分期、分级，根据评估结果确定治疗目的和方案。对于 HER2 阳性乳腺癌，术后辅助化疗联合曲妥珠单抗使 10 年 DFS 率和 10 年 OS 率分别达到 69.3%和 81%，显著高于不含曲妥珠单抗的对照组。HER2 阳性乳腺癌辅助治疗时应尽早开始使用曲妥珠单抗，对于辅助化疗已经结束，但 5 年内尚未出现复发转移的患者，仍可以考虑使用曲妥珠单抗。晚期转移性乳腺癌患者复发时应复查原发肿瘤标本，尽可能对复发转移病灶进行再次活检。患者一线治疗选择 NPH 方案化疗 2 个周期，疗效评价为 CR，后续未继续治疗。对于 HER2 阳性转移性乳腺癌，一线治疗推荐帕妥珠单抗、曲妥珠单抗双靶向联合紫杉类药物。CLEOPATRA 研究结果显示，帕托珠单抗+曲妥珠单抗+多西他赛联合组患者的 mPFS 显著优于曲妥珠单抗+多西他赛，OS 分别为 56.5 个月和 40.8 个月。尽管目前帕妥珠单抗在国内尚未上市，但曲妥珠单抗联合紫杉类化疗药物相比单药紫杉类生存期显著延长。对紫杉类治疗失败的 HER2 阳性乳腺癌，也可联合长春瑞滨、卡培他滨、吉西他滨等，如果考虑维持治疗则优先考虑联合卡培他滨。2016 年共识中指出，在解救治疗中，患者接受曲妥珠单抗联合化疗时，有效化疗应持续至少 6~8 个周期，停止化疗时间主要根据疗效及耐受性考虑，可尽量延长化疗时间，如果出现不能耐受的化疗相关不良反应，则停止化疗；如果化疗方案中含有适合维持治疗的药物，则可联合曲妥珠单抗维持治疗。HERMINE 研究发现，HER2 阳性转移性乳腺癌越早使用曲妥珠单抗临床获益越大，对于解救治疗阶段曲妥珠单抗维持治疗时间，目前无明确研究证实最佳的疗程，在没有出现疾病进展的情况下，在可耐受的毒性反应、可承受的经济范围内，尽可能延长曲妥珠单抗的治疗时间。

在患者发生脑转移后，经过全脑放疗、多次伽马刀、化疗及抗 HER2 治疗后，截至目前，总生存达到近 6 年，超出了平均生存期，但在治疗过程中，术前评估不足，整体治疗不连续，一线治疗方案未考虑维持治疗。国际乳腺癌研究组（IBCSG）研究表明，HER2 阳性乳腺癌以脑转移为进展事件的发生率显著高于 HER2 阴性乳腺癌患者，10 年的发生率分别为 6.8%和 3.5%。脑转移的治疗需要综合转移灶的数目、位置、颅外转移情况和患者一般情况进行考虑。目前，手术切除、全脑放射治疗和立体定向放射治疗等局部疗法仍是乳腺癌脑转移的一线治疗方案，但也不能忽略药物治疗在脑转移中有一定的作用，传统观念认为曲妥珠单抗、T-DM1 和帕妥珠单抗等单抗类药物由于分子量大不易透过血脑脊液屏障，目前已有研究证实全脑放疗和脑转移瘤可影响血脑脊液屏障的通透性，从而使大分子药物有机会通过，发挥抗 HER2 的治疗作用，有效改善患者的生存率。小分子酪氨酸激酶抑制药拉帕替尼能够有效地穿透血脑脊液屏障，因此它可能是一种有效对抗脑转移的药物。

（宁夏医科大学总医院肿瘤医院　刘新兰）

【专家点评二】

（1）患者为 HER2 扩增型转移性乳腺癌患者，从起病至今经历了 6 年余时间，表现为脑部病灶病情反复。在治疗过程中间断、多次使用了抗 HER2 药物，治疗有效时间并不长。对于 HER2 扩增型的乳腺癌患者来说，抗 HER2 治疗基础上联合化疗是标准。

（2）本例患者在辅助化疗结束后即发现双肺转移灶，经抗 HER2 治疗及全身治疗 2 个周期后达到 CR，临床疗效佳，但根据指南推荐，晚期解救方案应至少持续 6~8 个周期，同时结合患者本身的情况及疾病控制情况决定，晚期一线化疗在取得临床疗效后立即停止治疗稍欠妥。

（3）HER2 扩增型乳腺癌易发生脑转移，在治疗过程中应定期监测脑部情况，早期发现，早期治疗。HER2 阳性晚期乳腺癌脑转移患者，应在抗 HER2 治疗基础上联合局部治疗，局部治疗有效情况下，应持续抗 HER2 治疗等全身治疗，并定期监测病情变化。治疗过程中强调持续抗 HER2 治疗。

（4）转移病灶的再活检有利于医师辨别转移灶的性质、来源及病理分型，有利于指导后续治疗方案的制订。

（湖南省肿瘤医院　吴　晖　欧阳取长）

【指南背景】

1. 2017 年美国 NCCN 指南（第 2 版）　对于 HR 阴性、HER2 阳性乳腺癌患者的全身辅助治疗为辅助化疗+曲妥珠单抗靶向治疗（1 类）。对于 HER2 阳性的转移性乳腺癌患者，一线推荐使用帕妥珠单抗+曲妥珠单抗+多西他赛（1 类）或帕妥珠单抗+曲妥珠单抗+紫杉醇，其他备选方案有曲妥珠单抗联合化疗，如紫杉类（周疗或 3 周疗）+卡铂、艾日布林或卡培他滨等。若之前接受过曲妥珠单抗治疗，则推荐使用 T-DM1（即曲妥珠单抗和细胞毒药物的结合体），其他备选方案有：拉帕替尼+卡培他滨、曲妥珠单抗+卡培他滨、曲妥珠单抗+拉帕替尼。

2. 中国乳腺癌诊治指南　持续抑制 HER2 通路可带来生存获益，因此抗 HER2 治疗失败后患者，应继续抗 HER2 治疗。目前 MBC 应用抗 HER2 治疗的最佳持续时间尚不明确，因此如果没有出现疾病进展或不可耐受毒性，建议维持原方案治疗。

3.《中国晚期乳腺癌临床诊疗专家共识 2016》　对于 HER2 阳性 MBC 患者，除非存在禁忌证，都应尽早开始抗 HER2 治疗（1A），目前术后辅助推荐抗 HER2 治疗时间为 1 年，可与化疗同时使用或化疗后序贯使用。持续抑制 HER2 通路可带来生存获益，因此抗 HER2 治疗失败后患者，应继续阻滞 HER2 通路，二线治疗可保留曲妥珠单抗，而更换其他化疗药物；也可以换用拉帕替尼+其他化疗药物，如卡培他滨。

4. ABC3 指南　对于 HER2 阳性转移性乳腺癌患者若接受过曲妥珠单抗治疗，则优选 T-DM1，（1A），且应继续抗 HER2 治疗（1B）。对于 HER-2 阳性转移性乳腺癌患者，不论是否接受过曲妥珠单抗治疗，曲妥珠单抗+化疗的治疗效果都优于拉帕替尼+化疗（1A）。

（湖南省肿瘤医院　吴　晖　欧阳取长）

【循证背景】

1. HERMINE 实验（*n*=623）　将 HER2 阳性 MBC 患者随机 4 组：曲妥珠单抗一线治疗组、曲妥珠单抗二线治疗组、曲妥珠单抗三线治疗组、未知既往治疗组。随访 7 年后最终结果显示 HER2 阳性 MBC 患者疾病进展后继续曲妥珠单抗治疗可获得显著长期生存获益。

2. EGF100151 实验（*n*=399）　将接受过蒽环类、紫杉烷类药物及曲妥珠单抗治疗的 HER2 阳性复发性乳腺癌患者分为两组，一组接受单一卡培他滨治疗，另一组接受拉帕替尼+卡培他滨治疗，后者在总体缓解率方面由于前者。

3. regist HER 研究（*n*=1012/377）　对于伴中枢神经系统转移的 HER2 阳性晚期乳腺癌患者，使用曲妥珠单抗、化疗、手术均可延长患者总生存时间。

（湖南省肿瘤医院　吴　晖　欧阳取长）

1. NSABP B-31、NCCTG N9831 试验 HER2 阳性、淋巴结阳性的乳腺癌患者被随机分为 AC-TH 实验室组和 AC-T 对照组，共 4045 例患者，中位随访 3.9 年时分析结果示曲妥珠单抗治疗组的复发风险降低 48%、死亡风险降低 39%。

2. 2017 版美国 NCCN 指南 将帕妥珠单抗、曲妥珠单抗联合紫杉烷类作为 HER2 阳性转移性乳腺癌患者的一线治疗的首选方案。

3.《中国晚期乳腺癌诊治转移共识 2016》 HER2 阳性晚期乳腺癌在曲妥珠单抗联合紫杉类药物的基础上加用帕妥珠单抗进一步延长患者生存，中位生存期达 56.5 个月。一线抗 HER2 治疗方案首选曲妥珠单抗联合帕妥珠单抗和紫杉类药物，除了联合紫杉醇、多西他赛以外，曲妥珠单抗与其他单药化疗联合均被证实是有效安全的，如长春瑞滨、卡培他滨，吉西他滨、脂质体蒽环类等，联合节拍化疗也是合理的方案。但一般不推荐一线使用拉帕替尼联合化疗的方案。应考虑既往治疗、联合用药的毒性，根据不同患者情况选择不同的联合治疗方案。HER2 阳性脑转移患者应遵循 HER2 阳性 MBC 患者的治疗原则，局部治疗对脑转移有重要作用，曲妥珠单抗能够显著延长脑转移患者的 OS。

（宁夏医科大学总医院肿瘤医院　刘新兰）

【核心体会】

对于存在中枢神经系统（central nervous system，CNS）转移的 MBC，持续抗 HER2 治疗可以延长患者 PFS 及 OS。因此，晚期乳腺癌诊断脑转移应继续抗 HER2 治疗，同时根据病情酌情局部处理。

（湖南省肿瘤医院　吴　晖　欧阳取长）

对于 HER2 阳性乳腺癌患者的治疗，曲妥珠单抗靶向治疗是关键，无论是在辅助治疗还是在晚期解救治疗中均应尽早使用。对于发生脑转移的 HER2 阳性乳腺癌，强调的是综合治疗，在局部治疗的同时，还要想到药物治疗的价值，协同改善患者的预后。

（宁夏医科大学总医院肿瘤医院　刘新兰）

参 考 文 献

[1] Dressler LG，Berry DA，Broadwater G，et al. Comparison of HER2 status by fluorescence in situ hybridization and immunohistochemistry to predict benefit from dose escalation of adjuvant doxorubicin-based therapy in nodepositive breast cancer patients. J Clin Oncol，2005，23：4287-4297.

[2] Joensuu H，Kellokumpu-Lehtinen PL，Bono P，et al. Adjuvant docetaxel or vinorelbine with or without trastuzumab for breast cancer. N Engl J Med，2006，354：809-820.

[3] Piccart-Gebhart MJ，Procter M，Leyland-Jones B，et al. Trastuzumab after adjuvant chemotherapy in HER2-positive breast cancer. N Engl J Med，2005，353：1659-1672.

[4] Romond EH，Perez EA，Bryant J，et al. Trastuzumab plus adjuvant chemotherapy for operable HER2-positive breast cancer. N Engl J Med，2005，353：1673-1684.

[5] Furuse M，Kawabata S，Kuroiwa T，et al. Repeated treatments with bevacizumab for recurrent radiation necrosis in patients with malignant brain tumors：a report of 2 cases. J Neurooncol，2011，102（3）：471-475.

[6] Benoit A，Ducray F，Cartalat-Carel S，et al. Favorable outcome with bevacizumab after poor outcome with steroids in a patient with temporal lobe and brainstem radiation necrosis. J Neurol，2011，258（2）：328-329.

[7] Shen G，Wang YJ，Guan YJ，et al. Relief effect of bevacizumab on severe edema induced by re-irradiation in brain

tumor patients. Chin Med J (Engl), 2015, 128 (15) : 2126-2129.

[8] Berghoff AS, Sax C, Klein M, et al. Alleviation of brain edema and restoration of functional independence by bevacizumab in brain-metastatic breast cancer: a case report. Breast Care (Basel), 2014, 9 (2) : 134-136.

[9] Sinha S, Bastin ME, Whittle IR, et al. Diffusion tensor MR imaging of high-grade cerebral gliomas. AJNR, 2002, 23 (4): 520-527.

[10] Croteau D, Scarpace L, Hearshen D, et al. Correlation between magnetic resonance spectroscopy imaging and image-guided biopsies: semiquantitative and qualitative histopathological analyses of patients with untreated glioma. Neurosurgery, 2001, 49: 823-829.

病例 14　妊娠哺乳期晚期三阴型乳腺癌

黄　英　尹清云　刘新兰*

宁夏医科大学总医院肿瘤医院

【病史及治疗】

➢ 患者，女性，40 岁，绝经前，就诊时为哺乳期，否认肿瘤家族遗传病史。

➢ 2016-10-20 因“右侧乳腺红肿胀痛 2 个月”就诊。专科查体：右侧乳腺皮肤红肿、皮温增高，于右侧乳腺外上象限触及一大小 5.0 cm×2.0 cm 肿物，质硬、边界不清、压痛阳性、活动度差；右侧腋窝触及一个 2.0 cm×1.0 cm 的肿大淋巴结。

【辅助检查】

➢ 乳腺超声：①哺乳期乳房，右乳外上象限见几处不均质回声区，最大范围 5.4 cm×1.5 cm，边界不清、形态不规则、内部回声不均匀，BI-RADS 5 级。②右腋窝见数个肿大淋巴结，最大 1.9 cm×1.6 cm，边界清、淋巴门结构不清。

➢ 乳腺钼靶：①右侧乳腺外上象限见片状致密影，其内见沙粒样钙化，BI-RADS 5 类。②双腋窝多发淋巴结影。

➢ 2016-11-28 化疗前胸部 CT（图 14-1）：①右乳体积增大、腺体增多、皮肤增厚，右腋窝多发肿大融合淋巴结。②左肺下叶后基底段结节（直径 0.8 cm）。

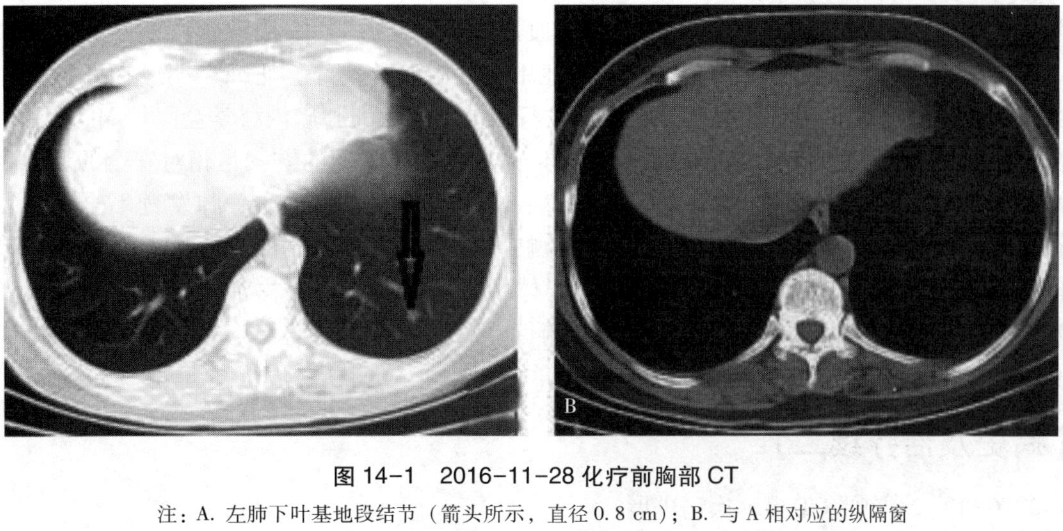

图 14-1　2016-11-28 化疗前胸部 CT

注：A. 左肺下叶基地段结节（箭头所示，直径 0.8 cm）；B. 与 A 相对应的纵隔窗

* 通信作者，邮箱：liuxinlan@ csco. org. cn

➢ 右乳肿块及右腋窝肿大淋巴结穿刺细胞学检查：均查见可疑恶性细胞。

➢ 腹部及双下肢静脉超声未见异常。

【病史及治疗续一】

➢ 2016-11-30 行“右侧乳腺肿物切除冷冻术+右侧乳腺癌改良根治术”。术后病理：①右侧乳腺非特殊型浸润性癌（3 级），浸润性癌直径约 2.5 cm，可见淋巴管内癌栓，未见血管内癌栓和神经侵犯，周围乳腺组织呈乳腺腺病。②右乳头皮肤组织未见癌，切口下方真皮内淋巴管中可见癌栓，上切缘、下切缘、内切缘、外切缘和基底切缘未见癌。③右腋窝淋巴结见 37/37 枚癌转移，其余为纤维脂肪组织。免疫组化：ER（-），PR（-），雄激素受体（androgen receptor，AR）（-），HER2（0），Ki-67指数阳性率为 50%。

【本阶段小结】

妊娠哺乳期乳腺癌（pregnancy associated breast cancer，PABC）是指发生在妊娠期间或妊娠结束后 1 年内及哺乳期间发生的原发性乳腺癌。目前国内外学者关于妊娠和哺乳对肿瘤的生物学行为、治疗和预后的问题一直存在争议。妊娠哺乳期乳腺癌是一种特殊类型乳腺癌，发生率相对较低，国外报道占全部乳腺癌的 2%~8%，国内统计资料显示占全部乳腺癌的 1%~8%。随着国内生育年龄的不断推迟，以及在新的生育政策下，PABC 逐年增多。PABC 多见于 35 岁以下妇女，由于体内激素水平的改变，从而导致肿瘤生长速度加快、恶性程度增高；同时妊娠期及哺乳期由于乳房内毛细血管增多并扩张充血，使肿瘤易于扩散，另外由于乳腺实质增多、腺体增生，致使乳房生理性增大、胀硬，使肿瘤不易早期发现，这也是妊娠哺乳期乳腺癌起病隐匿的原因，从而导致延误诊断率较高，一旦发现多半属中晚期，预后较差。大部分研究显示 PABC 都是非激素依赖性的（高达 80%）。就 PABC 的治疗而言，除了应遵循一般乳腺癌的治疗原则外，还应以胎儿危险性最小的原则来完成，包括手术及化疗。手术是 PABC 的第一治疗手段。对于肿瘤为Ⅰ期、Ⅱ期、ⅢA 期的患者，在保证孕妇及胎儿安全的前提下，仍推荐进行手术，以达到局部控制。手术以改良根治术为主，但妊娠 12 周内较多发生自发性流产，故手术应在妊娠 12 周后施行。妊娠 3 个月内化疗会引起死胎或畸形，有报道风险高达 10%~20%，同时也可导致感觉神经损害，故妊娠早期化疗应属禁忌。妊娠中晚期胎儿大多器官已发育成熟，化疗相对安全，但仍可出现发育迟缓或低体重儿，致畸率仅为 1.3%。为了避免生产时的血液学风险，妊娠 35 周或预产期 3 周之内应避免化疗。以蒽环类药物为基础的化疗方案被广泛地用于乳腺癌的治疗，研究表明，在妊娠期间给予蒽环类药物也是安全的。目前妊娠期使用紫杉类药物被纳入欧洲肿瘤内科学会（ESMO）和美国国家综合癌症网（NCCN）指南，认为在妊娠中晚期采用含紫杉类药的方案是相对安全的。曲妥珠单抗不推荐用于治疗 HER2 阳性的妊娠期乳腺癌患者，因可导致羊水过少、肺发育不全、肾发育不良、新生儿死亡等。目前暂无充足的证据证明拉帕替尼在妊娠期使用的安全性；而贝伐珠单抗和 TKI 不推荐用于妊娠期患者，因为还未在这类群体中进行试验。内分泌治疗可引起激素改变，将影响发育中的胎儿，且他莫昔芬具有潜在的致畸性，故妊娠期内分泌治疗也属禁忌。化疗期间母乳喂养的安全性应基于母亲的健康状况和使用药物而评估。

【病史及治疗续二】

➢ 2016-12-23 胸部 CT 提示疾病进展。

➢ 一线治疗：2016-12-29 至 2017-06-01 行 TX 方案（T，多西他赛；X，卡培他滨），具体为多西他赛 120 mg，静脉滴注，每天 1 次，卡培他滨 1500 mg，每天 2 次，第 1~14 天口服，21 天为

1 个疗程）；化疗 8 个疗程，化疗前已停止哺乳。

➢ 完成 2、4、6 个疗程化疗后全面复查胸部 CT 提示双肺转移灶逐渐缩小、数目减少，其余影像学检查未发现肿瘤新发病灶。总体疗效评价为部分缓解，治疗期间有 2 级手足综合征，无明显骨髓抑制，胃肠道反应轻度。目前患者口服卡培他滨维持治疗随访中。

【辅助检查】

➢ 2016-12-23 首次化疗前胸部 CT（图 14-2）示：双肺多发大小不等的小结节灶，密度偏低，最大者位于左肺下叶，直径 1.3 cm，对比 2016-11-28 胸部 CT，见双肺结节较前均明显增大，结合病史考虑双肺转移。

➢ 2017-02-13 至 2017-05-09 在完成 2、4、6 个疗程后胸部 CT（图 14-3，图 14-4，图 14-5）示：示双肺转移灶逐渐缩小、数目减少。

➢ 骨扫描、脑 MRI、全腹 CT、乳腺超声检查均未见异常。

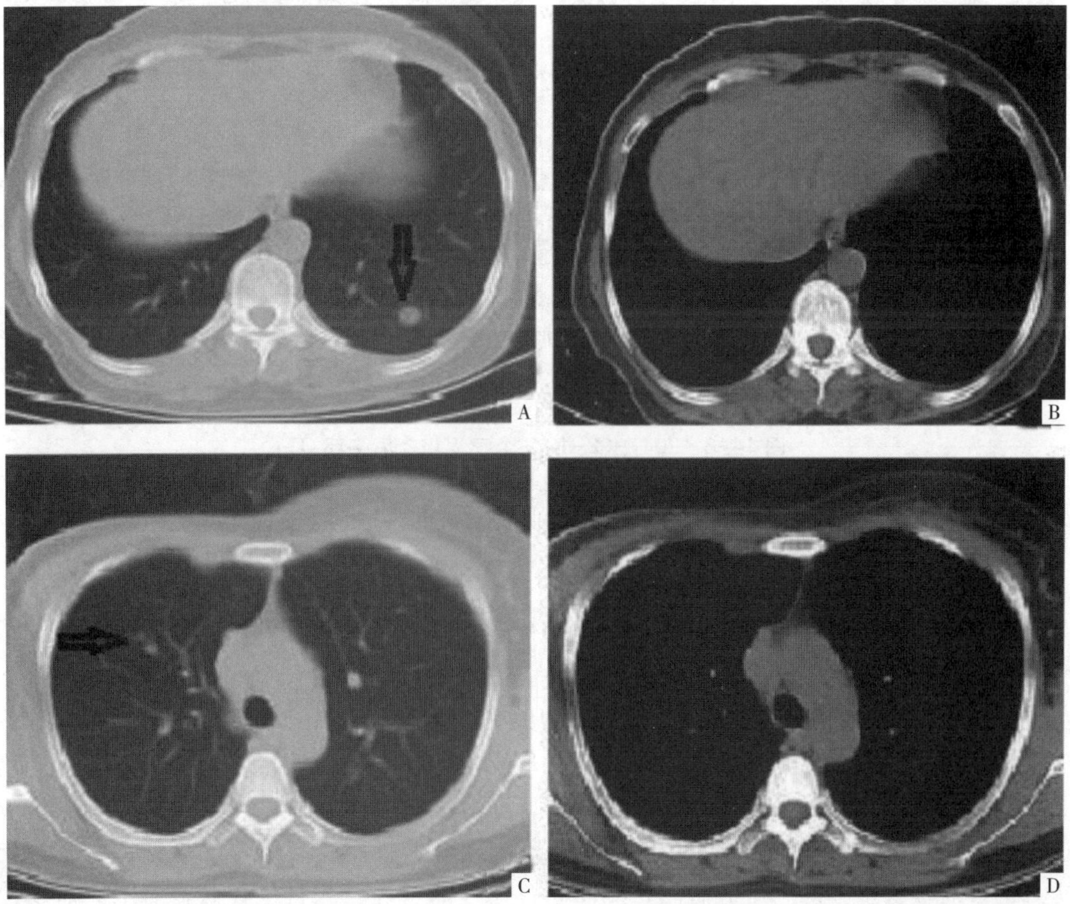

图 14-2　2016-12-23 首次化疗前胸部 CT

注：A. 左肺下叶结节较前明显增大（箭头所示，结节直径 1.3 cm）；B. 与 A 相对应的纵隔窗；C. 右肺多发大小不等的结节影（箭头所示）；D. 与 C 相对应的纵隔窗

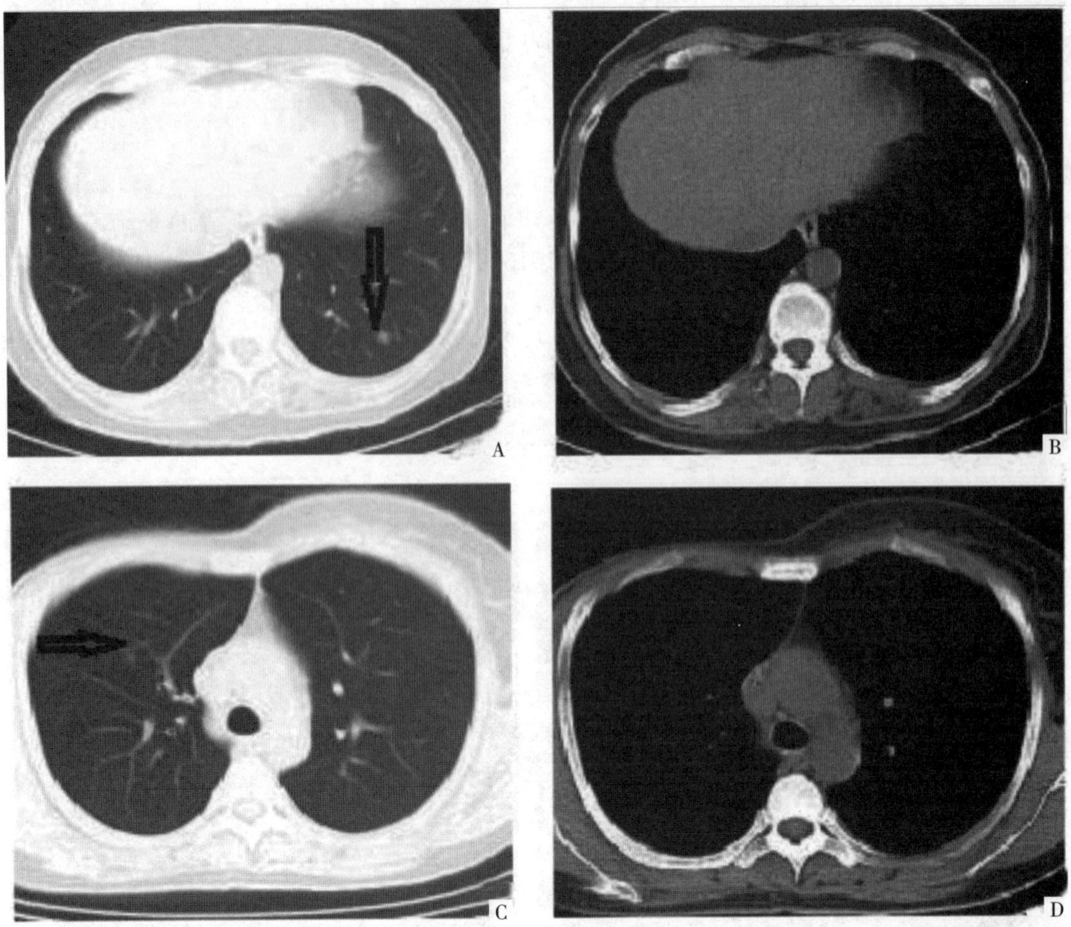

图 14-3　2017-02-13 2 个疗程化疗后胸部 CT

注：A. 左肺下叶结节较前缩小（由化疗前 1.3 cm 缩小至 0.8 cm，箭头所示）；B. 与 A 相对应的纵隔窗；C. 右肺结节较前缩小、减少（箭头所示）；D. 与 C 相对应的纵隔窗

【本阶段小结】

患者术前、术后胸 CT 的变化来看，首诊即为晚期乳腺癌。对于晚期 PABC 患者，其治疗可遵循一般晚期乳腺癌的治疗原则，治疗目的为延长生存期、提高生活质量、延缓肿瘤转移速度。此患者激素受体阴性、合并内脏转移，遵循晚期乳腺癌治疗的原则选择化疗。根据《中国抗癌协会乳腺癌诊治指南规范（2017 年版）》及 2016 年美国 NCCN 指南，与单药化疗相比，联合化疗通常有更好的客观缓解率和疾病进展时间，然而联合化疗的毒性较大且生存获益有限。需要使肿瘤迅速缩小或症状迅速缓解的患者选择联合化疗，而耐受性和生活质量作为优先考虑因素的患者则选择单药序贯化疗。本例考虑合并双肺多发转移，故选择联合化疗。考虑到后续的维持治疗，制订多西他赛联合卡培他滨方案治疗。患者在术前已停止哺乳，经 TX 方案（T，多西他赛；X，卡培他滨）治疗后病情达部分缓解，后续卡培他滨维持治疗并定期复查，根据病情变化调整后续治疗方案。

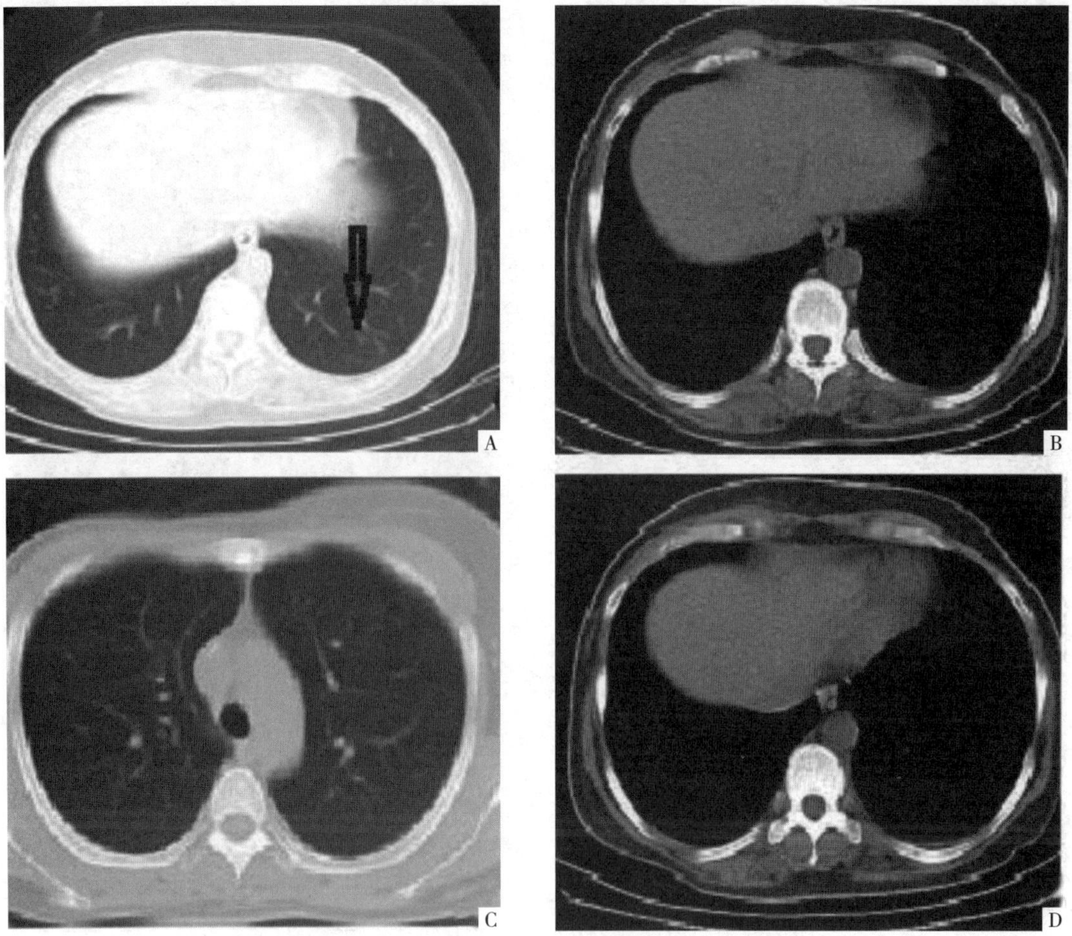

图 14-4 2017-03-27 4 个疗程化疗后胸部 CT

注：A. 左肺下叶结节较前已明显缩小（箭头所示，结节直径 0.2 cm）；B. 与 A 相对应的纵隔窗；C. 右肺原有多发大小不等的结节已消退；D. 与 C 相对应的纵隔窗

【专家点评】

本例患者是妊娠哺乳期乳腺癌，术前影像学及查体均见多发肿大淋巴结，术后病理示三阴性乳腺癌，存在 37/37 枚淋巴结转移的高危患者，术前新辅助可达到降期目的。PABC 是指发生在妊娠期间或妊娠结束后 1 年内及哺乳期间发生的原发性乳腺癌。手术是 PABC 的第一治疗手段。对于肿瘤为Ⅰ期、Ⅱ期、ⅢA 期的患者，在保证孕妇及胎儿安全的前提下，仍推荐进行手术，以达到局部控制。目前发现，Ⅳ期乳腺癌患者原发病灶的切除与延长生存期无关，但是本病例在术前并未证实存在肺转移。对于晚期 PABC 患者，其治疗可遵循一般晚期乳腺癌的治疗原则，无治愈可能，需采取“细水长流、延年益寿”原则，治疗目的为延长生存期、提高生活质量、延缓肿瘤转移速度。此患者激素受体阴性、合并内脏转移，遵循晚期乳腺癌治疗的原则选择化疗。本患者选用 TX 方案，治疗后病情达部分缓解（PR），后续卡培他滨单药维持治疗是合理的治疗选择。

（辽宁省肿瘤医院　孙　涛）

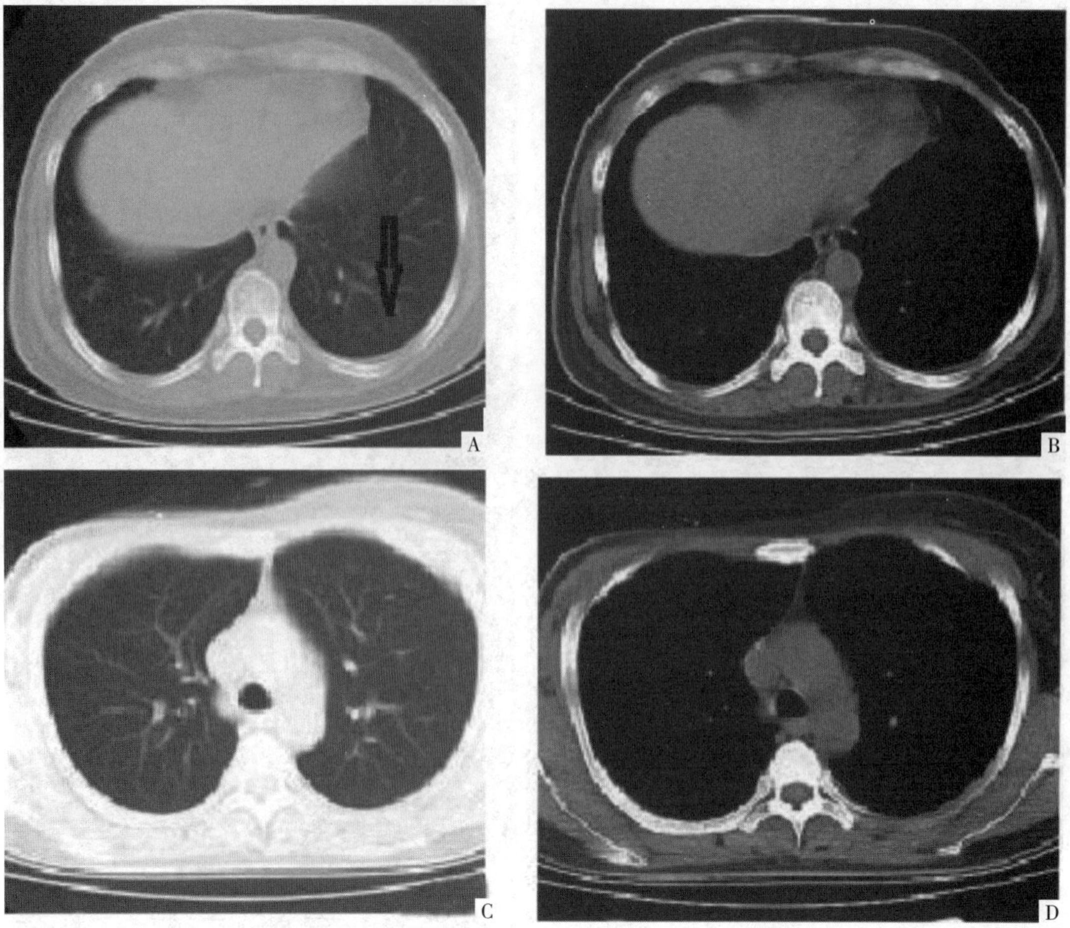

图 14-5　2017-05-09　6 个疗程化疗后胸部 CT

注：A. 左肺下叶结节已明显缩小（箭头所示，结节直径 0.2 cm）；B. 与 A 相对应的纵隔窗；C. 右肺原有多发大小不等的结节已消退；D. 与 C 相对应的纵隔窗

【指南背景】

《中国临床肿瘤学会（CSCO）乳腺癌诊疗指南（2017 年第 1 版）》：推荐的首选化疗方案包括单药序贯化疗或联合化疗。与单药化疗相比，联合化疗通常有更好的客观缓解率和疾病进展时间，然而联合化疗的毒性较大且生存获益有限，但需要使肿瘤迅速缩小或症状迅速缓解的患者选择联合化疗，而耐受性和生活质量作为优先考虑因素的患者选择单药序贯化疗。本例考虑合并双肺多发转移，故选择联合化疗。常用的联合化疗方案包括 CAF（C，环磷酰胺；A，多柔比星；F，氟尿嘧啶）、CEF（C，环磷酰胺；E，表柔比星；F，氟尿嘧啶）、AC、EC、TA（T，紫杉醇；A，多柔比星）、多西他赛联合卡培他滨、吉西他滨联合紫杉醇等。

【核心体会】

晚期妊娠期乳腺癌在兼顾孕妇和胎儿或新生儿的情况下，遵循乳腺癌的一般治疗原则。联合一线化疗有效后可采用卡培他滨等单药维持治疗。

（辽宁省肿瘤医院　孙　涛）

参 考 文 献

[1] Johansson ALV, Anderson TML, Hsieh CC, et al. Stage at diagnosis and mortality in women with pregnancy-associated breast cancer (PABC) . Breast Cancer Res Treat, 2013, 139 (1): 183-192.

[2] 梁艳，张丽芳，杨艳芳，等. 77 例妊娠哺乳期乳腺癌的临床特点及预后分析. 中华普通外科杂志，2015，30 (4): 300-303.

[3] Gradishar WJ, Anderson BO, Balassanian R, et al. NCCN Guidelines Insight: Breast Cancer. Version 1. 2016. Journal of the National Comprehensive Cancer Network, 2015, 13 (12): 1475-1485.

[4] 徐兵河. 中国晚期乳腺癌诊治专家共识. 北京：人民卫生出版社，2015.

[5] Cardoso F, Costa A, Senkus E, et al. 3rd ESO-ESMO International Consensus Guidelines for Advanced Breast Cancer (ABC 3) . Ann Oncol, 2017, 28 (1): 16-33.

病例 15　晚期乳腺癌患者内分泌治疗 1 例

厚玉瑾　尹清云　刘新兰*

宁夏医科大学总医院肿瘤医院

【病史及治疗】

➢ 患者，女性，36 岁，停经 9 个月（药物性去势）。

➢ 2014-08-15 行"双乳肿物切除+冷冻活检+左乳 1/4 乳房切除+淋巴结清扫术"。术后病理：左乳非特殊型浸润性癌，病灶直径约 2.5 cm，右乳乳腺腺病。左腋窝淋巴结见 1/12 枚癌转移。免疫组化：ER（2+，70%），PR（3+，90%），Ki-67%（3%），CerbB2（2+），FISH 复阅 *HER*2 基因无扩增。

➢ 诊断：左乳非特殊型浸润性癌保乳术后 $pT_2N_1M_0$ ⅡB 期 Luminal A 型。

➢ 2014-09 至 2015-05 术后辅助化疗：AC×4 个周期后"左胸壁+左锁骨淋巴引流区"放疗。

➢ 2014-12 左髋部疼痛，2015-04 骨扫描（图 15-1）：第 2 颈椎椎体 、右侧附件、胸骨体、左侧锁骨、第 4 腰椎椎体、第 5 腰椎椎体双侧附件、左侧髂骨、骶骨左缘近骶髂关节处、左侧髋臼骨转移，DFS 8 个月。

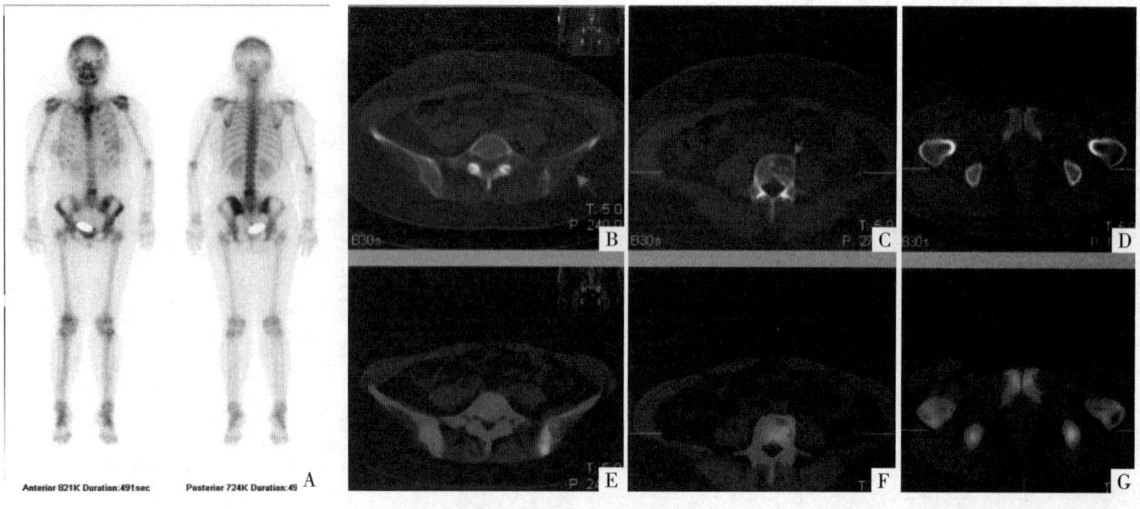

图 15-1　2015-04 骨扫描

注：A. 全身扫描图像；B. 左侧髂骨平面；C. 第 4 腰椎椎体平面；D. 骶髂关节平片；E. 左侧髂骨平面融合图像；F. 第 4 腰椎平台融合图像；G. 骶髂关节平面融合图像

* 通信作者，邮箱：liuxinlan@ csco. org. cn

➢ 2015-05-14 至 2016-10 左髋部伽马刀治疗、唑来膦酸（4 mg）治疗 1 次，疼痛加重。后 TC 方案×1 个周期后患者及家属拒绝化疗，口服中药治疗。

➢ 2016-10 因“双下肢疼痛 1 个月，胸闷、气短 1 周”就诊我院。

【辅助检查】

➢ 美国东部肿瘤协作组（Eastern Cooperative Oncology Group，ECOG）评分：3 分，数字分级法（numerical rating scale，NRS）评分：4 分，右侧颈前触及 3 cm×3 cm 质硬肿大淋巴结，左颈前触及 2 cm×2 cm 质硬肿大淋巴结，右侧锁骨上触及 1 cm×1 cm 质韧淋巴结，左侧腋窝触及 1 cm×1 cm 质韧淋巴结，左侧锁骨上、右侧腋窝未触及肿大淋巴结。双侧乳腺不对称，左乳头上方见长 5 cm 纵向手术瘢痕，左乳外上象限触及 3 cm×2 cm 及 2 cm×1 cm 肿物，质韧、边界不清，活动差，无压痛。左前胸壁见散在质韧小结节，右乳内下象限触及 4 cm×3 cm 肿物，质韧，无压痛，活动度差。左肺第 7 肋间隙以下、右侧第 9 肋间隙以下叩诊呈实音，呼吸音消失，未闻及干湿性啰音。

➢ 2016-10 胸部 CT：①胸骨、多发胸椎、双侧多发肋骨骨转移。②双侧大量胸腔积液、左侧包裹性积液并双下肺膨胀不全。③纵隔内见肿大淋巴结影。

➢ 2016-10 腹部 CT：①肝右叶及脾多发低密灶，考虑转移。②双侧腹股沟区多发淋巴结转移。③双肋骨、胸椎、腰椎及骨盆多发骨转移。

➢ 2016-10 颈部 B 型超声：双颈部多发肿大淋巴结，最大者 3. 7 cm×2. 2 cm。

➢ 2016-10 骨髓穿刺活检：骨髓大量癌细胞浸润。

➢ 2016-10 转移灶穿刺病理：右乳肿块。右颈部淋巴结穿刺病理：①右乳浸润性癌。②右颈部淋巴结见腺癌浸润。③免疫组化：ER（80%，2+～3+），PR（30%，2+～3+），AR（60% +），HER2（+），Ki-67（10%）。Luminal A 型。

胸腔积液免疫细胞化学：ER（80%，3+），PR（60%，2+～3+），HER2（0），AR（20% +），Ki-67（30%）。Luminal B 型，HER2 阴性。

➢ 入院诊断：左乳非特殊型浸润性癌保乳术后 $cT_2N_1M_1$（双颈部淋巴结、右侧锁骨上淋巴结、纵隔淋巴结、双侧腹股沟淋巴结、右乳腺、左侧胸壁、双侧胸膜、骨、肝、脾、骨髓）Ⅳ期 Luminal B 型。

【病史及治疗续一】

➢ 2016-10-26 至 2016-12-22 一线“戈舍瑞林+依西美坦”内分泌治疗 2 个月，胸腔内博来霉素、重组人血管内皮抑制素治疗 2 次，每月静脉滴注唑来膦酸（4 mg）抑制骨破坏。

➢ 给予盐酸羟考酮缓释片 70 mg 口服，每 12 小时 1 次镇痛治疗，NRS 评分：1～2 分。

➢ 2016-12 复查：①肝、脾转移灶较前均明显缩小。②多发骨转移灶由溶骨性病变向成骨性转变。③查体双颈部肿大淋巴结、双乳肿块较前未见明显变化。疗效评价：疾病稳定。

【本阶段小结】

①该患者首诊我科查体右乳内下象限触及 4 cm×3 cm 肿物，穿刺病理证实右乳浸润性乳腺癌，该患者双侧乳腺癌病理组织学类型相同，先发者（左侧乳腺癌）在发现右乳肿物前已出现全身多发脏器转移，因此首先考虑右侧乳腺癌为转移灶。②对于 HR 阳性、HER2 阴性晚期乳腺癌治疗原则，病变局限在乳腺、骨和软组织，以及无症状、肿瘤负荷不大的内脏转移患者，可以优先选择内分泌治疗。但该患者肿瘤快速进展、内脏广泛转移且症状明显（双下肢疼痛、胸闷气短），需要

快速减轻肿瘤负荷，因此应首选化疗。但患者当时 ECOG 评分为 3 分，有多脏器及骨髓转移伴牙龈出血。血常规提示血红蛋白、血小板低下，化疗风险大且患者及家属拒绝化疗，故选择内分泌治疗。③内分泌药物选择，绝经前乳腺癌复发转移患者可首选卵巢功能抑制（戈舍瑞林或亮丙瑞林）或手术去势联合内分泌药物治疗。北美试验、TARGET 试验等研究结果证实在晚期乳腺癌的一线内分泌治疗中，第三代芳香化酶抑制药较他莫昔芬延长无疾病进展时间，提高客观缓解率。因此选择“戈舍瑞林+依西美坦”内分泌治疗。

【病史及治疗续二】

➢ 2016-12-23 继续一线“戈舍瑞林+依西美坦”内分泌治疗，胸腔内博来霉素、重组人血管内皮抑制素治疗2 次，每月静脉滴注唑来膦酸（4 mg）抑制骨破坏。

➢ 给予盐酸羟考酮缓释片 70 mg 口服，每 12 小时 1 次镇痛治疗，NRS 评分：0~1 分。

【辅助检查】

➢ 2017-04-06 复查示肿瘤标志物下降（图 15-2），CEA：22. 37 μg/L→5. 42 μg/L；CA153：300. 0 U/ml→165. 8 U/ml。

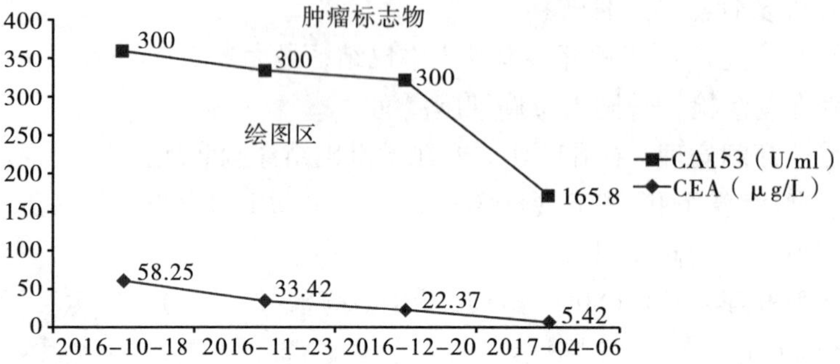

图 15-2 肿瘤标志物变化

➢ 乳腺 B 型超声：左乳、左胸壁及右腋窝淋巴结消失，右乳肿物缩小（最大径：2. 1 cm→1. 2 cm）。

➢ 胸部 CT、腹部 CT：未见纵隔（图 15-3）、双侧腹股沟区肿大淋巴结；左侧胸膜增厚较前减轻（图 15-4），肝病灶缩小（图 15-5），脾病灶同前（图 15-6）。

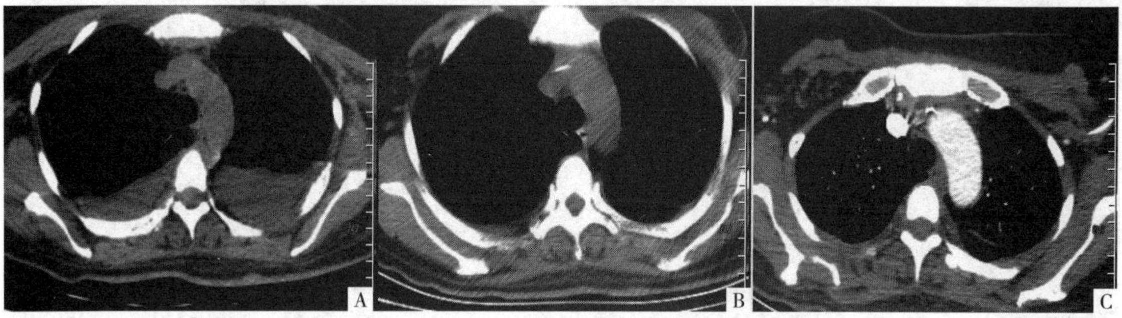

图 15-3 纵隔淋巴结变化

注：A. 2016-09-30 内分泌治疗前；B. 2016-12-30 依西美坦治疗 2 个月；C. 2017-04-11 依西美坦治疗 6 个月

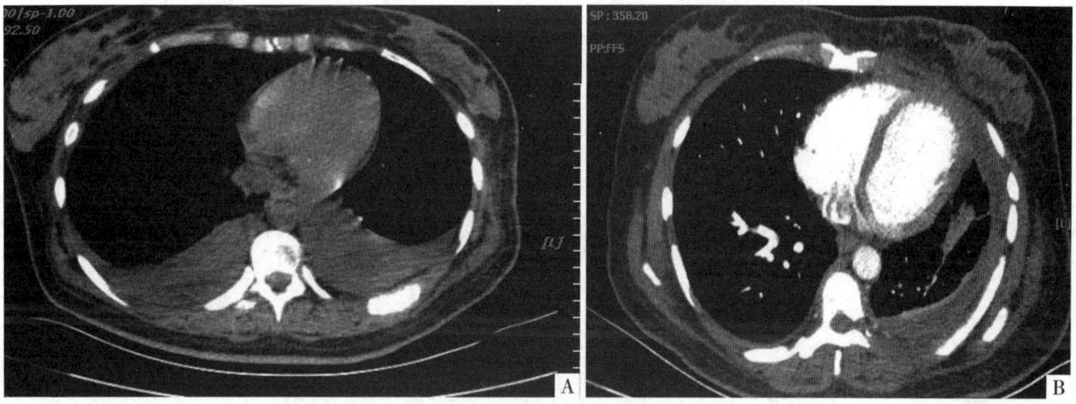

图 15-4 胸膜病灶变化

注：A. 2016-09-12 内分泌治疗前；B. 2017-04-07 依西美坦治疗 6 个月

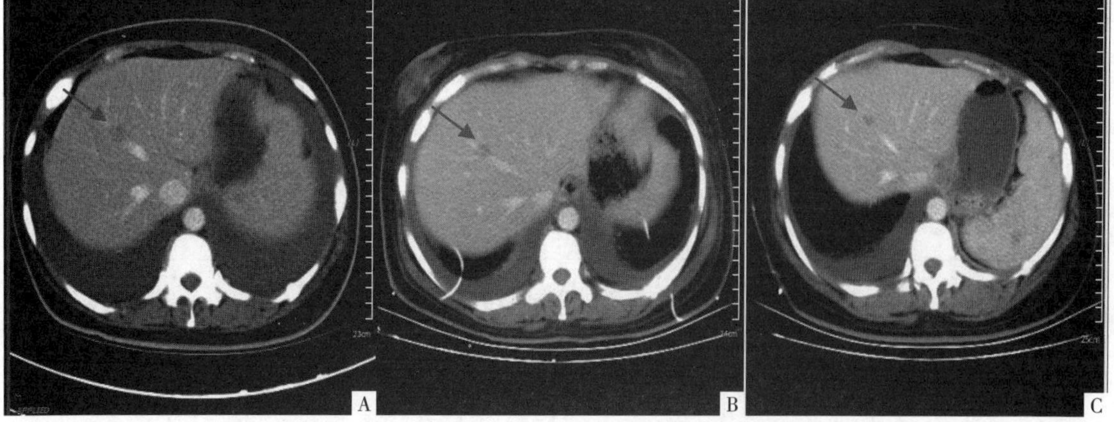

图 15-5 肝病灶变化

注：A. 2016-09-30 内分泌治疗前；B. 2016-12-20 依西美坦治疗 2 个月；C. 2017-04-11 依西美坦治疗 6 个月

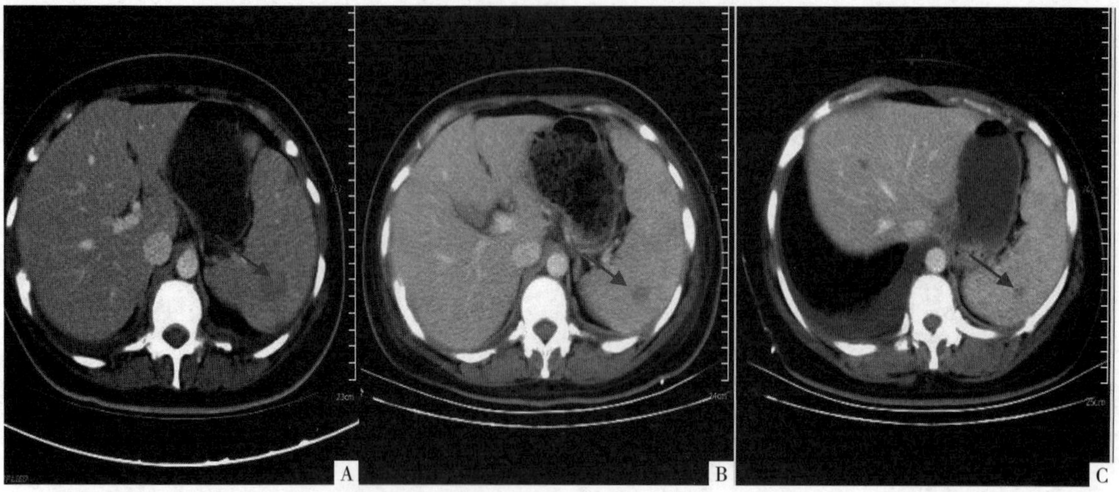

图 15-6　脾病灶变化

注：A. 2016-09-30 内分泌治疗前；B. 2016-12-20 依西美坦治疗 2 个月；C. 2017-04-11 依西美坦治疗 6 个月

➢ 2017-04 颈部 B 型超声：右侧锁骨上淋巴结消失，双颈部见多发淋巴结，最大者较前缩小（最短径：2.2 cm→0.6 cm）。

➢ 2017-04-10 骨扫描（图 15-7）：左肱骨头、胸骨、左侧胫骨下端见新发转移性病灶。

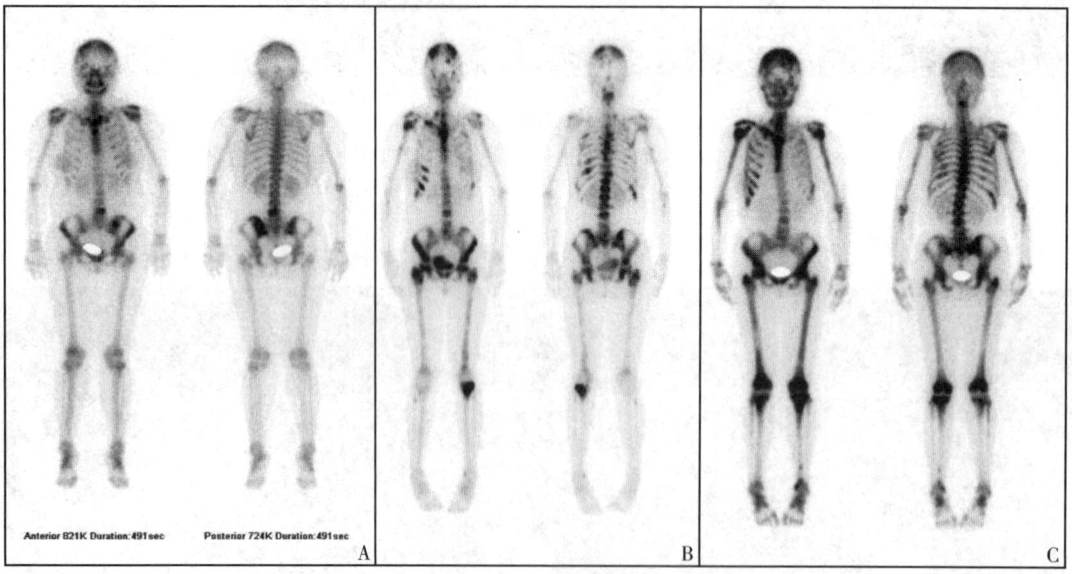

图 15-7　骨转移灶变化

注：A. 2015-04-07 第 1 次疾病进展（内分泌治疗前）；B. 2016-03-21 左髋部伽马刀治疗期间；C. 2017-04-10 依西美坦治疗 6 个月

➢ 2017-04 骨髓穿刺：未见癌细胞。

➢ 颅脑 MRI（图 15-8）：脑膜转移。

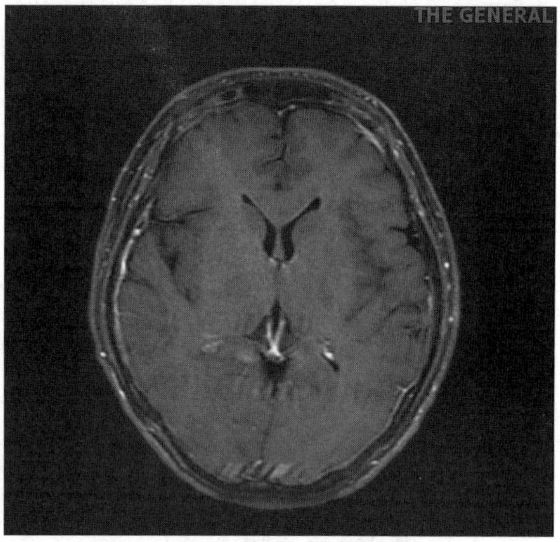

图 15-8　2017-04 颅脑 MRI

➢ 3 次腰穿：脑脊液常规、生化、细胞学均正常。

【本阶段小结】

本阶段小结重点：病情是否进展及后续治疗。

（1）脑膜转移癌：指全身各部位实体肿瘤癌细胞在软脑膜上弥漫而广泛的多区域种植。原发肿瘤中乳腺癌占 43%。脑膜转移诊断标准：①明确的恶性肿瘤病史。②神经系统症状和体征。③CT或 MRI 影像学表现。④脑脊液（cerebrospinal fluid，CSF）检出肿瘤细胞。说明：凡具备①、②项加上③或④项即可确诊。该患者颅内压 230～260 mmH$_2$O，但无颅高压症状、体征，3 次脑脊液细胞学均正常（在一些临床研究中，第 1 次腰穿的细胞阳性率为 50%，3 次腰穿的阳性率为 85%～90%），故脑膜转移证据不足。

（2）骨扫描提示左肱骨头、胸骨、左侧胫骨下端见新发转移性病灶，但从骨窗 CT 看，上述部位病灶为成骨性。乳腺癌患者成骨性转移较少见，从骨窗 CT 上看，成骨性、溶骨性及混合性转移灶治疗后所出现的钙化修复属于同一种表现，都是因为成骨细胞处于活跃状态，致使骨代谢平衡倾向骨形成。因此成骨性转移是一种特殊的、相对稳定的状态及类型。其实在有效治疗后不仅溶骨破坏转向成骨修复，而且还有不少治疗前尚未来得及表现溶骨破坏的病灶部位也出现了成骨修复；成骨病灶数目往往会多于原来溶骨破坏的地方，这就是不少研究中曾报道过的“闪烁现象”，应当提醒临床医师不要被这种假性进展所欺骗。该患者经内分泌治疗，双下肢疼痛减轻，肿瘤标志物下降，且其余部位病灶均无进展，故总体疗效评价：病变稳定。

（3）2017-05-12 外请专家多学科诊疗模式（MDT）讨论，意见：①针对骨新出现高密度病灶是否为转移不能确定，如患者同意可行穿刺活检，如证实为乳腺癌转移，疗效评价病变进展，后续更换为化疗。②如穿刺活检为阴性，疗效评价病变稳定，继续原方案治疗。③脑脊液中未查见肿瘤细胞，无病理支持，如患者及家属愿意，可行颅脑放疗。将 MDT 讨论意见告知患者及家属，其表示了解病情，拒绝行骨穿刺活检及颅脑放疗，要求继续原方案治疗。

复发转移乳腺癌无治愈可能，但是可以采取“细水长流、延年益寿”的策略，兼顾疗效和毒性的平衡，获得最佳的生存时间和生活质量是治疗目的。因此，如何选择最佳的一线治疗至关重要。激素受体（HR）阳性、疾病发展缓慢、无内脏转移或无症状的内脏转移患者可以选择“内分泌治疗优先”策略。对于绝经前受体阳性、进展期乳腺癌患者，可以选择“卵巢功能抑制+内分泌药物”作为一线治疗方案。

本例患者主要诊治过程见图 15-9。

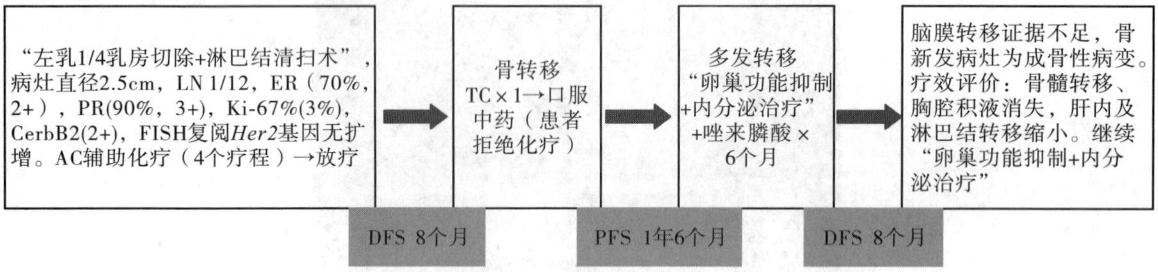

图 15-9 主要诊治过程

【专家点评】

该患者为左乳保乳术后，接受了 AC 方案 4 个疗程的辅助化疗后进行局部放疗。放疗期间发现骨转移，DFS 为 8 个月。后患者进行左髋部伽马刀治疗、唑来膦酸治疗 1 次后疼痛加重，后 TC 方案治疗 1 个周期后患者及家属拒绝化疗，口服中药治疗。PFS 时间为 1 年 6 个月，后患者出现多发转移，一线内分泌治疗使用卵巢功能抑制+内分泌治疗方案，同时唑来膦酸治疗和预防骨相关事件，疗效评价病变稳定。

（1）患者为激素受体阳性的年轻女性，术后诊断为：$pT_2N_1M_0$ ⅡB 期 LuminalA 型。该患者术后行 AC 方案 4 个疗程后接受了左胸壁+左锁骨淋巴引流区”放疗，在放疗期间出现骨转移。患者此时应以全身治疗为主，双膦酸盐类药物预防和治疗骨相关事件。该患者复发距手术时间短，可选用化疗作为一线治疗。

（2）对于 HR（+）的晚期乳腺癌，即使有内脏转移，除非出现内脏危象或有内分泌耐药的证据，应首选内分泌治疗。虽然复发时间距手术时间短，但骨转移并不能排除手术时是否已经存在。在患者一次化疗后，应积极沟通，使其接受内分泌治疗，而非仅接受中药治疗。

（3）该患者在出现广泛转移后，采用内分泌治疗（戈舍瑞林+依西美坦方案），疗效评价病变稳定，该患者应继续治疗直至疾病进展。

（复旦大学附属肿瘤医院　王碧芸）

【指南背景】

1. 美国 NCCN 指南　对于 HER2 阴性的患者辅助化疗优选 AC-T 或 TC 方案。对于 HR 阳性绝经前乳腺癌患者，一线内分泌治疗推荐卵巢功能抑制或手术去势+内分泌药物。内分泌药物包括非甾体类芳香化酶抑制药、依西美坦、依西美坦+依维莫司、palbociclib+来曲唑、palbociclib+氟维司群、ribociclib+来曲唑、氟维司群、他莫昔芬或托瑞米芬等。

2. ABC3 指南　排除具有内脏危象或内分泌耐药证据，HR 阳性的绝经前转移性乳腺癌患者，推荐一线内分泌治疗，使用卵巢功能抑制或手术去势+内分泌药物。

3.《中国抗癌协会乳腺癌诊治指南与规范（2017年版）》 绝经前HR阳性乳腺癌患者复发转移后，首选卵巢功能抑制或手术去势联合内分泌药物治疗。若患者辅助治疗期间未使用过TAM或已中断他莫昔芬治疗超过12个月，可选择他莫昔芬+卵巢去势或卵巢功能抑制。如果辅助治疗接受过他莫昔芬的患者，可选择卵巢功能抑制或卵巢去势联合芳香化酶抑制药。

乳腺癌骨转移的治疗应以全身治疗为主，双膦酸盐可以预防和治疗骨相关事件，应作为乳腺癌骨转移的基本用药，即使在疾病全身进展时也应该继续应用，直至患者不能耐受。

（复旦大学附属肿瘤医院　王碧芸）

1. 2017年美国NCCN指南（第4版） 转移性乳腺癌患者，如存在骨转移，预期寿命≥3个月且肾功能正常，在化疗或内分泌治疗的同时，应加用地诺单抗、唑来膦酸或帕米膦酸二钠（均同时补充钙和维生素D）（Ⅰ类推荐）。使用双膦酸盐治疗的女性在开始治疗前需要接受预防口腔学的牙科检查。唑来膦酸的最佳方案是每个月1次×12次，然后每季度1次。对于ER和（或）PR阳性，HER2阴性或阳性的既往未接受内分泌治疗的转移性乳腺癌患者，若无明显症状的内脏转移，推荐进行内分泌治疗，绝经前的患者，可予以卵巢切除或抑制，再按照绝经后给予内分泌治疗，或予以选择性雌激素受体调节药；若有明显症状的内脏转移，可考虑开始化疗。绝经后推荐的治疗方案（按照国内药物可获得）有：非甾体类芳香化酶抑制药（阿那曲唑、来曲唑）；或甾体类芳香化酶抑制药（依西美坦）；或依西美坦联合依维莫司、氟维司群、他莫昔芬或托瑞米芬；醋酸甲地孕酮。

2.《中国晚期乳腺癌临床诊疗专家共识2016》 对于HR阳性，HER2阴性的MBC，病变局限在乳腺、骨、软组织及无症状、肿瘤负荷不大的内脏转移患者，可优先选择内分泌治疗。绝经前乳腺癌患者复发转移后，首选卵巢功能抑制（戈舍瑞林或亮丙瑞林）或手术去势联合内分泌药物治疗，如果辅助治疗中未使用他莫昔芬或已中断他莫昔芬治疗超过12个月，可选择他莫昔芬联合卵巢功能抑制或卵巢去势；如果辅助治疗接受过他莫昔芬治疗的患者，可选择卵巢功能抑制或卵巢去势联合芳香化酶抑制药。国内一项Ⅱ期研究证实，依西美坦联合戈舍瑞林用于二线治疗绝经前局部进展或晚期乳腺癌，PFS达到13个月，客观缓解率为38.6%，除了对骨、软组织有效，对于肺等内脏转移患者联合内分泌治疗也可以获得较高缓解率。

3.《中国抗癌协会乳腺癌诊治指南与规范（2017年版）》 真正意义上实施一线内分泌治疗的对应人群为：初治Ⅳ期或未经内分泌治疗的复发转移患者，若曾接受辅助内分泌治疗，需要结束治疗一段时间（比如1年以上）后出现复发转移；绝经前的内分泌治疗可以选择他莫昔芬、卵巢去势加他莫昔芬或芳香化酶抑制药或氟维司群（500 mg）。

（上海市第一人民医院　王红霞）

【循证背景】

PALOMA-3研究（n=521）：Ⅲ期的PALOMA-3研究探究了palbociclib在既往内分泌治疗后进展的转移性乳腺癌患者中的疗效，这些患者包括辅助内分泌治疗中或结束12个月进展的，以及转移后内分泌治疗中进展的患者。所有患者随机接受氟维司群或氟维司群+palbociclib治疗。中位PFS在氟维司群+palbociclib组为9.2个月，氟维司群组为3.8个月（*HR* 0.42；P<0.001）。在绝经前及绝经后的患者疗效无明显差别。

（复旦大学附属肿瘤医院　王碧芸）

1. TEXT和SOFT临床研究联合分析（n=4717） OFS联合芳香化酶抑制药治疗组相对于

OFS 联合他莫昔芬治疗组，5 年无病生存率分别为 91.1%和 87.3%，绝对获益率为 3.8%（*HR* 0.72，*P*<0.001）；5 年无乳腺癌生存率分别为 92.8%和 88.8%，绝对获益率为 4%（*HR* 0.66，*P*<0.001），在接受化疗患者中，远处复发率降低了 2.6%（TEXT）和 3.4%（SOFT）。不良事件发生率与芳香化酶抑制药在绝经后激素受体阳性乳腺癌相似。芳香化酶抑制药联合卵巢功能抑制组多见骨质疏松、骨折、阴道干燥等；他莫昔芬联合卵巢功能抑制组多见血栓症状、潮热和夜汗。两组患者的依从性良好，3、4 级不良事件发生率相似（31%和 29%）。早期的治疗中断率在芳香化酶抑制药联合卵巢功能抑制治疗组更多见（16%和 11%）。此外，SOFT 研究也显示，对于小于 35 岁的患者，卵巢功能抑制联合芳香化酶抑制药显示了优于卵巢功能抑制联合他莫昔芬的明显趋势，提示高危或年轻患者更能够获益于卵巢功能抑制联合芳香化酶抑制药治疗。

2. 依西美坦二线治疗复发转移乳癌的Ⅲ期随机双盲研究（*n*=769） 比较依西美坦和甲地孕酮治疗他莫昔芬失败患者的疗效，客观有效率分别为 15.0%和 12.4%，临床获益的中位生存时间分别为 60.1 周和 49.1 周（*P*=0.025）；疾病进展时间分别为 20.3 周和 16.6 周（*P*=0.0037），依西美坦均优于甲地孕酮。对疼痛、肿瘤相关症状与体征的改善及生活质量影响，两者相当。

3. SWOG S0226 研究（*n*=707） 氟维司群联合阿那曲唑对比阿那曲唑单药一线治疗绝经后复发转移乳腺癌的Ⅲ期随机临床研究。结果显示氟维司群（500 mg 第 0 天，250 mg 第 14、28 天，后续 250 mg/月）联合阿那曲唑 1 mg 治疗组和单药组的中位 PFS 分别为 15 个月和 13.5 个月（*P*=0.0145；*HR*=0.81，95% *CI*：0.68~0.96），进一步亚组分析显示 PFS 的改善在既往未经过他莫昔芬治疗的患者中具有显著性，而在接受过他莫昔芬治疗的患者中，差异无显著性。总生存（OS）方面，联合治疗组亦具有显著优势（47.7 个月 *vs.* 41.3 个月，*P*= 0.049），同样，亚组分析显示 OS 的改善在既往未经过他莫昔芬治疗的患者中具有显著性，而在接受过他莫昔芬治疗的患者中无显著性差异。该研究提示氟维司群联合阿那曲唑能够延长 PFS 及 OS。

4. FIRST 研究（*n*=707） 晚期激素受体阳性乳癌一线治疗中，氟维司群较阿那曲唑能显著延长 PFS（中位 PFS：23.4 个月 *vs.* 13.1 个月；*HR*=0.66；95% *CI*：0.47~0.92；*P*=0.01），且耐受性良好。

5. FALCON 研究（*n*=524） 在未经内分泌治疗的、绝经后 ER 阳性和（或）PR 阳性、HER2 阴性晚期乳腺癌患者中头对头比较了氟维司群 500 mg 和阿那曲唑的疗效。结果显示，与阿那曲唑治疗组相比，氟维司群能够显著改善患者 PFS（16.6 个月 *vs.* 13.8 个月，*HR*=0.797，*P*=0.0486）。无内脏转移亚组的患者疗效最佳，PFS 可延长 8.5 个月（*HR*=0.59，*P*<0.01）。次要研究终点显示，客观缓解率（ORR）、缓解持续时间（DoR）、临床获益率（CBR）、临床获益持续时间（DoCB）、生活质量评分等次要终点均倾向于氟维司群组更优，OS 成熟度仅为 31%，需要继续随访。此外，两组的不良反应及严重不良反应的发生率无显著差异，未见任何与治疗药物相关的死亡发生。

（上海市第一人民医院　王红霞）

【核心体会】

对于 HR 阳性的绝经前晚期乳腺癌患者，一线内分泌治疗首先卵巢功能抑制+内分泌药物。

（复旦大学附属肿瘤医院　王碧芸）

对于晚期或复发转移性激素受体阳性乳腺癌患者，内分泌治疗具有重要地位。在没有内脏危象的情况下，可作为首选治疗；对于年轻或者高危患者，推荐卵巢功能抑制联合芳香化酶抑制药治疗作为绝经前激素受体阳性乳腺癌的一线治疗策略。

（上海市第一人民医院　王红霞）

参 考 文 献

[1] 徐冰和，江泽飞，胡夕春. 中国晚期乳腺癌临床诊疗专家共识2016. 中华医学杂志，2016，96（22）：1719-1727.

[2] 中国抗癌协会乳腺癌专业委员会. 中国抗癌协会乳腺癌诊疗指南与规范（2017年版）. 中国癌症杂志，2017，27（9）：695-760.

[3] Bernhard J，Luo W，Ribi K. Patient-reported outcomes with adjuvant exemestane versus tamoxifen in premenopausal women with early breast cancer undergoing ovarian suppression（TEXT and SOFT）：a combined analysis of two phase 3 randomised trials. Lancet Oncol，2015，16（7）：848-858.

[4] Kaufmann M，Bajetta E，Dirix LY et al. Exemestane is superior to megestrol acetate after tamoxifen failure in postmenopausal women with advanced breast cancer：results of a phase Ⅲ randomized double-blind trial. The Exemestane Study Group. J Clin Oncol，2000，18（7）：1399-1411.

[5] Hertz DL，Barlow WE，Kidwell KM，et al. Fulvestrant decreases anastrozole drug concentrations when taken concurrently by patients with metastatic breast cancer treated on SWOG study S0226. Br J Clin Pharmacol，2016，81（6）：1134-1141.

[6] Robertson，JF，Lombart-Cussac A，Rolski J，et al. Activity of fulvestrant 500 mg versus anastrozole 1 mg as first-line treatment for advanced breast cancer：results from the FIRST study. J Clin Oncol，2009，27（27）：4530-4535.

[7] Robertson JFR，Bondarenko IM，Trishkina E. et al. Fulvestrant 500 mg versus anastrozole 1 mg for hormone receptor-positive advanced breast cancer（FALCON）：an international，randomised，double-blind，phase 3 trial. Lancet，2016，388（10063）：2997-3005.

病例 16　乳腺腺样囊性癌 1 例

袁春秀　尹清云　刘新兰*

宁夏医科大学总医院肿瘤医院

【病史及治疗】

➢ 患者，女性，42 岁，绝经前，孕 2 产 1（G2P1），否认肿瘤家族史。

➢ 2016-04 因“发现左乳结节 2 年”就诊。

➢ 2016-11-08 外院行“左乳肿物切除术”。我院会诊病理：左乳肿瘤组织，瘤细胞由导管上皮和肌上皮组成，排列呈腺样、筛状、多囊性伴间质玻璃样变性，肿瘤边界不清呈浸润性生长，结合免疫组化结果符合腺样囊性癌。肿瘤大小 2.7 cm×2.0 cm×1.6 cm。免疫组化：CD117（+），p63（+），Calponin（部分+），CK5/6（+），ER（-），PR（-），AR（-），HER2（0），Ki-67（3%），GCDFP-15（-）。特殊染色：阿利新蓝-过碘酸希夫（Alcian blue-periodic acid-schiff，AB-PAS）（间质+）。

➢ 2016-12-08 我院行“左侧乳腺单纯切除术+左侧腋窝前哨淋巴结切除活检术”。术后病理示：①左乳乳腺腺样囊性癌，癌灶直径约 1.8 cm。②上切缘、下切缘、内切缘及送检左侧基底、乳头下切缘均未见癌。③左腋窝前哨淋巴结（0/5 枚）未见癌。免疫组化：ER（-），PR（-），HER2（0），AR（-），Ki-67（2%）。

➢ 2017-01-14 至 2017-06-15 行术后辅助化疗，EC 方案 4 个周期，序贯周疗 T 方案 8 周（共 12 周），具体为表柔比星 90 mg+环磷酰胺 900 mg；周疗紫杉醇 120 mg。

【辅助检查】

➢ 乳腺钼靶（2016-04）（图 16-1）：左乳内下象限内可见类圆形高密结节，大小 1.6 cm×1.2 cm（BI-RADS 3 级），右乳可见数枚直径 7~8 mm 较大结节影，双侧乳腺内均可见点状及蛋壳样钙化影。双侧腋下可见数个淋巴结影。

➢ 乳腺彩超（2016-10-27）：左乳 8、9 点钟方向乳晕旁见低回声结节，大小 1.6 cm×1.2 cm。

➢ 乳腺彩超（2016-11-28）：左乳低回声区，范围 1.2 cm×1.2 cm。

➢ 乳腺 MRI（2016-12-02）（图 16-2）：左乳乳头内侧局限性皮肤增厚并轻度凹陷，左乳内下象限可见不规则肿块影，大小 3.2 cm×3.4 cm，病灶边缘可见分叶及蟹足征象（BI-RADIS 5 级），双侧乳腺内可见多发斑片及结节样强化影。双侧腋窝可见散在小淋巴结影。

➢ 2016-11-28 乳腺彩超、颈部淋巴结彩超、胸部 CT、全腹增强 CT、骨扫描均阴性。

➢ 2016-12-05 术后病理片［苏木精-伊红（HE）］（图 16-3）。

* 通信作者，邮箱：liuxinlan@ csco. org. cn

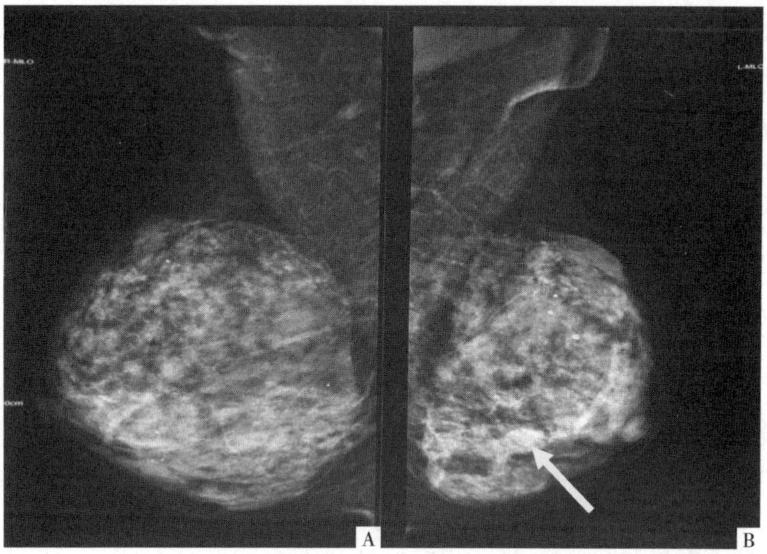

图 16-1　2016-04 双乳钼靶片

注：A. 右内外侧斜位；B. 左内外侧斜位

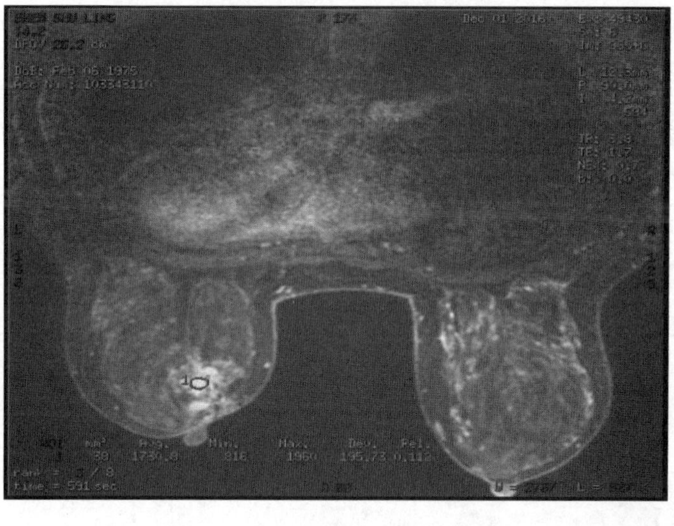

图 16-2　2016-12-02 乳腺 MRI

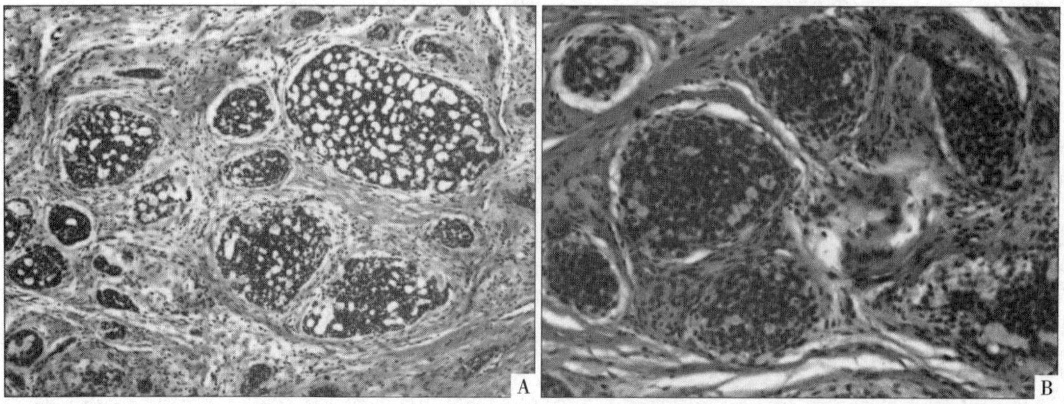

图 16-3　2016-12-05 病理 HE 片

注：A. HE×40 倍；B. HE×100 倍

【本阶段小结】

乳腺腺样囊性癌（adenoid cystic carcinoma of the breast，ACC）是乳腺浸润性癌的一种特殊类型，临床较少见，其发病率不足乳腺恶性肿瘤的 0.1%。生物学行为良好，就诊时肿物多较小，很少发生淋巴转移，远处转移非常罕见，但是 10 年以上的远期随访可见复发和转移，最常见的转移部位是肺和骨，术后少数病例会局部复发。ACC 是一组由腺上皮、肌上皮和基底样细胞组成的异质性肿瘤，不同细胞成分的免疫表型亦不同，多为三阴型。

治疗以手术为主，手术方式多选择保留乳房手术或肿物局部切除，大多不进行腋窝淋巴结清扫，一般不进行化疗，放射治疗的作用也不明显，由于激素受体阴性，一般不采用内分泌治疗。手术后，根据患者的年龄、病理及免疫组化同时结合患者身体状况，选择化疗、放疗及内分泌治疗等辅助治疗。最新于 2016 年 12 月 20 日发表于 *Oncotarget* 文章显示：研究入组了 89 937 例乳腺癌患者，其中腺样囊性癌 86 例，浸润性导管癌89 851例。腺样囊性癌患者的免疫表型多为三阴型，肿瘤分化较好，很少有淋巴结转移，大多数选择了保留乳房手术。生存分析显示腺样囊性癌与浸润性导管癌 OS 相似。当年龄、肿瘤大小及淋巴结状态相同的情况下，三阴型乳腺腺样囊性癌（ACC-TNBC）与三阴型乳腺浸润性导管癌（IDC-TNBC）在 OS 也没有显著性差异。但进一步分子分型亚组分析显示 HR（+）、HER2（-）的乳腺腺样囊性癌较 HR（+）、HER2（+）的乳腺浸润性导管癌预后好，ACC-TNBC 与 IDC-TNBC 有相似的预后。该患者年轻，分子分型三阴型，故选择 AC-T（周疗）方案化疗。

本例患者主要诊治过程见图 16-4。

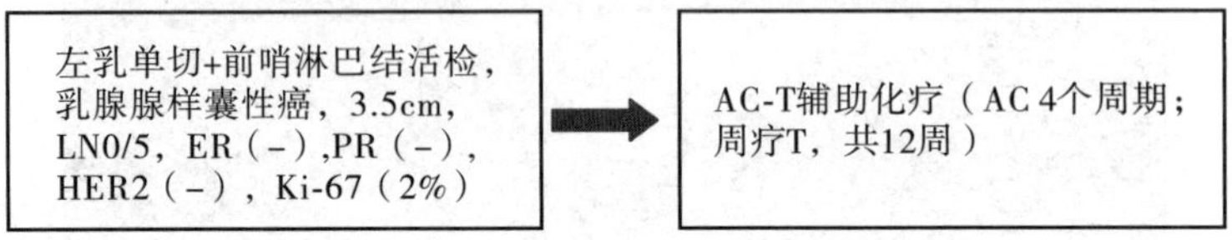

图 16-4　主要诊治过程

【专家点评一】

乳腺腺样囊性癌是较罕见的乳腺恶性肿瘤，其组织学类似于涎腺、肺、皮肤腺样囊性癌。其临床表现不具备特征性，常表现为有疼痛但无炎症反应的乳腺肿块，一般不伴有乳头溢液。临床体征多为界清、可活动的乳腺肿块，如肿块生长至神经周围，会伴有触痛感，半数患者肿块位于乳晕周围。由于肿块通常不大，皮肤粘连、乳头凹陷等情况很少见。该疾病预后较好，淋巴结转移少见，晚期可以发生远处转移，以肺多见，还可转移至肝、肾、脑、淋巴结等部位。

影像学检查 X 线片无特异性征象，多提示肿块边缘光滑，周围有透明晕，无细小钙化。乳腺 MRI 多提示在 T_2WI 像表现为高亮信号，增强后早期有强化改变，常有内部不均匀、分隔样、向心性强化等强化方式。

乳腺腺样囊性癌的病理检查表现为：大体标本多为肿瘤无包膜，但边界清楚，偶呈分叶状，质地较硬，切面呈灰白或灰红色，可见大小不等的囊腔，内含黏液。光镜下可见小的基底样细胞及立方状的导管上皮细胞，这些导管上皮细胞呈圆柱瘤和筛状生长方式。电镜下肿瘤包含腺上皮及肌上皮两种上皮成分。通过细针穿刺或空芯针穿刺很难诊断，容易误诊，组织病理冷冻切片由于其组织学特征不明显，也容易误诊，因此在病理检查过程中强调多点取材，避免漏诊误诊。

乳腺腺样囊性癌基本诊断标准：①中老年女性，乳腺孤立结节伴疼痛。②影像学检查无小钙化灶。③浸润性生长，主要由腺上皮细胞、肌上皮细胞、基底样细胞组成，常见筛状、管状-梁状和实体形 3 种。④免疫组化多表现为三阴性，即 ER、PR、HER2 均为阴性，上皮表达 CK7、CK5/6、CD117，基底样-肌上皮表达平滑肌肌动蛋白（smooth muscle actin，SMA）、CK5/6、p63、CD117。

乳腺腺样囊性癌由于缺少特异的临床表现及病理学特征，常被误诊为其他类型的癌或良性病变。诊断应与筛状导管原位癌、浸润性筛状癌、伴有神经内分泌分化的浸润性癌、胶原小体病等良恶性疾病进行鉴别。

乳腺腺样囊性癌的治疗方案目前没有共识，较常见的方式是保乳手术+辅助放疗或单纯乳腺切除术，术后辅助化疗。在一些研究报道中指出，乳腺腺样囊性癌在发生远处转移后，其转移灶的形态学特征与原发灶是一致的。

乳腺腺样囊性癌预后较好，5 年的生存率约 98%。但晚期仍有可能转移至肺、肝、肾、脑、淋巴结等部位，临床上应坚持随访。

（湖南省肿瘤医院　吴　晖　欧阳取长）

【专家点评二】

本病例为女性患者，42 岁，左乳结节最大径约 1. 8 cm，边界不清；镜下示肿瘤细胞排列成筛状、腺管状结构，由上皮和肌上皮细胞组成，腔内可见黏液，部分区域呈实性图像；酶标示 ER、PR 和 HER2 均表达阴性，肌上皮细胞标记 p63、Calponin 及 CK5/6 表达阳性；特殊染色 AB-PAS 示间质（+）。符合腺样囊性癌。

腺样囊性癌（ACC）是一种具有低度恶性潜能的癌。大体上通常是界限清晰的肿瘤。镜下示上皮细胞和肌上皮细胞排列成经典的管状或筛状结构，也可以遇到实性亚型，具有显著的基底样特征。肿瘤细胞围绕 2 种形态结构：真腺腔和假腺腔。真腺腔由腔面的小细胞围绕组成，含有中性过碘酸希夫（PAS）阳性黏液。假腺腔由内陷的间质腔构成，周围包绕着肌上皮细胞，形状不一，大多圆形，含有黏液样酸性间质及含毛细血管的胶原束。腺样囊性癌通常不表达 ER、PR 和 HER2。腺腔细胞表达 CK7 和 CK8/18。ACC 是一种低度恶性肿瘤，单纯乳腺切除即可治愈，很少经淋巴系统扩散，也很少累及区域淋巴结，大多数病例预后良好。

（上海交通大学医学院附属仁济医院　张雪晴）

参　考　文　献

[1] Chen QX，Li JJ，Shao ZM，et al. Similar outcomes between adenoidcystic carcinoma of the breast and invasive ductal carcinoma：a population-based study from the SEER 18 database. Oncotarget，2016，12：1-10.

[2] Millar BA，Kerba M，Youngson B，et a1. Thepotentialrole of breast conservation surgery and adjuvant breast radiation foradenoid cyctic carcinoma of the breast. Breast Cancer Restreat，2014，87（3）：225-232.

[3] 魏丽娟，梁晓峰，李世霞，等. 25 例乳腺腺样囊性癌的临床分析. 中华肿瘤学杂志，2014，36（2）：147-150.

[4] Vranic S，Frkovic-Grazio S，Lamovee J，et a1. Adenoidcysticcarcinomas of the breast have low Topo lia expressionbut-frequently overexpress EGFR protein without EGFR geneamplification. Hum Pathol，2010，41（11）：1617-1623.

病例 17　早期乳腺癌伴肺单发结节 1 例

高媛媛　尹清云　刘新兰*

宁夏医科大学总医院肿瘤医院

【病史及治疗】

- 患者，女性，39 岁，绝经前。
- 以“发现右乳肿物 1 个月余”于 2016-08-08 就诊。
- 查体：右乳外象限触及一大小 3.0 cm×3.0 cm 肿物，边界欠清、质硬、活动度差、压痛阳性。

【辅助检查】

- 乳腺超声：①右乳 12 点钟至 1 点钟位置见 2.6 cm×1.1 cm 低回声结节，边界清，形态规则，内见点状强回声（BI-RADS 4A 亚级）。②左乳 3 点钟位置距乳头 0.9 cm、10 点钟位置距乳头 1.8 cm处分别见大小2.6 cm×1.1 cm、0.8 cm×0.4 cm 低回声结节，边界清，形态规则，未见钙化，BI-RADS 3 级。
- 乳腺钼靶：右乳外上象限成簇分布大小不一钙化（BI-RADS 4A 亚级）。
- 乳腺 MRI：右乳内上象限可见大小 2.9 cm×1.6 cm 异常信号影，增强后不均匀强化。
- 2016-07-26 胸部 CT（图 17-1）：右肺上叶尖段见磨玻璃结节影，直径 1.7 cm，病灶边缘欠光整。

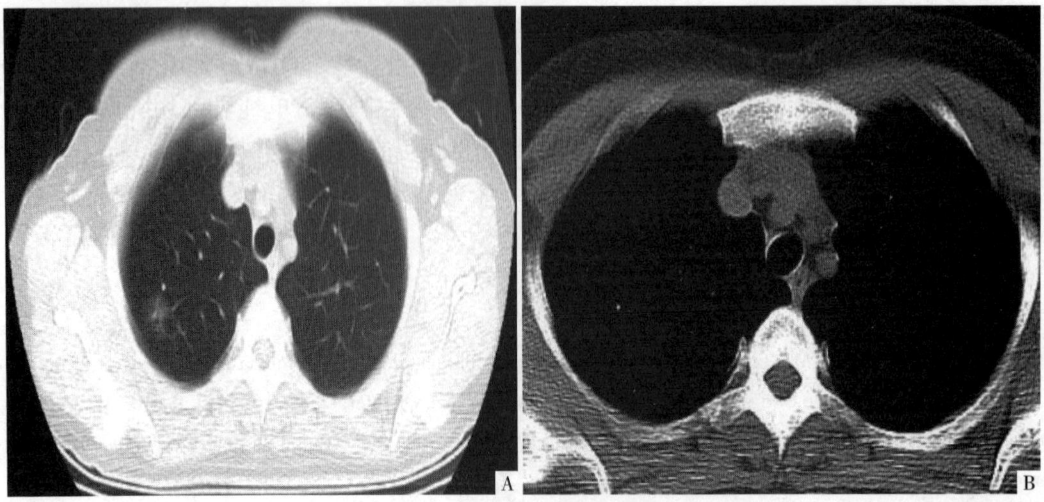

图 17-1　2016-07-26 术前胸部 CT

注：A. 肺窗；B. 纵隔窗

* 通信作者，邮箱：liuxinlan@ csco. org. cn

➢ 右乳肿块穿刺活检：右乳浸润性癌并大量淋巴细胞浸润，伴有髓样特征的癌；免疫组化示：ER（-），PR（-），AR（-），HER2（0），Ki-67（70%）。

【本阶段小结】

2012 年《WHO 乳腺肿瘤组织学分类》（第 4 版）明确提出“具有髓样特征的癌”是浸润性导管癌中一种不常见的变异类型，包括典型髓样癌、不典型髓样癌和具有髓样特征的非特殊型浸润性癌（NST），不典型髓样癌包括 NST。预后方面：典型髓样癌——非三阴性预后较好，三阴性预后差。不典型髓样癌——三阴性预后差；非三阴性中高核级别预后差，低核级别预后较好。

2015 年美国 NCCN 指南明确指出：髓样癌的特征有细胞核分级高、伴有淋巴细胞浸润、肿瘤边界呈膨胀性生长、合体生长方式。过去认为髓样癌较少发生转移，预后好于典型的浸润性导管癌，但目前最佳证据显示，即使符合典型髓样癌的所有病理学标准，其转移的风险也与其他高度恶性的浸润性癌相当。专家组建议，被诊断为髓样癌的患者应根据肿瘤大小、分级和淋巴结状态接受与其他浸润性导管癌一样的治疗。该患者初诊后选择根治性手术治疗是合适的。

【病史及治疗续一】

➢ 2016-08-08 行“右乳癌改良根治术+左乳肿物切除冷冻术”。术后病理：①左乳纤维腺瘤。②右乳非特殊型浸润性癌（BI-RADS 3 级），癌灶直径 2 cm，未见脉管内癌栓和神经侵犯。③右乳周围乳腺组织呈乳腺腺病。④右侧乳头缝线切口皮肤组织上切缘、下切缘、内切缘、外切缘和基底切缘未见癌浸润。⑤右腋窝淋巴结 13 枚均显示反应性增生。免疫组化示：ER（-），PR（-），HER2（0），AR（-），Ki-67（80%）。

【本阶段小结】

患者右乳肿物穿刺提示为伴有髓样特征的癌，术后病理提示为非特殊型浸润性癌，两次病理比对后确定不一致，体现了乳腺癌系异质性很强的一类疾病。术后病理分期为ⅠA 期，分子分型属于三阴型。由于三阴性乳腺癌预后差，缺少内分泌和靶向治疗机会，因此辅助化疗更为重要。根据 CALGB 9741 研究结果，剂量密集型 AC-T 方案可用于部分可耐受的年轻的三阴性乳腺癌患者。

【病史及治疗续二】

➢ 2016-09-18 胸部 CT（图 17-2）：右肺上叶磨玻璃结节，大小 1.2 cm×1.0 cm，不排除原发性肺癌。

➢ MDT 的目的：讨论右肺结节性质。

■ 放射科意见：从胸部 CT 上可以看到右肺上叶磨玻璃结节影，但纵隔窗上不显影，考虑可能与结节小相关，但病灶边界不清、浅分叶，“毛刺征”，存在恶性肿瘤的直接征象，另外存在“血管纠集征”的恶性肿瘤间接征象，结合原发病系乳腺癌，考虑肺转移可能性大。

■ 普胸外科意见：胸部 CT 提示磨玻璃样结节影、纵隔窗不显影，病灶存在“血管纠集征”，考虑恶性肿瘤，但病灶实性成分少，根据目前影像学，无法确定其为原发还是转移，肺穿刺活检困难，建议手术活检明确诊断，根据术中冷冻切片病理检查结果决定手术方式。

■ 肿瘤内三科意见：患者乳腺浸润性癌诊断明确，组织学分级 3 级、分子分型属于三阴型、Ki-67（80%），提示肿瘤恶性程度高、侵袭性强，易发生转移。从诊断的一元论角度考虑为转移，但肺转移病灶一般以多发病灶为特点，而该患者肺部结节灶为单发，边界不清楚，呈浅分叶，伴

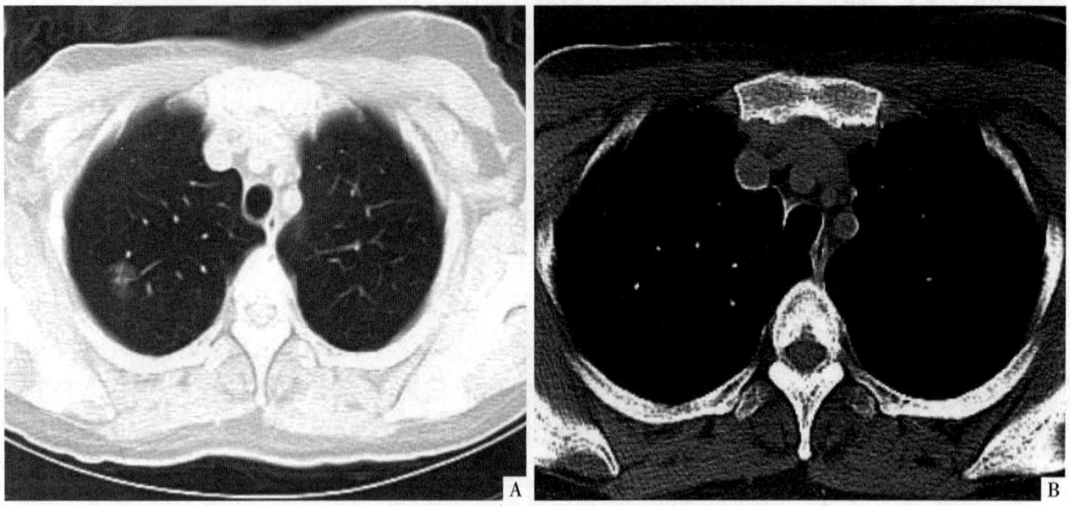

图 17-2　2016-09-18 乳腺癌术后胸部 CT

注：A. 肺窗；B. 纵隔窗

有“毛刺征”“血管纠集征”等恶性征象，故原发肺恶性肿瘤不能除外，由于该病灶的性质决定了后续治疗的抉择，建议先行手术切除以明确肺结节性质，其后决定下一步治疗。

➢ 2016-10-11 按 MDT 讨论意见行“胸腔镜下右胸内探查术+右上肺叶切除及肺门、纵隔淋巴结清扫术”。术后病理：①右上肺原位腺癌（肿瘤直径 1.0 cm）。②右上肺支气管断端及肺断端均未见癌组织。③送检淋巴结 6 枚均显示反应性增生：肺门（0/3 枚），隆突下（0/1 枚），管旁（0/2 枚）。

【本阶段小结】

肺结节有良、恶性区别，良性结节形态特征：①体积较小，不规则形态。②边缘光滑。③密度均匀，没有或轻微强化。④病灶内有钙化，尤其爆米花样钙化。⑤动态观察病灶缩小或 2 年内稳定。恶性结节的形态学特征：①结节分叶状。②毛糙边缘，早期病灶毛刺率低。③混杂密度结节，有强化。④动态随访结节增大或磨玻璃结节变实。⑤结节内部有空泡和细支气管征。

磨玻璃密度影（ground glass opacity，GGO）在 CT 上表现为肺内略高密度影，其内血管、支气管纹理可见，呈圆形或卵圆形。文献报道恶性高达 71.4%，主要为腺癌和细支气管肺泡癌（生长缓慢），其次为非典型腺瘤样增生，局灶性炎症和肺间质纤维化。目前研究对孤立的、直径>0.5 cm的磨玻璃结节影，建议 3 个月后复查，以观察病变是否消失，如持续存在，则每年复查，至少持续 3 年。一旦高度怀疑恶性结节，立即进行进一步检查（PET-CT 或肺穿刺活检）或手术切除。对于该患者肺部单发磨玻璃结节影，术前、术后近 2 个月时间内未发现明显变化，从形态学上考虑为恶性可能，基于乳腺癌的恶性肿瘤病史，初步考虑转移瘤，但一般原发灶切除后致其负反馈抑制解除，故对于结节的性质不能确定，诊断存在疑惑。

目前多学科诊疗模式已成常态，相对于专家会诊有本质上的区别，专家会诊是单学科、单系统、疑难疾病的一种诊疗形式，参与会诊的专家只是给出意见，不干涉最终的诊疗；而多学科诊疗模式的专家、时间、地点都比较固定，专家们结合患者的体能状况、是否有并发症、心理承受能力等情况，权衡利弊后，给患者制订出最佳治疗方案，即使潜在问题也会在讨论中被发现，可及早干预及时治疗。我们经多学科诊疗模式后，专家一致认为其为恶性结节，建议手术切除，遵会诊意见执行后，明确为右肺原位腺癌，根据病理结果术后不需要进一步的治疗。

对于此患者的诊疗体会：①对于肺部小结节，应注意形态学表现及其变化，一旦高度怀疑原发性恶性结节，立即进行进一步检查（PET-CT 或肺穿刺活检）或手术切除。②在有恶性肿瘤病史的前提下，对于肺单发结节，如果形态学上考虑恶性，不能仅从一元论角度考虑为转移性病变，还需要警惕存在多原发恶性肿瘤的可能，予以早诊断、早治疗。

【病史及治疗续三】

➢ 2016-11-17 至 2017-03-09：密集 AC-T 方案化疗 8 个周期；（第 1 天多柔比星 90 mg 静脉注射，第 2 天环磷酰胺 0. 9 g 静脉注射，14 天为 1 个周期）×4 个周期，（第 1 天紫杉醇 270 mg 静脉滴注，14 天为 1 个周期）×4 个周期。

【本阶段小结】

对于大部分三阴性乳腺癌辅助治疗而言，AC-T 方案仍然是现行的标准治疗，剂量密集化疗方案可能会进一步提高患者的总生存。

本例患者诊治过程见图 17-3。

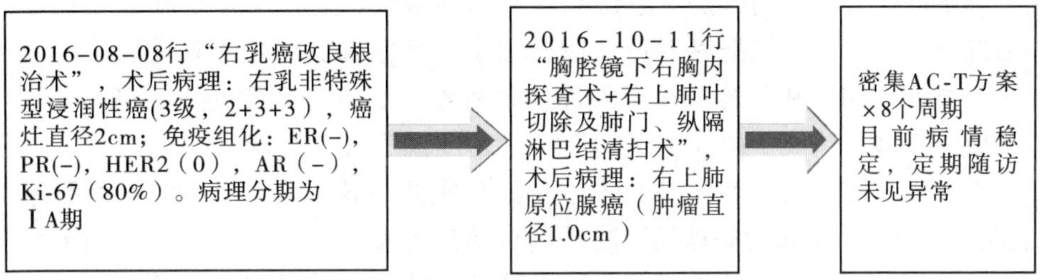

图 17-3　本例患者主要诊治过程

【专家点评一】

三阴性乳腺癌是一组在形态学上具有高度异质性的肿瘤，以浸润性导管癌为主，占 95%。典型性髓样癌和非典型性髓样癌占比<1%，其预后比浸润性导管癌的三阴性乳腺癌预后要好很多。乳腺癌继发肺癌罕见，占 0. 4%。尽管转移癌与肺内原发癌的影像特点均较鲜明，但鉴别乳腺癌术后远期肺内单发转移与原发性肺癌有时仍很困难。影像诊断是肿瘤定性诊断、临床分期、预后分析的重要证据，准确判断乳腺癌术后肺内新生病灶的性质备受重视。肺转移灶常表现为单发结节、多发结节、淋巴管转移或空洞肺实变。肺转移以新生磨玻璃密度影较罕见，易被误诊为药物性间质性肺炎或病毒性肺炎。环磷酰胺和多西他赛均被报道有致肺损伤的可能，但本病例属于初治乳腺癌，并未接受化疗。对于孤立疑似恶性或转移的磨玻璃结节影建议肺穿刺活检，根据病理检测结果能明确是原发肺癌、肺癌乳腺转移，还是肺良性病变等。本病例采用多学科诊疗模式，根据专家一致意见进行肺结节手术切除，确诊为原位腺癌，根据病理结果无须辅助治疗。辅助治疗方案应该以三阴性乳腺癌为主。密集 AC-T 为三阴性乳腺癌辅助治疗的标准方案。本病例体现出多学科诊疗模式的优势，在处理临床疑难双原发癌或乳腺癌肺转移的个体化诊断和治疗上提供充足依据。

对于临床乳腺癌并发肺磨玻璃密度影，穿刺活检结合病理分子靶标有助于判断乳腺癌肺转移或双原发重复癌，多学科诊疗模式有助于提高个体化诊疗水平。

（辽宁省肿瘤医院　孙　涛）

【专家点评二】

本病例代表了临床上常见的一类患者，即乳腺癌首诊时即发现肺部结节者。此类患者需要尽可能明确肺部结节的性质，这影响着乳腺癌的术前分期及治疗策略。肺部结节从影像学特点可分为 2 类：实质性结节和磨玻璃样结节，如病例中提到实质性结节为软组织样密度（比肺组织密度高很多），可在 CT 纵隔窗影像中显影，而磨玻璃样结节同肺组织密度相比略高一些，在 CT 纵隔窗影像中不显影。肺部转移瘤是癌细胞通过血液循环到达肺部并定植，逐渐生长形成的实体性肿瘤。这一病理学特点决定了乳腺癌肺部转移瘤绝大多数情况下在 CT 图像上为单发或多发的实质性结节（仅有少数转移瘤通过肺内淋巴管播散者例外）。本例中提到的肺内磨玻璃样结节，其病因可能为炎症、肺泡内出血、肺癌的癌前病变或早期肺癌，近年来对此类结节的影像学-病理学联系研究较多，有经验的胸外科医师及放射科医师通常能够根据 CT 影像学特点对一个磨玻璃样结节的性质做出较为准确的判定。

因此，对于乳癌首诊时发现的肺部磨玻璃样结节，通过多学科诊疗模式讨论，通常可以对肺部病灶的性质做出初步判定，本例患者术前应当诊断为右侧乳腺癌合并右上肺原发的微浸润腺癌或原位腺癌。肺部病灶属于早期肺癌，淋巴结转移风险极低，通过手术切除能获得较好的远期效果。在总体治疗策略上，可以根据患者身体情况和本人意愿来决定是否和乳腺癌同期手术，或是分期手术。另一方面，如果肺部结节为单发的实质性结节，同样需根据其影像学特点判定性质。但此类结节的成因较多，造成实质性结节的影像学诊断同病理学诊断的符合率通常低于磨玻璃样结节。所以，对于很多肺部实质性结节，多学科诊疗模式讨论后会建议进行 CT 引导下穿刺活检（如结节位置易于穿刺）。在获得病理学诊断后制订治疗方案。对于难以穿刺的结节，甚至需要动态随访来评判其性质。需要指出的是，并非所有肺部结节都有手术切除指征，多学科诊疗模式目的之一就在于精准诊治，将患者利益最大化。

（上海交通大学医学院附属仁济医院　林海平）

【核心体会】

随着 CT 筛查的普及，会有越来越多的乳腺癌合并肺部结节的患者出现，有效地利用 MDT 资源，将影像学诊断病理化是精准医疗的基础。

（上海交通大学医学院附属仁济医院　林海平）

参　考　文　献

[1] Henderson IC, Berry DA, Demetri GD, et al. Improved outcomes from adding sequential paclitaxel but not from escalating doxorubicin dose in an adjuvant chemotherapy regimen for patients with nodepositive primary breast cancer J Clin Oncol, 2003, 21 (6): 976-983.

[2] Wahidi MM, Govert JA, Goudar RK, et al. Evidence for the treatment of patients with pulmonary nodules: when is it lung cancer: ACCP evidence-basedeclinical practice guidelines (2nd edition). Chest, 2007, 132 (3 Suppl): S 94-S107.

病例 18　三阴性乳腺癌术后多处软组织及肺转移 1 例

黄胜超　张远起　李建文*

广东医科大学附属医院

【病史及治疗】

➢ 患者，女性，62 岁，已婚，生育 1 子，51 岁绝经。

➢ 2014-05-20 因“发现右乳肿物 1 年余”入院。查体：右乳上象限可见一肿物隆起，大小 15.0 cm×11.0 cm×8.0 cm，质硬，表面欠光滑。右侧腋窝可扪及数个肿大淋巴结，部分融合成团，最大一个 3.5 cm×2.5 cm。

➢ 胸部、上腹部 CT 及全身骨扫描均未见转移。行右乳腺肿物穿刺病理：结合免疫组化结果符合右侧乳腺浸润性导管癌（Ⅱ级）。免疫组化：ER（-），PR（-），CerbB2（2+，弱阳性）；FISH：HER2（-），Ki-67（约 40%）。

➢ 考虑患者肿物较大，拟先行新辅助化疗治疗，予 PC 单周（紫杉醇 80 mg/m^2、卡铂 AUC 2，第 1、8、15 天）方案化疗 18 次，疗效评价为部分缓解（PR）。

➢ 于 2014-09-18 行“右乳腺癌改良根治术”。术后病理：右腋窝，第 3 组，胸肌间淋巴结见癌（1/36，1/3，3/3），第 2 组淋巴结未见癌（0/3）。免疫组化：Ki-67（约 30%），E-cad（+），ER（-），PR（-），CerbB2（+），术后予放疗。

【本阶段小结】

患者初诊为 $cT_3N_2M_0$，ⅢA 期局部晚期的乳腺癌，可通过新辅助化疗获得手术的机会。指南推荐原则上辅助化疗的方案可以应用到新辅助化疗中，本例患者是三阴性乳腺癌，首选方案是蒽环类和紫杉类联合，我们向患者推荐的方案是 AC-T，但患者拒绝使用蒽环类等高致吐性药物。不少临床研究证实了铂类对三阴性乳腺癌化疗的有效性，特别是对 *BRCA*1/2 突变的患者。陆劲松等进行了紫杉醇联合卡铂单周新辅助化疗方案研究，共有 107 例患者入组，其中 85.2%的患者临床诊断为Ⅲ期乳腺癌。结果显示临床有效率为 86.1%，完全缓解率为 32.4%，病理完全缓解率为 19.4%。本例患者选择了紫杉醇联合卡铂单周方案，不良反应小，患者依从性好，疗效评估为 PR。患者未取得 pCR，术后是否需要继续强化化疗尚未有共识。

【病史及治疗续一】

➢ 术后患者规范随访复查。2016-12-19 患者因“右乳腺癌术后 2 年，发现右侧胸壁、腹壁肿

* 通信作者，邮箱：xgjrwk@163.com

物及左侧腋窝淋巴结肿大 1 个月”入院，查体：右侧胸壁可见一长约 16cm 陈旧手术瘢痕。右侧胸壁及腹壁均可见一肿物隆起，局部未见皮肤破溃、渗液，大小分别为 2.5 cm×2.0 cm、3.0 cm×2.0 cm，质硬，边界欠清，无压痛，表面欠光滑，活动性差。左侧腋窝可扪及数个肿大淋巴结，最大一个为 4.0 cm×3.0 cm，表面欠光滑，质硬，无压痛，边界欠清，活动度差。

➢ 入院查胸部 CT（图 18-1）：双肺、纵隔多发转移瘤。上腹壁 CT、脑部 MRI 及全身骨扫描未见异常。遂行右胸壁、右上腹壁、左腋窝肿物穿刺术。术后病理：右胸壁、右上腹壁、左腋窝穿刺组织可见癌组织；免疫组化：Ki-67（50%），ER（-），PR（-），CerbB2（+）。

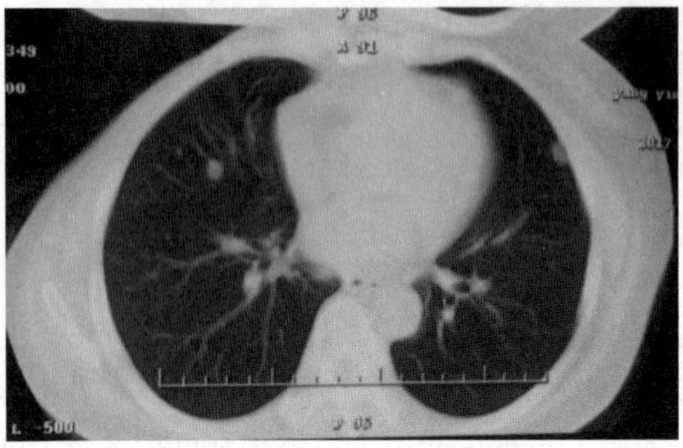

图 18-1　2016-12-19 解救化疗前胸部 CT

➢ 诊断右乳腺癌术后复发并转移，给予表柔比星 90 mg/m^2（21 天为 1 个周期）解救化疗，3 个周期化疗后查胸部 CT（图 18-2），患者右胸壁、右上腹壁、左腋窝及肺部肿物疗效评估为疾病稳定（SD），左乳腺外下象限皮肤新长出一结节，质硬，考虑转移瘤（患者不同意再次活检），总体疗效评估为疾病进展（PD）。遂改为 TX（多西他赛 120 mg，第 1 天，卡培他滨 1.5 g，每天 2 次，第 1~14 天）化疗。2 个周期 TX 化疗后，右胸壁、右上腹壁、左腋窝肿物、左侧乳房皮肤结节疗效评价为部分缓解（PR），4 个周期 TX 化疗后胸部 CT（图 18-3）示右胸壁、右上腹壁、左腋窝肿物、左侧乳房皮肤结节及肺部肿物疗效评价为 PR。

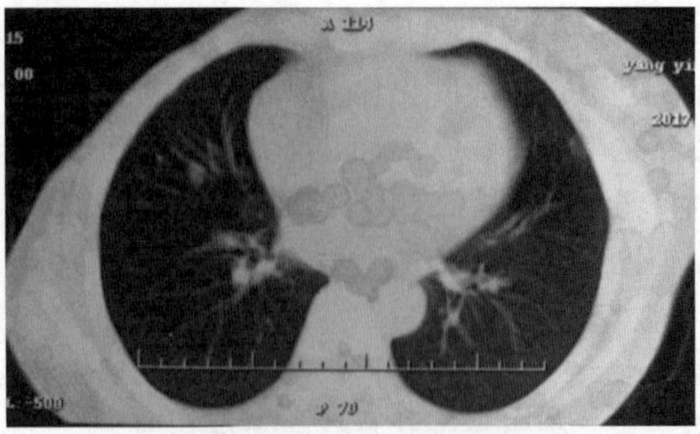

图 18-2　3 个周期化疗后胸部 CT

➢ 患者解救化疗前及 2 个周期 TX 化疗后胸壁、腹壁及对侧腋窝肿物变化见图 18-4、图 18-5。

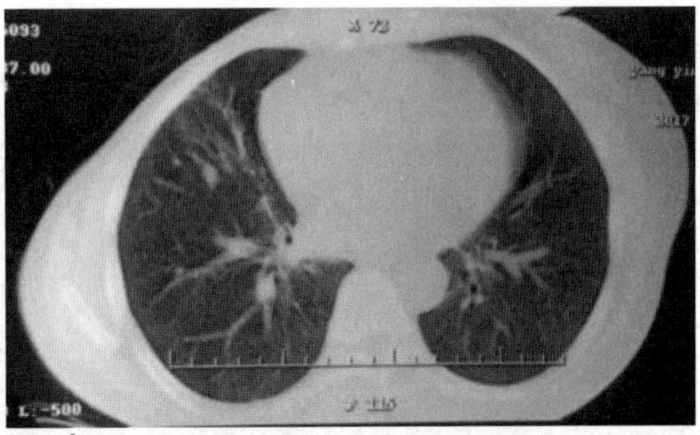

图 18-3　4 个周期化疗后胸部 CT

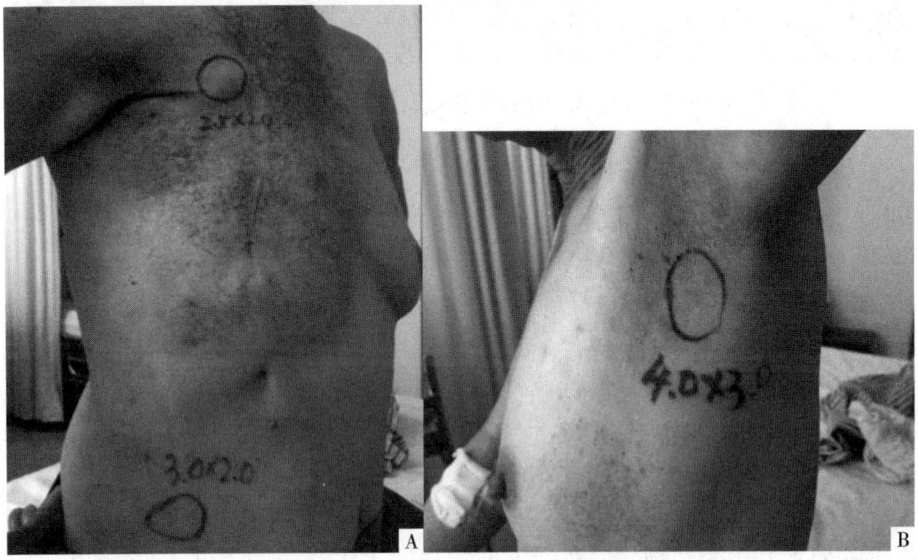

图 18-4　解救化疗前胸壁、腹壁及对侧腋窝肿物

注：A. 解救化疗前胸壁腹壁肿物；B. 解救化疗前对侧腋窝钟物

【本阶段小结】

本例患者 DFS 为 26 个月，符合三阴性乳腺癌复发特点。由于患者在辅助治疗阶段未使用蒽环类，考虑患者耐受性及 ABC 指南推荐，本例患者选择了表柔比星单药作为一线解救化疗方案。一线化疗进展后，可以选择长春瑞滨、吉西他滨、卡培他滨等，考虑到患者是三阴性乳腺癌，后期能够选择作为维持治疗的药物不多，本例在二线化疗中选择 TX 方案的目的是希望 TX 达到最佳疗效时，保留口服卡培他滨维持治疗。

【专家点评】

该患者初诊为 $cT_3N_2M_0$，ⅢA 期局部晚期的三阴性乳腺癌，选择了紫杉醇联合卡铂单周方案进行新辅助化疗，疗效评估部分缓解（PR），后续进行乳腺癌根治术。术后 2 年余发现肺淋巴结软组织转移。表柔比星一线化疗后疗效评估疾病进展（PD）。多西他赛+卡培他滨二线化疗后疗效评

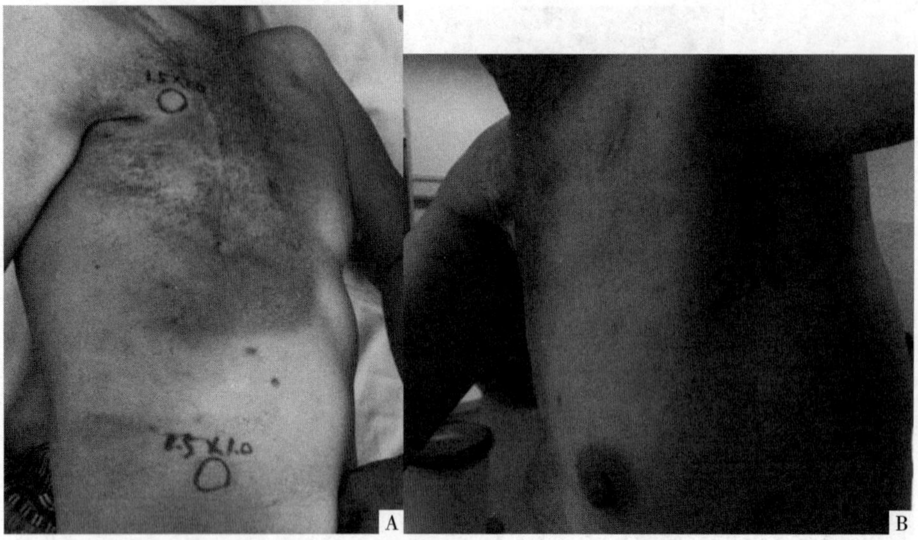

图 18-5 2 个周期化疗后胸壁、腹壁及对侧腋窝肿物

注：A. 2 个周期化疗后胸壁、腹壁肿物；B. 2 个周期化疗后对侧腋窝肿物

估部分缓解（PR）。

（1）对于局部晚期的乳腺癌患者，新辅助治疗可以降低原发肿瘤的分期，从而使不能手术或仅能行根治术的患者有机会进行手术或保乳术，还可以对治疗方案的可行性进行早期评估，尽早发现不敏感的化疗药物，以便对方案进行调整优化。在三阴性乳腺癌（TNBC）的乳腺癌患者中，达到 pCR 预示一个较好的远期预后。对于未达到 pCR 的 TNBC 患者，可追加适当的辅助化疗。

（2）Geparsixto 和 CALGB 46403 临床试验结果均显示，在 TNBC 新辅助化疗中卡铂的加入能显著提高 pCR 率，但是预后的结果并不一致。目前，大多数学者认为，在辅助治疗中并不是所有的三阴性乳腺癌都需要加入铂类药物，但在新辅助治疗中出于提高 pCR 的目的，可加用铂类药物甚至贝伐单抗。

（3）对于转移性乳腺癌化疗方案的选择，联合化疗和单药序贯化疗都是合理的选择。该患者并未接受含蒽环类药物的治疗，蒽环类单药作为一线化疗是可行的。但对于三阴性乳腺癌，一般认为发展比较快，在患者耐受性好的情况下，可选联合治疗，单药化疗可用于维持治疗期。

（复旦大学附属肿瘤医院　王碧芸）

【指南背景】

1. 美国 NCCN 指南　对于局部晚期的浸润性乳腺癌患者，在手术治疗前应进行新辅助治疗，包括新辅助化疗、靶向治疗和内分泌治疗。

2. ABC3 指南　对于晚期 TNBC 患者，目前没有明确的化疗方案推荐。但 *BRCA* 突变的患者对铂类化疗可能更加敏感。

3.《中国抗癌协会乳腺癌诊治指南与规范（2017 年版）》　根据新辅助治疗结束后的疗效评估结果决定随后的辅助化疗方案，对未达到 pCR 的患者，尤其是 TNBC 患者，可追加适当的辅助化疗。

【循证背景】

1. Geparsixto 试验（*n*=315） 本试验为一项Ⅱ期随机临床试验，TNBC 患者采用紫杉醇、非聚乙二醇化脂质体多柔比星及贝伐珠单抗作为新辅助化疗方案，其中同时接受卡铂的患者较对照组展现出了明显的优势（pCR：ypT_0 *vs.* ypN_0 为 53.2% *vs.* 36.9%，P=0.005）。

2. CALGB 40603 试验（*n*=443） 采用 2×2 的试验设计，评价了在标准新辅助化疗方案 TAC（紫杉醇+剂量密集型多柔比星+环磷酰胺）中加入卡铂和（或）贝伐珠单抗在Ⅱ～Ⅲ级三阴性乳腺癌中的疗效。试验结果显示，在紫杉、蒽环类为基础的新辅助治疗中加入卡铂可以提高疗效（pCR：ypT_0 60% *vs.* ypN_0 46%；P=0.0018）。

3. CBCSG006 试验（*n*=236） 本试验为一项Ⅲ期随机对照临床试验，晚期 TNBC 患者随机分为吉西他滨+顺铂（GP）组和吉西他滨+紫杉醇（GT）组，接受一线化疗。研究结果显示，GP 组和 GT 组的中位 PFS 分别为 7.73 个月和 6.47 个月（P<0.0001），生存数据尚未成熟，提示我们相对于 GT 方案，GP 作为三阴乳腺癌患者的一线化疗能带来更优的获益。

【核心体会】

三阴性乳腺癌复发时间相对较早，疾病发展相对较快，考虑到转移后一线治疗时患者一般状况较好，可选用含铂类药物的联合治疗。

（复旦大学附属肿瘤医院　王碧芸）

参 考 文 献

[1] von Minckwitz G, Loibl S, Schneeweiss A, et al. Early survival analysis of the randomized phase Ⅱ trial investigating the addition of carboplatin to neoadjuvant therapy for triple-negative and HER2 positive early breast cancer（GeparSixto）. Cancer Res, 2016, 76（4 Suppl）: S2-S4.

[2] Sikov WM, Berry DA, Perou CM, et al. Impact of the addition of carboplatin and/or bevacizumab to neoadjuvant once-per-week paclitaxel followed by dose-dense doxorubicin and cyclophosphamide on pathologic complete response rates in stage Ⅱ to Ⅲ triple-negative breast cancer: CALGB 40603. J Clin Oncol, 2015, 33（1）: 13-21.

[3] ChenXS, NieXQ, ChenCM, et al. Weekly paclitaxel plus carboplatin is an effective nonanthracycline-containing regimen as neoadjuvant chemotherapy for breast cancer. Ann Oncol, 2010, 21: 961-967.

[4] Gradishar WJ, Anderson BO, Balassanian R, et al. Invasive Breast Cancer Version 1.2016, NCCN Clinical Practice Guidelines in Oncology. J Natl Compr Canc Netw, 2016, 14（3）: 324-354.

[5] Cardoso F, Costa A, Senkus E, et al. 3rd ESO-ESMO International Consensus Guidelines for Advanced Breast Cancer（ABC 3）. Ann Oncol, 2017, 28（1）: 16-33.

[6] 中国抗癌协会乳腺癌专业委员会. 中国抗癌协会乳腺癌诊治指南与规范（2017 年版）. 中国癌症杂志，2017,（09）: 695-760.

[7] von Minckwitz G, Schneeweiss A, Loibl S, et al. Neoadjuvant carboplatin in patients with triple-negative and HER2 positive early breast cancer（GeparSixto; GBG 66）: a randomised phase 2 trial. Lancet Oncol, 2014, 15（7）: 747-756.

[8] Hu XC, Zhang J, Xu BH, et al. Cisplatin plus gemcitabine versus paclitaxel plus gemcitabine as first-line therapy for metastatic triple-negative breast cancer（CBCSG006）: a randomised, open-label, multicentre, phase 3 trial. Lancet Oncol, 2015, 16（4）: 436-446.

病例 19　受体阳性乳腺癌术后肋骨及纵隔转移 1 例

许勇刚　汪　洁*

复旦大学附属华山医院

【病史及治疗】

➢ 患者，女性，38 岁，未停经，否认肿瘤家族史。

➢ 于 2015-03 因发现右乳肿块 3 个月，行“右乳癌改良根治术”，术后病理示：右乳浸润性导管癌Ⅱ级，癌组织 2 处分别为 2 cm×2 cm、1.5 cm×1.5 cm，界不清。免疫组化示：ER（3+），PR（+），SY（-），p63（-），CerbB2（+），Ki-67（50%+），FISH（-）。腋下淋巴结 18 枚中 8 枚见癌转移（8/18）。分子分型：Luminal B。

➢ 术后辅助化疗方案：环磷酰胺 800 mg+表柔比星 120 mg×4 个周期，序贯多西他赛 120 mg×4 个周期。术后放疗：总剂量 50 Gy，2 Gy/d。放疗同时口服托瑞米芬 60 mg/d。患者拒绝卵巢功能抑制治疗。

➢ 2015-10 术后门诊随访，诉腰痛。

【辅助检查】

➢ 肿瘤标志物：CA153 32.7 U/ml↑。

➢ 骨扫描：全身多发骨病灶，肿瘤骨转移不能排除。

➢ 胸部 CT：右乳术后改变，两肺纹理增多，右肺中叶纤维灶，随访；肝实质多发异常密度影。

➢ 彩超：脂肪肝，肝内占位，建议进一步检查。胆、胰、脾、双肾未见明显异常。双颈部未见明显异常肿大淋巴结。右乳切除术后，右侧胸壁未见明显异常。左乳乳腺病，BI-RADS 2 级。双侧锁骨上及双侧腋下未见明显异常肿大淋巴结。双侧腋下未见副乳腺及占位性病灶。子宫、双侧卵巢未见明显异常。

➢ MRI：肝 MRI 示肝内多发占位，考虑肝局灶性结节增生（focal nodular hyperplasia，FNH）。头颅 MRI 检查未见异常，随访。

【病史及治疗续一】

➢ 建议行 PET-CT 进一步明确全身情况，患者拒绝。继续予以托瑞米芬口服，再次建议加用卵巢功能抑制治疗，患者拒绝。加用唑来膦酸 4 mg，每日 1 次。

* 通信作者，邮箱：wangjie2655@ medmail. com

【本阶段小结】

绝经前女性规范化疗及放疗后，接受内分泌治疗，术后半年 CA153 32.7 U/ml↑，骨转移。医师根据美国 NCCN 指南建议换用卵巢功能抑制加芳香化酶抑制药（AI）内分泌治疗较为合理。

【病史及治疗续二】

➢ 2016-01 自觉腰部疼痛明显缓解。

【辅助检查】

➢ 肿瘤标志物 2016-01：CA153 99.7 U/ml↑；2016-02：CA153 150.1 U/ml↑。

➢ 2016-02 PET-CT：全身多发骨转移，右肺门及纵隔淋巴结转移，无肝、肺转移（图 19-1，图 19-2）。

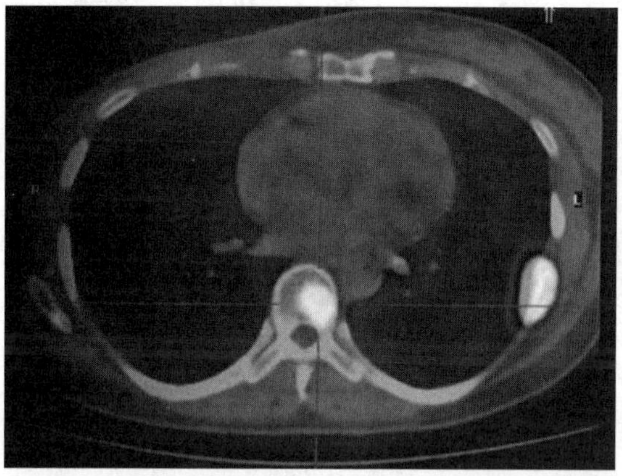

图 19-1　2016-02 PET-CT：胸椎及肋骨多发转移灶

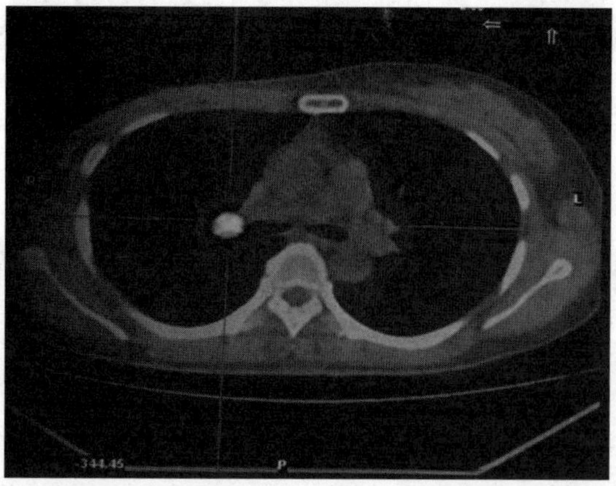

图 19-2　2016-02 PET-CT：右肺门及纵隔淋巴结转移

【本阶段小结】

原发性耐药即指先前未经该种药物治疗的肿瘤细胞初始就对某种药物不敏感。该患者托瑞米芬治疗 6 个月后疾病进展，提示原发性内分泌耐药可能。首次内分泌治疗失败后可考虑二线内分泌治疗药物，据 BOLERO-2 研究 mTOR 抑制药联合依西美坦可改善患者 PFS 。根据美国 NCCN 指南该患者可更改内分泌治疗方案为卵巢功能抑制，之后参考绝经后治疗指南，故再次建议换用卵巢功能抑制加芳香化酶抑制药，并可联合依维莫司等。

根据美国 NCCN 指南本例患者亦可考虑给予解救化疗。

【病史及治疗续三】

➢ 2016-04 解救化疗：卡铂 400 mg/m^2+吉西他滨 1000 mg/m^2（第 1 天、第 8 天）共 4 个周期；继续唑来膦酸 4 mg，每月 1 次。

➢ 2016-08 更改内分泌治疗方案：醋酸戈舍瑞林缓释植入剂 3.6 mg，每 28 天 1 次+依西美坦 25 mg，每天 1 次。

➢ 肿瘤标志物 2016-08：CA153 101.2 U/ml↑；2016-11：CA153 97.1 U/ml↑；2017-03：CA153 99.5 U/ml↑。

➢ 2017-02 PET-CT：全身多发骨转移，右肺门及纵隔淋巴结转移较前好转。

【本阶段小结】

年轻女性患者，内分泌治疗后病情进展，考虑原发性内分泌耐药，GP（G，吉西他滨；P，卡铂）方案解救化疗 4 次后更改二线内分泌治疗维持，目前 PFS 10 个月，定期随访。根据美国 NCCN 指南，如病情再次进展，可加用卡培他滨单药口服维持，内分泌治疗可换用氟维司群。

本例患者疾病诊疗过程见图 19-3。

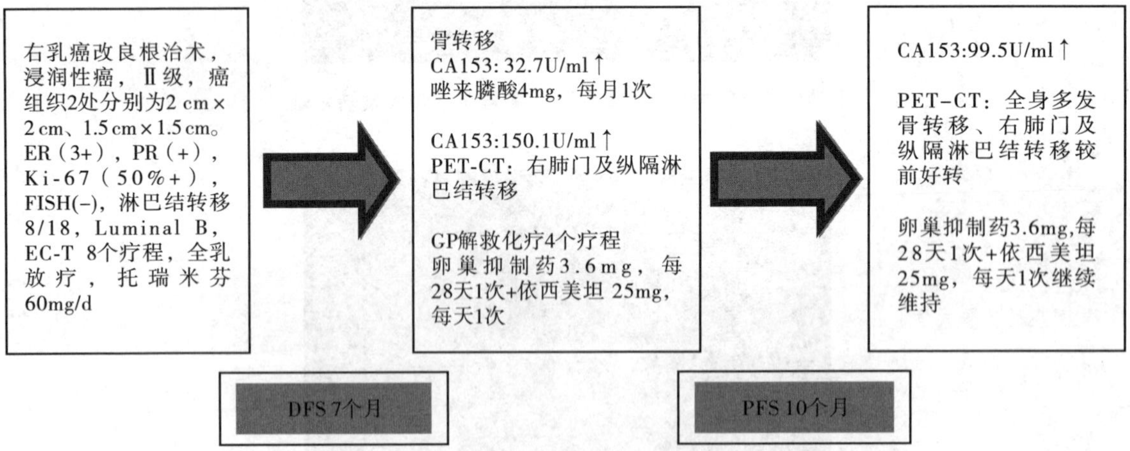

图 19-3 疾病诊疗过程

【专家点评一】

本例患者为绝经前女性，分子分型为 HER2 阴性的 Luminal B 型，在接受手术及规范的术后放化疗后，面临着选择药物进行内分泌治疗的问题。患者发病时年龄小于 40 岁，且有 8 枚腋窝淋巴结转移，属于复发的高危人群。根据指南可选用卵巢功能抑制（OFS）和芳香化酶抑制药（AI）联合内分泌治疗，但患者拒绝卵巢功能抑制，选择服用托瑞米芬，术后半年即出现疾病进展，属于对内分泌治疗的原发耐药。在出现进展后患者仍继续服用托瑞米芬，此时的治疗是不规范的。患者在2016-02行全身PET-CT，提示右肺门及纵隔淋巴结转移，全身多发骨转移，没有合并有症状的内脏转移。对于HER2阴性的Luminal B型乳腺癌患者，在仅有骨或软组织转移时，一线治疗首先优先考虑选择内分泌治疗，但患者对内分泌治疗原发耐药，此时可给予化疗，待病情稳定后继续内分泌维持治疗，或选择恰当的化疗药物维持治疗。考虑到患者辅助内分泌治疗的“力度”有所不够，在发现转移后直接选择不同类型的内分泌药物进行治疗是可考虑的，如果有合适的临床研究，也值得推荐。当然，双膦酸盐药物应在安全有效的前提下持续应用。

如复发转移后首先选择内分泌治疗，对于使用他莫昔芬或托瑞米芬内分泌治疗后出现进展的绝经前乳腺癌患者的晚期内分泌治疗，国内外指南中有多种推荐，在手术去势或OFS药物去势的基础上，既可以单独使用芳香化酶抑制药或ER下调剂氟维司群，也可以联合CDK4/6抑制药。病情又出现进展时，还可采用mTOR抑制药依维莫司联合内分泌治疗药物。但在连续3次内分泌治疗均无临床获益后或出现有症状的内脏转移时，应考虑行化疗。

如复发转移首先选择化疗，化疗方案的选择需考虑到患者的病情程度、能否耐受及后续是否需要合适的化疗药物维持。本例患者也可选择含卡培他滨的联合方案一线化疗，在病情稳定后继续使用卡培他滨单药维持化疗。

（湖南省肿瘤医院　谢　宁　欧阳取长）

【专家点评二】

患者口服托瑞米芬治疗6个月后疾病进展，考虑患者为原发性内分泌耐药，对于激素受体阳性、HER2阴性绝经前乳腺癌患者，根据美国NCCN指南，该患者可更改内分泌治疗方案为卵巢功能抑制，之后参考绝经后治疗指南，可考虑药物去势+芳香化酶抑制药类药物治疗。若病情进展迅速，可转为选择化疗，根据指南推荐，建议口服单药卡培他滨维持。该患者选用GP方案解救化疗4次后更改为卵巢功能抑制+依西美坦维持，目前病情控制可。如病情再次进展，可根据绝经后晚期乳腺癌内分泌治疗进展，选择后续内分泌治疗方案。

（江苏省人民医院　刘晓安）

【指南背景】

1. 2017年美国NCCN指南　对于ER和（或）PR阳性绝经前的复发或Ⅳ期乳腺癌患者，可使用卵巢切除/抑制治疗+内分泌治疗。对于多次内分泌治疗无反应的复发或Ⅳ期乳腺癌患者，仅有骨转移或软组织转移或无症状的内脏转移，如果患者病情允许，考虑严格遵循药品临床试验管理规范（good clinical practice，GCP）原则试用一次内分泌治疗或行化疗。关于内分泌治疗方案，满足BOLERO-2标准的患者可考虑依西美坦与依维莫司联合的治疗方案；对于内分泌治疗进展的绝经后H阳性、HER2阴性的转移性乳腺癌患者，可行palbociclib联合氟维司群（1类）。化疗方面，可选择单药卡培他滨。

2. ABC4指南　对于ER阳性、HER2阴性晚期乳腺癌，即使存在内脏疾病，内分泌治疗仍是HR阳性疾病的首选方案，除非有脏器危象或有内分泌抵抗的证据。对于绝经前患者，考虑去势治疗，在去势达到绝经状态后，按照绝经后晚期乳腺癌患者的治疗原则进行治疗。推荐药物去势+芳香化酶抑制药类方案；部分绝经前患者也可选择药物去势+芳香化酶抑制药+CDK4/6抑制药治疗。总体的原则是把绝经前患者变成绝经后患者进行治疗。

3.《中国晚期乳腺癌临床诊疗专家共识2016》　原发性内分泌耐药：术后辅助内分泌治疗2年内出现复发转移，或转移性乳腺癌内分泌治疗6个月内出现疾病进展。对于HR阳性、HER2阴性的转移性乳腺癌，病变局限在乳腺、骨和软组织，以及无症状、肿瘤负荷不大的内脏转移患者，可以优先选择内分泌治疗。目前对一线内分泌治疗失败后的转移性乳腺癌，可以选择的药物包括他莫昔芬、托瑞米芬、不同机制的芳香化酶抑制药、氟维司群等。对内分泌耐药、肿瘤快速进展、内脏广泛转移或症状明显、需要快速减轻肿瘤负荷的患者应该先给予化疗等更有效的治疗。对于晚期乳腺癌患者，尽可能考虑单药化疗作为首选方案。既往使用过蒽环类及紫杉类，可优先考虑口服卡培他滨单药的方案。

（江苏省人民医院　刘晓安）

1. HR 阳性、HER2 阴性转移性乳腺癌 MBC 患者的首选治疗策略　美国 NCCN、欧洲肿瘤内科学会（European society for medical oncology，ESMO）、中国指南均优先推荐内分泌治疗。对于绝经前女性，卵巢功能抑制、卵巢去势联合内分泌治疗是首选。

2. ABC4 指南　内分泌治疗是 HR 阳性疾病的优选治疗方案，即使对于存在内脏转移的患者而言，除非存有对内分泌耐药的顾虑或疾病需要快速缓解的情况可选择其他治疗方案。

3.《中国抗癌协会乳腺癌诊治指南与规范（2017 年版）》　晚期乳腺癌内分泌治疗适应证：①ER（+）和（或）PR（+）复发或转移性乳腺癌。②无症状内脏转移和（或）骨软组织转移。③复发距手术时间>2 年。④受体不明或阴性，如进展缓慢，也可以试用内分泌治疗。

没有接受过抗雌激素治疗或无复发时间较长（如辅助内分泌治疗结束后 1 年以上）的绝经后复发患者，氟维司群或芳香化酶抑制药都是合理选择，他莫昔芬也是可选治疗。他莫昔芬治疗失败的绝经后患者可选氟维司群或芳香化酶抑制药。

4. 2017 年 ASCO　推荐对于 HR 阳性绝经后 MBC 患者，氟维司群是一线治疗新标准。

（湖南省肿瘤医院　谢　宁　欧阳取长）

【循证背景】

1. PALOMA-3 试验　纳入了 521 例 HR 阳性的晚期乳腺癌患者，均于既往内分泌治疗期间出现复发或疾病进展，比较氟维司群+palbociclib（CDK4/6 抑制药）（$n=347$）或氟维司群（$n=174$）的疗效。结果显示，氟维司群+palbociclib 组的 PFS 显著长于氟维司群组。

2. BELLE-2 试验　纳入 1147 例绝经后、HR 阳性的局部晚期或转移性乳腺癌患者，比较了氟维司群 500 mg+buparlisib（PI3K 抑制药）（$n=576$）和氟维司群（$n=571$）的疗效。患者需在辅助芳香化酶抑制药治疗期间或之后 12 个月内出现复发，或芳香化酶抑制药一线治疗期间出现疾病进展。结果显示，氟维司群+buparlisib 组的 PFS 显著优于氟维司群组。

3. BOLERO-2 试验　纳入了 724 例绝经后 ER 阳性晚期乳腺癌患者，均是既往来曲唑或阿那曲唑治疗进展后的患者，给予依西美坦+依维莫司（mTOR 抑制药）（$n=485$）或依西美坦（$n=239$）治疗。结果显示，依西美坦+依维莫司组的 PFS 显著长于依西美坦，但两组间的总生存期并无显著差异。

（江苏省人民医院　刘晓安）

1. FALCON 研究　对于 ER 阳性、HER2 阴性、既往未接受过内分泌治疗的绝经后局部晚期或转移性乳腺癌患者，氟维司群 500 mg 与芳香化酶抑制药比较，结果表明氟维司群组 PFS 有显著获益，中位 PFS 氟维司群 16.6 个月、阿那曲唑 13.8 个月，且氟维司群显著延长无内脏转移患者的 PFS（22.3 个月）。

2. Ⅲ期 BOLERO-2 研究　研究数据证实了内分泌联合依维莫司治疗能为内分泌治疗（来曲

唑或阿那曲唑）失败的HR阳性晚期乳腺癌患者带来临床获益。依维莫司联合依西美坦组的中位PFS为7.8个月，对比安慰剂联合依西美坦的PFS 3.2个月，HR= 0.45（95%CI：0.38~0.54，P< 0.000 1）。尤其针对亚洲人群的亚组分析显示，与安慰剂联合依西美坦组相比，依维莫司联合依西美坦组的PFS改善也高1倍（8.48个月 *vs*. 4.14个月，HR 0.56，P< 0.05），客观缓解率和临床受益率也占优，提示对于亚洲曾接受过芳香化酶抑制药治疗失败的HR阳性晚期乳腺癌患者，依维莫司联合依西美坦疗效确切。

3. PALOMA系列研究 PALOMA-2研究结果验证了PALOMA-1研究的Ⅱ期结果：对于绝经后ER阳性、HER2阴性的晚期乳腺癌患者，作为首个CDK4/6抑制药的（palbociclib）联合来曲唑较来曲唑单药有生存优势，也获得了迄今为止晚期乳腺癌Ⅲ期研究中最佳PFS结果：增加>10个月以上的mPFS改善。在PALOMA-3研究中，对于ctDNA检测ESR1突变、既往内分泌治疗进展后的ER阳性、HER2阴性晚期乳腺癌患者，不管绝经与否，palbociclib联合氟维司群显示出生存获益。

（湖南省肿瘤医院　谢　宁　欧阳取长）

参考文献

[1] Baselga J，Campone M，Piccart M，et al. Everolimus in postmenopausal hormone-receptor-positive advanced breast cancer. N Engl J Med，2012，366（6）：520-529.

[2] Bajetta E，Procopio G，Celio L，et al. Safety and efficacy of two different doses of capecitabine in the treatment of advanced breast cancer in older women. J Clin Oncol，2005，23（10）：2155-2161.

[3] Di Leo A，Jerusalem G，Petruzelka L，et al. Final overall survival：fulvestrant 500 mg vs 250 mg in the randomized CONFIRM trial. J Natl Cancer Inst，2014，106（1）：337.

[4] 徐兵河，江泽飞，胡夕春. 中国晚期乳腺癌临床诊疗专家共识2016. 中华医学杂志，2016，22：1719-1727.

[5] Baselga J，Im SA，Iwata H，et al. PIK3CA status in circulating tumor DNA（ctDNA）predicts efficacy of Buparlisib（BUP）plus Fulvestrant（FULV）in postmenopausal women with endocrine-resistant HR+/HER2- adavanced breast cancer（BC）：first results from the randomized，phase Ⅲ BELLE-2 trial. SABCS，2015，（6）：1.

[6] Piccart M，Hortobagyi GN，Campone M，et al. Everolimus plus Exemestane for hormone-receptor-positive，human epidermal growth factor receptor-2-negative adavanced breast cancer：overall survival results from BOLERO-2 dagger. Ann Oncol，2014，25（12）：2357-2362.

[7] Cristofanilli M，Turner NC，Bondarenko I，et al. Fulvestrant plus Palbociclib versus Fulvestrant plus placebo for treatment of hormone-receptor-positive，HER2-negative metastatic breast cancer that progressed on previous endocrine therapy（PALOMA-3）：final analysis of the multicentre，double-blind，phase 3 randomised controlled trial. Lancet Oncol，2016，17（4）：425-439.

病例 20　早期年轻乳腺癌 1 例

陈宏亮　王富文　张明迪　吴克瑾*

复旦大学附属妇产科医院

【病史及治疗】

➢ 患者，女性，30 岁，未婚未育，未停经，无乳腺癌、卵巢癌家族史。

➢ 发现左乳肿块 1 个月。

➢ 体格检查：左乳内侧 9 点钟位置距离乳头 6 cm 处近胸骨部位可扪及直径 1 cm 肿块 1 枚，表面光滑，质地韧，边界尚清，活动度好，无皮肤粘连，无胸肌粘连。

➢ 2017-04-08 双乳+双腋下超声：左乳 9 点钟位置见一 13 mm×8 mm 低回声结节，边界清，血流信号不明显。双侧腋窝未触及肿大淋巴结。

➢ 2017-04-17 行左乳肿块切除术。术后病理：左侧乳腺浸润性导管癌Ⅲ级，病灶最大径 1.2 cm。免疫组化：ER（90%+，强），PR（60%+，强），HER2（3+），Ki-67（30%+）；FISH 检测 *HER2* 基因扩增阳性。

【辅助检查】

➢ 2017-04-25 乳腺及腹部超声：双乳小叶增生（BI-RADS 2 级），双侧腋下实质样结构，淋巴结可能（均<1 cm）。肝、胆、胰、脾未见明显异常占位。

➢ 2017-04-24 胸部 CT：胸部 CT 平扫未见明显异常 。

➢ 2017-04-24 乳腺 MRI（图 20-1）：左乳术后内上皮下片状异常信号灶，BI-RADS 3 级。

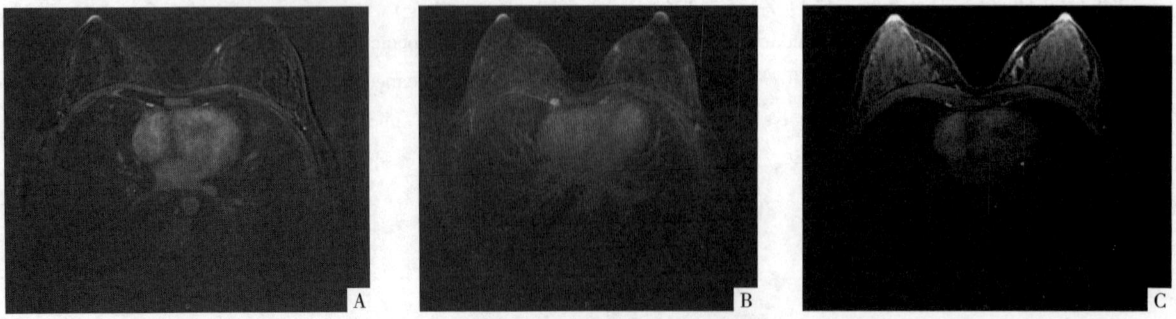

图 20-1　双乳 MRI

注：A. 乳腺 MRI 平扫见左乳内上皮下异常信号；B. 增强 T_1 加权见左乳内上皮下异常信号灶，考虑术后改变；C. 增强 T_2 加权见左乳内上皮下异常信号灶，考虑术后改变

* 通信作者，邮箱：kejinwu1128@163.com

➢ 2017-04-28 行左乳保乳术+前哨淋巴结活检。术中冷冻切片病理检查：各个切缘未见癌累及；（左腋下前哨淋巴结）淋巴结 4 枚，其中 1 枚见癌宏转移。未行进一步的腋窝淋巴结清扫。术后病理：①左侧乳腺扩大切除标本，乳腺残腔周围见炎细胞浸润及组织细胞反应，未见癌残留，皮肤组织及上切缘、下切缘、内切缘、外切缘及纤维基底切缘未见癌累及。②左侧腋下前哨淋巴结，淋巴结 4 枚，其中 1 枚见癌宏转移。

【本阶段小结】

患者为年轻女性，手术活检提示乳腺癌。由于肿块部位及肿块大小结合患者要求，建议保乳手术。术前行 MRI，排除可疑的病灶，保证保乳手术的安全性。年轻乳腺癌行保乳手术，局部复发风险较年长患者略高，但不增加远处转移风险，也不损害总生存率。根据 Z0011 试验的结果，行保乳手术，后续放疗的患者，前哨淋巴结 2 枚及以下宏转移，可免除腋窝淋巴结清扫，不增加局部复发风险，不影响生存率。故该患者仅进行前哨淋巴结活检。

【病史及治疗续一】

➢ 患者术后的辅助治疗包括辅助化疗、放疗、内分泌治疗、靶向治疗。

➢ 辅助治疗前，建议患者至生殖中心进行保留生育功能的咨询。由于患者未婚，无法行冷冻胚胎保存、冷冻卵母细胞等方法。

➢ 2017-05-12 行 EC-TH 方案（E，表柔比星；C，环磷酰胺；序贯以 T，多西他赛；H，曲妥珠单抗）的辅助化疗。

■ 第一次化疗：表柔比星 100 mg/m^2+环磷酰胺 600 mg/m^2。

■ 化疗前 1 周应用促性腺激素释放激素类似物（gonadotropin releasing hormone analogue，GnRHa）3.6 mg 皮下注射。

■ 拟订辅助化疗后，开展内分泌治疗，方案为卵巢功能抑制+依西美坦。

【本阶段小结】

患者术后诊断为左乳浸润性导管癌Ⅲ级，$T_1N_1M_0$，ⅡA 期，Luminal B、HER2（+）型。根据 BCIRG006 临床试验，辅助化疗及靶向治疗的方案优选 EC-TH，曲妥珠单抗用药疗程为 1 年。内分泌治疗，根据 SOFT 及 TEXT 的试验结果，该患者<35 岁，伴有淋巴结转移，HER2 过表达，属于高危患者，故强烈建议使用卵巢功能抑制+芳香化酶抑制药。年轻女性，未婚未育，在进行辅助治疗前，考虑到会损害其卵巢功能，影响生育，需推荐至生殖中心进行保留生育功能的咨询。由于政策因素，该患者无法进行冷冻卵母细胞的方式。而 GnRHa 对于 HR 阳性的乳腺癌保留卵巢功能的作用尚未得到认可，尽管 PROMISE 临床试验给出了阳性的结果，但尚未列入指南。结合 TEXT 临床试验，可以考虑在化疗同时应用 GnRHa，并持续至整个内分泌治疗的过程。

【专家点评】

本病例患者属于 HER2 阳性、Luminal B 型患者，前哨淋巴结见 1 枚癌宏转移，进行保乳手术。对于存在高危复发风险的绝经前患者，辅助内分泌可选择卵巢去势的戈舍瑞林联合他莫昔芬或芳香化酶抑制药。由于手术和化疗均可导致停经，影响绝经状态的判断。年轻癌症患者通常会有 2 个方面的顾虑：癌症治疗对妊娠后胎儿先天性畸形和潜在的妊娠及分娩并发症发生的影响；妊娠可能对肿瘤预后造成一定影响。研究表明，女性乳腺癌治疗后妊娠比没有妊娠减少了 41%的死亡风险，并未影响生存时间，具有保护作用，且与雌激素受体状态无关。生育后代遗传异常和儿童期肿瘤发生率未见明显增高。抗癌治疗可能带来的生育和月经功能影响是所有生育年龄乳腺癌患者所面临的问题。如何选择恰当的时机来讨论此问题是比较复杂的。一般来说，早期讨论此问题有助于对生育保护相关技术的选择和计划。尤其是如果要选择卵母细胞或胚胎冷冻保存技术，从月经周期开始到结束需要数周的时间才能完成，这又有可能导致肿瘤治疗延迟 1 个多月。另外，一个年轻患者发现患癌并被迫需要快速决定是否实施生育功能的保护，也需要一定的时间来仔细考虑。因此，尽早讨论显得很有必要。然而，另一方面，过早转诊去做生殖咨询，又可能因高估化疗的影响而增加患者不必要的心理负担。辅助化疗可导致 13%~55%年轻乳腺癌患者提前闭经。GnRHa 通过抑制垂体-性腺轴，能够阻止原始卵泡的募集及进一步的发育成熟，可能减少化疗对卵泡及卵巢的损伤。

（辽宁省肿瘤医院　孙　涛）

【指南背景】

《中国临床肿瘤学会（CSCO）乳腺癌诊疗指南》（2017 年第 1 版）指出对于 HER2 阳性的早期乳腺癌，具有高危因素（T_2 及以上；N_1 及以上；HR 阴性）的患者首选 AC-TH 方案，还可选 TC-HT 方案。

【循证医学】

1. 促黄体生成素释放激素类似物（luteinizing hormone releasing hormone analogue，LHRHa）的卵巢功能保护作用 PROMISE 研究表明曲普瑞林联合化疗能够显著降低停经率。GnRHa 的卵巢保护作用：2016 荟萃分析表明 GnRHa 的应用与月经恢复显著相关，且与妊娠次数增加显著相关。POEMS 研究：中位随访 4.1 年，戈舍瑞林联合化疗显著改善乳腺癌患者 DFS 和 OS；HR（-）乳腺癌案例证明戈舍瑞林联合化疗显著降低卵巢功能损害并提高妊娠率。中位随访 7.3 年，曲普瑞林联合化疗不影响乳腺癌患者的 DFS。

2. Meta 分析 汇总 14 项回顾性配对对照研究，评估了妊娠对女性乳腺癌患者总生存（OS）的影响。结果表明，女性乳腺癌治疗后妊娠比没有妊娠减少了 41%的死亡风险［*PRR* 0.59；95% *CI*：0.50~0.70］。

3. 据文献报道，乳腺癌治疗后妊娠成功率非常低 45 岁以下者只有 3%（即使统计 35 岁以下者也只有 8%）。这个结果源于几个因素，其中包括抗癌治疗对性腺的损害及患者担心妊娠对乳腺癌术后评估造成不良影响。

【核心体会】

年轻 HER2 阳性并非保乳手术的禁忌证，高危患者抗 HER2 治疗是重中之重，首选 AC-TH 方案，需要考虑生育保护的选择。

（辽宁省肿瘤医院　孙　涛）

参 考 文 献

［1］Bantema-Joppe EJ，Van ER，De ML，et al. Impact of primary local treatment on the development of distant metastases or death through locoregional recurrence in young breast cancer patients. Breast Cancer Res Treat，2013，140（3）：577-585.

［2］Giuliano AE，Mc Call L，Beitsch P，et al. Locoregional recurrence after sentinel lymph node dissection with or without axillary dissection in patients with sentinel lymph node metastases：Long-term follow-up from the American col-

lege of surgeons oncology group (Alliance) ACOSOG Z0011 randomized trial. Ann Surg, 2016, 264 (3): 413-420.
[3] Regan MM. Adjuvant exemestane with ovarian suppression in premenopausal breast cancer. N Engl J Med, 2014, 371 (2): 107-118.
[4] Francis PA, Regam MM, Fleming GF, et al. Adjuvant ovarian suppression in premenopausal breast cancer. N Engl J Med, 2015, 372 (5): 436-446.
[5] Lambertini M, Boni L, Michelotti, et al. Ovarian suppression with triptorelin during adjuvant breast cancer chemotherapy and long-term ovarian function, pregnancies, and disease-free survival: a randomized clinical trial. JAMA, 2015, 314 (24): 2632-2640.

病例 21　乳腺癌肺转移合并白细胞减低症 1 例

吕　叶　尹清云　刘新兰*

宁夏医科大学总医院肿瘤医院

【病史及治疗】

➢ 患者，女性，48 岁，未绝经。

➢ 2016-12-11 因“发现右乳肿物 2 年余”就诊。既往无特殊病史记载。

➢ 专科查体：ECOG 评分：1 分；NRS 评分：0 分。头颈部、双侧锁骨上及双侧腋窝、腹股沟区未触及肿大淋巴结。右侧乳腺外上象限可触及一大小 2.0 cm×1.0 cm 肿物，压痛阴性，形态不规则，边界欠清，活动度差。未见局部皮肤橘皮样改变，未见乳头凹陷及溢液。左乳未触及明显肿块。

【辅助检查】

➢ 血常规（2016-12-19）：WBC 3.22×10^9/L，中性粒细胞（neutrophil，NEUT）1.58×10^9/L。

➢ 肿瘤标志物（2016-12-19）：CEA、CA153 正常。

➢ 乳腺超声（2016-12-20）：①右乳外上象限见 5.0 cm×1.4 cm 片状低回声区，边界不清，内部回声不均匀，周边呈毛刺状，BI-RADS 4B 亚级；彩色多普勒血流成像（color Doppler flow imaging，CDFI）：未见明显血流信号。②另于右乳 11 点钟位置乳头旁见 0.9 cm×0.9 cm 低回声结节，边界欠清，后方回声衰减，内部回声尚均匀，未见明显钙化；CDFI：未见明显血流信号，双侧腋窝未见形态异常淋巴结。

➢ 乳腺钼靶（2016-12-20）：①右乳外上象限星芒状改变，BI-RADS 5 级。②双侧脂肪化淋巴结影。

➢ 胸部 CT（2016-12-20）（图 21-1）：双肺多发散在大小不等结节，考虑转移。

➢ 右乳穿刺病理（2016-12-26）示：右侧乳腺条索状乳腺组织，部分区域呈乳腺非特殊型浸润性癌，组织学分级为Ⅱ级。免疫组化示：浸润性癌组织 ER（90%，2+～3+），PR（90%，2+～3+），CerbB2（1+），Ki-67（25%）。

➢ 骨髓穿刺形态学（2016-12-30）示：符合白细胞减低症。

【病史及治疗续一】

➢ 2017-01-03 起予单药紫杉醇（紫杉醇 120 mg 静脉滴注，第 1 天、第 8 天、第 15 天，28 天为 1 个周期），化疗 5 个周期。

* 通信作者，邮箱：liuxinlan@ csco. org. cn

【本阶段小结】

晚期乳腺癌无治愈可能，治疗目的为延长患者生存期和提高患者的生活质量。该患者虽然HR阳性、HER2阴性，但系首诊晚期一线治疗，原发病灶未切除且合并内脏转移——双肺多发转移，故选择全身化疗。对于晚期乳腺癌，一线化疗可首选单药或联合化疗；对于年轻、身体状况好，转移广泛，需快速缓解病情的患者，可首选联合化疗，方案多以含蒽环或紫杉类药物的方案为主，针对该患者的病情化疗方案可选择联合化疗方案，如AC、TA（T，紫杉醇；A，多柔比星）等。但患者多次血常规提示白细胞、中性粒细胞减低，骨髓穿刺检查提示白细胞减低症。白细胞减低常见于血液系统疾病、免疫系统疾病及感染性疾病等，还有一小部分原因不明，称之为“原发性白细胞减少症”。询问患者既往病史中无特殊疾病且未服用过影响白细胞的药物，此次就诊前未进行过血常规的检查，因此经相关检查及专科会诊考虑其白细胞减低原因不明，诊断为“原发性白细胞减少症”。鉴于此，考虑患者两药联合方案化疗难以耐受，故选择单药紫杉醇方案化疗。

【病史及治疗续二】

➢ 2017-03-06（化疗2个周期后）复查。

■ 乳腺彩超：①患者化疗后复查，原右乳外上象限低回声区，现边界模糊，范围为2.0 cm×1.1 cm，右乳外上象限低回声区。左乳低回声结节（BI-RADS 3级）。②右侧腋窝部分淋巴结皮质回声略厚。

■ 胸部CT（图21-2）：与2016-12-20化疗前对比。①双肺多发小结节，考虑转移可能。②右肺中叶陈旧性病变。

➢ 2017-05-02（4个周期后）复查。

■ 乳腺彩超：①患者化疗后复查，原右乳外上象限低回声区，现边界不清，范围约1.4 cm×0.8 cm，左乳低回声结节（BI-RADS 3级）。②双侧腋窝未见形态异常淋巴结。

■ 胸部CT（图21-3）：①双肺间质性改变。②右肺上叶、左肺下叶多发小结节灶，建议随访。③双肺多发陈旧性病变。疗效对比见图21-1、图21-2、图21-3。

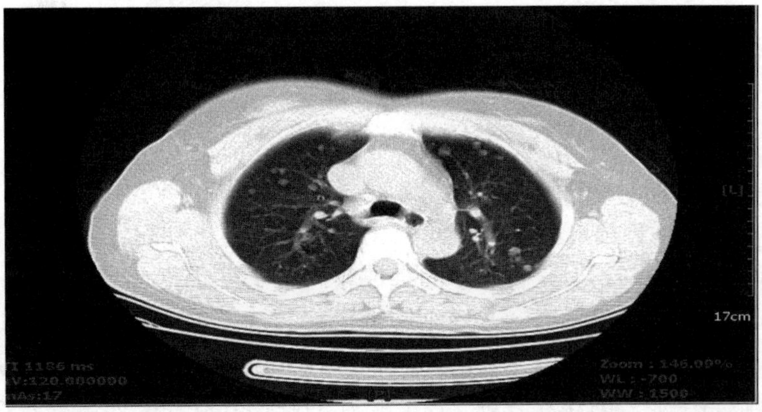

图21-1　2016-12-20化疗前胸部CT

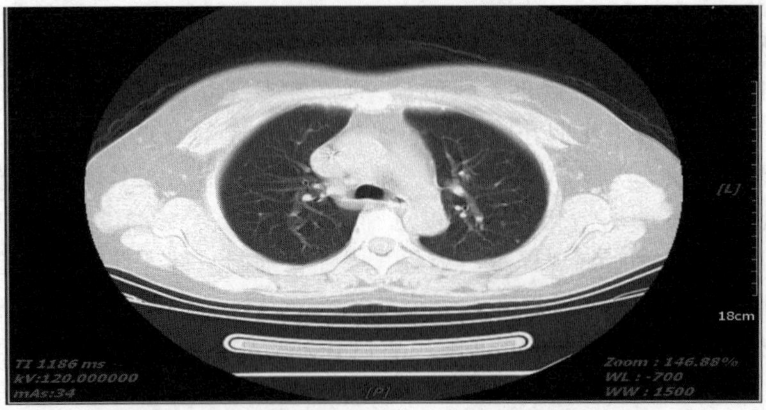

图 21-2　2017-03-06 化疗 2 个周期后胸部 CT

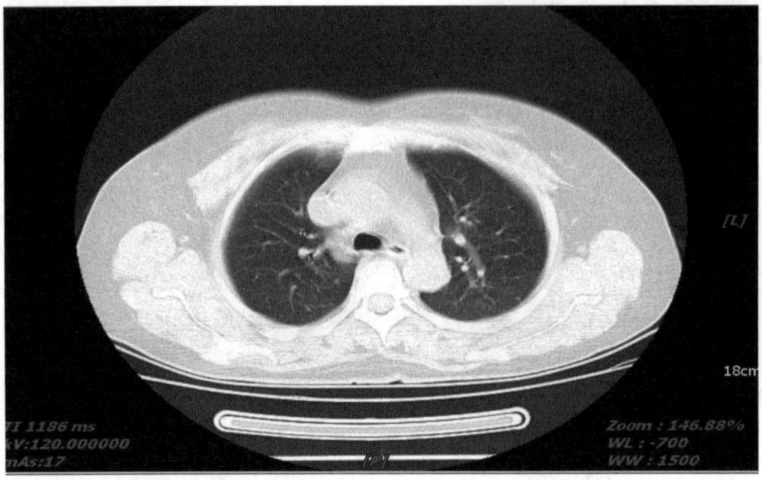

图 21-3　2017-05-02 化疗 4 个周期后胸部 CT

【本阶段小结】

对于晚期乳腺癌，根据《中国抗癌协会乳腺癌诊治指南规范（2017 年版）》及 2016 年美国 NCCN 指南，推荐化疗包括首选单药序贯或联合化疗。与单药化疗相比，联合化疗通常有更好的客观缓解率和至疾病进展时间，但联合化疗的毒性较大且生存获益无明显优势。考虑患者合并双肺多发转移，故选择化疗。该患者因合并白细胞减低症，选择单药化疗，化疗过程中出现Ⅱ～Ⅲ度粒细胞减少，予以粒细胞集落刺激因子治疗后粒细胞可恢复，并已按期完成了 5 个周期单药紫杉醇方案化疗，并取得了显著的疗效。对于需要化疗的晚期乳腺癌，如果合并原发性白细胞减低症，给予骨髓抑制毒性相对较小的单药化疗依然是安全有效的。

本例患者主要诊疗过程及评估见图 21-4。

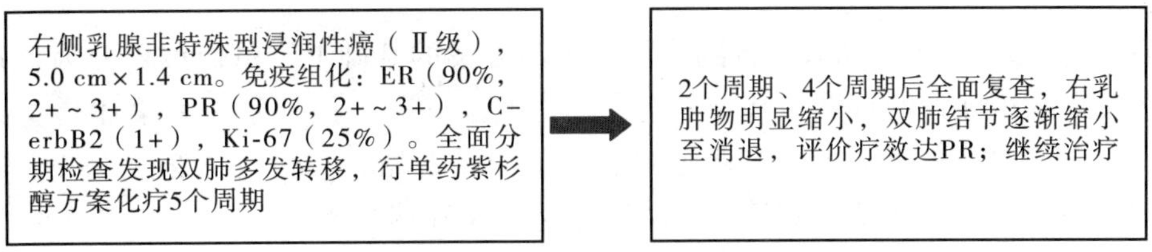

图 21-4　主要诊疗过程及评估

【专家点评一】

患者初治Ⅳ期乳腺癌，右乳 LuminalB 型乳腺癌伴肺转移，同时合并原发性白细胞减少症，单药紫杉醇化疗 5 个周期后评估病灶稳定。期间出现Ⅱ～Ⅲ度粒细胞减少，予以粒细胞集落刺激因子治疗后粒细胞可恢复。

（1）患者为初治Ⅳ期的乳腺癌患者，分子亚型为 Luminal B 型。对于这类患者，除具有内脏危象的患者外，应首先考虑内分泌治疗。Luminal B 型乳腺癌患者对内分泌治疗敏感，且既往研究提示对于复发转移性激素受体阳性的乳腺癌患者，首选内分泌治疗的疗效优于首选化疗，且安全性较好。对于此例患者，右乳癌伴肺转移，并无明显内脏危象，应优先选择内分泌治疗。

（2）美国 NCCN 指南中提示，对于转移后内分泌一线的患者，芳香化酶抑制药+CDK4/6 抑制药是最佳方案，对于绝经前的患者，还应联合卵巢功能抑制或行手术去势治疗。由于 CDK4/6 抑制药未在我国上市，根据《中国抗癌协会乳腺癌诊治指南与规范（2017 年版）》提示转移后一线激素受体阳性患者，氟维司群（500 mg）或芳香化酶抑制药都是合理选择，他莫昔芬也是可选治疗。而 FALCON 临床试验提示：在未经任何内分泌治疗的转移性乳腺癌患者中，氟维司群（500 mg）较阿那曲唑显著延长患者 PFS，其 OS 需等待后续研究结果进行确认。

（复旦大学附属肿瘤医院　王碧芸）

【专家点评二】

1. HR 阳性、HER2 阴性内脏转移治疗　内脏危象：疾病快速进展，有症状、体征、实验室检查确认的数个脏器功能异常。内脏危象并非单纯指存在内脏转移，而指危重的内脏情况需快速有效治疗而控制疾病进展，尤其指进展后就失去化疗机会的情况。对于 HR 阳性、HER2 阴性的转移性乳腺癌（MBC），病变局限在乳腺、骨和软组织及无症状、肿瘤负荷不大的内脏转移患者，可以优先选择内分泌治疗。在内分泌治疗期间，应每 2～3 个月评估 1 次疗效，未进展患者应继续维持治疗。如肿瘤出现进展，应根据病情决定更换新的内分泌治疗或改用化疗等治疗。绝经前乳腺癌患者复发转移后，首选卵巢功能抑制（戈舍瑞林或亮丙瑞林）或手术去势联合内分泌药物治疗，如果辅助治疗中未使用他莫昔芬或已中断他莫昔芬治疗超过 12 个月，可选择他莫昔芬联合卵巢功能抑制或卵巢去势。

2. Ⅳ期乳腺癌的细胞毒药物化疗　激素受体阴性，转移灶并不仅局限于骨或软组织，或伴有症状的内脏转移，或激素受体阳性，但对内分泌治疗耐药的患者应接受化疗。在美国 NCCN 指南的治疗流程中列出了各适合的化疗方案。与单药化疗相比，联合化疗通常有更好的客观缓解率和更长的无疾病进展时间。然而联合化疗的毒性较大且生存获益很小。此外，序贯使用单药能降低患者需要减小剂量的可能性。因此，专家组几乎没有发现支持联合化疗优于单药序贯化疗的强有力证据。对于该病例，患者两肺多发转移灶，但基线评估时即存在白细胞减少，故单药化疗优于联合化疗。

3. 单药化疗 在综合考虑药效、毒副作用和用药方案的基础上，单药被划分为首选单药和其他单药。NCCN 专家组推荐的首选一线单药包括：蒽环类——多柔比星、表柔比星、聚乙二醇脂质体多柔比星，紫杉类——紫杉醇、多西他赛、白蛋白结合紫杉醇，抗代谢药——卡培他滨和吉西他滨，以及非紫杉类微管形成抑制药——艾瑞布林和长春瑞滨。

（安徽省立医院　潘跃银）

【指南背景】

1.《中国晚期乳腺癌临床诊疗专家共识 2016》 治疗原则：对于 HR 阳性、HER2 阴性的转移性乳腺癌，病变局限在乳腺、骨和软组织，以及无症状、肿瘤负荷不大的内脏转移患者，可以优先选择内分泌治疗。但对于内分泌治疗耐药、肿瘤快速进展、内脏广泛转移或症状明显，需要快速减轻肿瘤负荷的患者应该先给予化疗等更有效的治疗。

2. 2017 年美国 NCCN 指南（第 1 版） 对于Ⅳ期乳腺癌的细胞毒药物化疗，专家组几乎没有发现支持联合化疗优于单药序贯化疗的强有力证据。标准的临床治疗为应用一线治疗方案直至疾病进展。在疾病进展前，不良反应有可能导致化疗药物减量或中断。有限的资料显示，持续化疗相对于短期化疗更能延长无进展生存期，但缺乏总生存期方面的差异。

（安徽省立医院　潘跃银）

1. 2017 年美国 NCCN 指南（第 2 版） 对于激素受体阳性的绝经后转移性乳腺癌患者，一线内分泌治疗使用芳香化酶抑制药、他莫昔芬、氟维司群（500 mg）及 palbociclib 联合来曲唑治疗都是合理的选择。对于绝经前的患者，还应同时抑制卵巢功能。

2. ABC3 指南 激素受体阳性的绝经后转移性乳腺癌患者，一线内分泌治疗使用芳香化酶抑制药、氟维司群（500 mg）及芳香化酶抑制药+CDK4/6 抑制药治疗都是合理的选择。对于绝经前的患者，还应同时抑制卵巢功能。

3.《中国抗癌协会乳腺癌诊治指南与规范（2017 年版）》 转移后一线激素受体阳性患者，氟维司群（500 mg）或芳香化酶抑制药都是合理选择，他莫昔芬也是可选治疗。对于绝经前的患者，还应同时抑制卵巢功能。

（复旦大学附属肿瘤医院　王碧芸）

【循证背景】

1. Meta 分析（集合 4 项临床研究，*n*=506） 将绝经前进展期乳腺癌患者，分为 LHRH 激动药+他莫昔芬组和 LHRH 激动药组。最终结果显示，随访 6.8 年，联合组 PFS 和 OS 均获益。

2. E1193 研究（*n*=739） 将转移性乳腺癌患者分为蒽环组、紫杉醇组和蒽环联合紫杉醇组作为一线治疗。最终结果显示，三组的应答率分别为 36%、34%、47%，三组治疗失败的中位时间分别为 5.8 个月、6.0 个月、8.0 个月，三组中位生存时间分别为 18.9 个月、22.2 个月、22.0 个月。联合化疗并不提高总生存和生活质量。

（安徽省立医院　潘跃银）

1. FALCON 研究 FALCON 研究入组了 462 例未经任何内分泌治疗的激素受体阳性的转移性乳腺癌患者，其中 230 例接受氟维司群（500 mg），232 例患者接受阿那曲唑治疗。氟维司群

（500 mg）对比阿那曲唑显著延长 PFS（*HR*0. 797，95% *CI*：0. 637～0. 999），氟维司群组的中位 PFS 为 16. 6 个月，阿那曲唑组为 12. 8 个月。

2. 荷兰的真实世界研究 分析了 520 例激素受体阳性的转移性乳腺癌患者。初始接受化疗的为 116 例患者，初始接受内分泌治疗的为 336 例患者。接受化疗的患者较接受内分泌治疗的患者更年轻，具有较少的并发症，接受更多的辅助治疗及出现更少比例的骨转移。初始化疗的中位 PFS 为 5. 3 个月（95%*CI*：4. 2～6. 2），中位 OS 为 16. 1 个月。初始内分泌治疗组的中位 PFS 为 13. 3 个月（95%*CI*：11. 3～15. 5），中位 OS 为 36. 9 个月。在调整了混杂因素后，初始化疗患者的预后更差。

（复旦大学附属肿瘤医院　王碧芸）

【核心体会】

Ⅳ期乳腺癌的细胞毒药物化疗首选单药化疗。

（安徽省立医院　潘跃银）

对初治Ⅳ期激素受体阳性的患者，如不存在内脏危象，建议首选内分泌治疗。

（复旦大学附属肿瘤医院　王碧芸）

参 考 文 献

[1] Robertson JF，Bondarenko IM，Trishkina E，et al. Fulvestrant 500 mg versus anastrozole 1 mg for hormone receptor-positive advanced breast cancer（FALCON）：an international，randomised，double-blind，phase 3 trial. Lancet，2016，388（10063）：2997-3005.

[2] Lobbezoo DJ，van Kampen RJ，Voogd AC，et al. In real life，one-quarter of patients with hormone receptor-positive metastatic breast cancer receive chemotherapy as initial palliative therapy：a study of the Southeast Netherlands Breast Cancer Consortium. Ann Oncol，2016，27（2）：256-262.

[3] National Comprehensive Cancer Network. NCCN guidelines for breast cancer version 1，2017［EB/OL］.［2018-05-31］. http：//www. nccn. org/professionals/physician_ gls/pdf/breast. pdf.

[4] EUROREAN SOCIETY FOR MEDICINE ONCOLOGY. 3rd ESO-ESMO International Consensus Guidelines for Advanced Breast Cancer（ABC 3）［EB/OL］.［2018-05-31］. http：//www. esmo. org/Guidelines/Breast-Cancer.

[5] 徐兵河，江泽飞，胡夕春，等. 中国晚期乳腺癌临床诊疗专家共识 2016. 中华医学杂志，2016，96（22）：1719-1727.

[6] Klijn JG，Blamey RW，Boccardo F，et al. Combined tamoxifen and luteinizing hormone-releasing hormone（LHRH）agonist versus LHRH agonist alone in premenopausal advanced breast cancer：a metaanalysis of four randomized trials. J Clin Oncol，2001，19：343-353.

[7] Sledge GW，Neuberg D，Bernardo P，et al. Phase Ⅲ trial of doxorubicin，paclitaxel，and the combination of doxorubicin and paclitaxel as front-line chemotherapy for metastatic breast cancer：an intergroup trial（E1193）. J Clin Oncol，2003，21：588-592.

[8] Gennari A，Stockle M，Puntoni M，et al. Durationof chemotherapy for metastatic breast cancer：a systematic review and meta-analysis of randomized clinical trials. J Clin Oncol，2011，29：2144-2149.

病例 22　三阴性乳腺癌术后骨转移 1 例

王智煜　赵　晖*

上海市第六人民医院

【病史及治疗】

➢ 患者，女性，59 岁，已绝经。

➢ 患者 2014-09 自行发现左乳上方一肿块，2014-09-30 于全身麻醉下行“左侧乳房单纯切除术+左侧腋窝前哨淋巴结活检术”。术后病理示：左乳浸润性癌，Ⅲ级，肿块大小 2.5 cm×2.0 cm×2.0 cm。左腋下淋巴结（2/9）见癌转移。免疫组化示：ER（-），PR（-），HER2（-），Ki-67（35%+）。2014-10-28 行左侧腋窝淋巴结清扫术。术后病理示：左腋下淋巴结（0/15）未见癌转移。

➢ 术后行 CEF-T［（C，环磷酰胺；E，表柔比星；F，氟尿嘧啶）×3 个疗程；（序贯以 T，多西他赛）×3 个疗程］方案辅助化疗 6 个疗程，末次化疗为 2015-03-22。

➢ 2015-05-08 予左胸壁、左锁骨上区放疗，剂量为 DT 50 Gy/25F。

➢ 2015-10 患者出现左肩部剧烈疼痛，活动受限，2015-11 于我院就诊。

【辅助检查】

➢ 肿瘤标志物：NSE 19.96 μg/L。

➢ 骨扫描（图 22-1）：左肱骨中段放射性摄取增高，转移可能。

➢ 左上肢 X 线（图 22-2）：左侧肱骨上段骨质破坏。

➢ 余内脏未见转移。

【病史及治疗续一】

➢ 2015-11 行 CT 引导下左肱骨穿刺活检。病理示：转移性低分化癌，结合免疫酶标记结果及临床病史，考虑乳腺癌骨转移。免疫组化示：ER（-）、PR（-）、HER2（-）、Ki-67（3%+）。

➢ 吉西他滨+顺铂化疗 3 次，每月唑来膦酸治疗。

【本阶段小结】

三阴性乳腺癌患者，术后予规范放化疗。术后 14 个月出现骨转移，由于三阴性乳腺癌的高度异质性，行二次活检，病理仍提示为三阴性乳腺癌。

参照吉西他滨联合顺铂（GP）或紫杉醇（GT）一线治疗复发或转移性三阴性乳腺癌随机、

*通信作者，邮箱：ivy25502@hotmail.com

开放、多中心Ⅲ期CBCSG006试验结果示，在主要终点无进展生存期（PFS）上，GP组达到了7.73个月，明显优于GT组，故给予GP方案为晚期一线化疗。

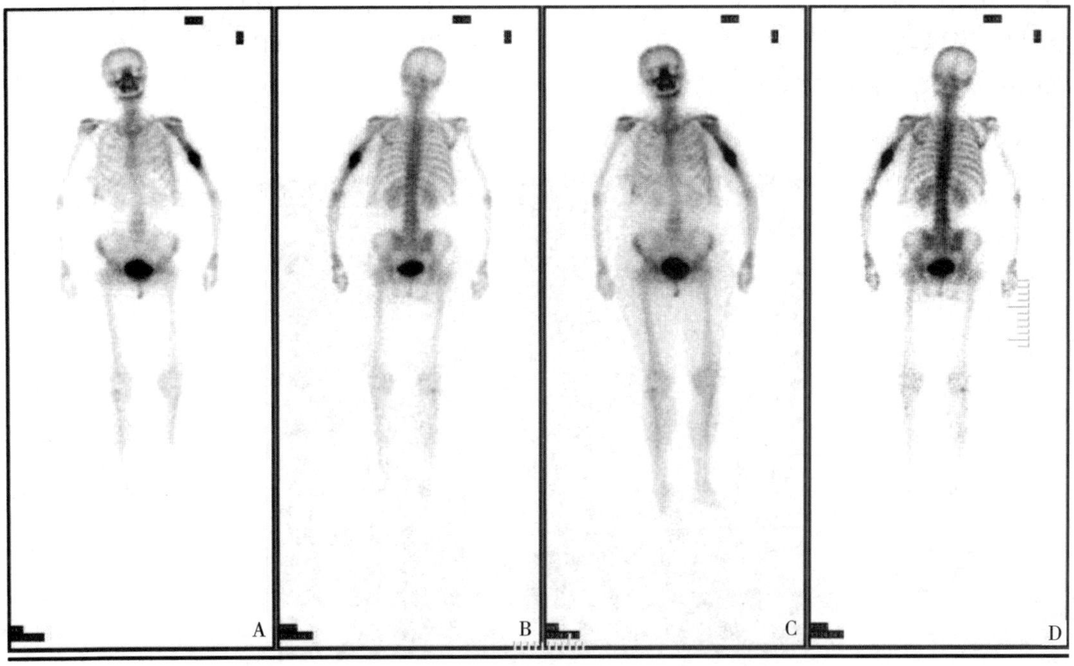

图22-1　骨扫描：左肱骨中段放射性摄取增高，转移可能

注：A. 前位相；B. 后位相；C. 前位相高对比；D. 后位相高对比

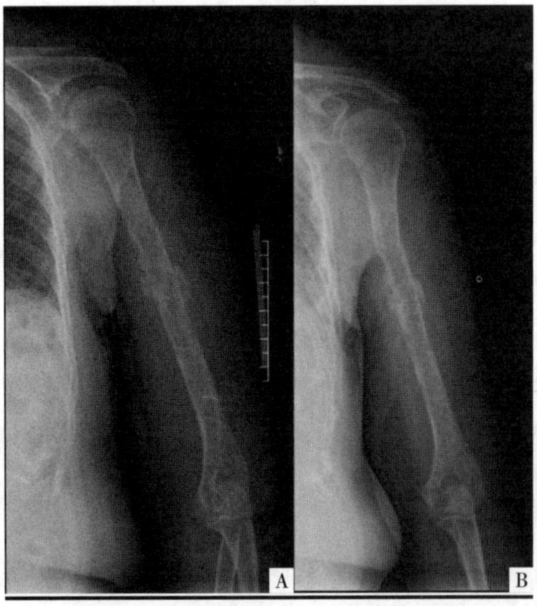

图22-2　左上肢X线

注：A、B示左侧肱骨上段骨质破坏

【病史及治疗续二】

➢ 2016-02-18 全身麻醉下行左肱骨切除+全肱骨置换术。

➢ 术后病理：转移性低分化癌，侵犯骨皮质，伴病理性骨折及骨痂形成，结合免疫酶标记及特殊染色结果，考虑乳腺癌骨转移。免疫组化示：ER（-），PR（-），HER2（-），Ki-67（3%+）。

➢ 2016-02 术后左上肢 X 线片见图 22-3。

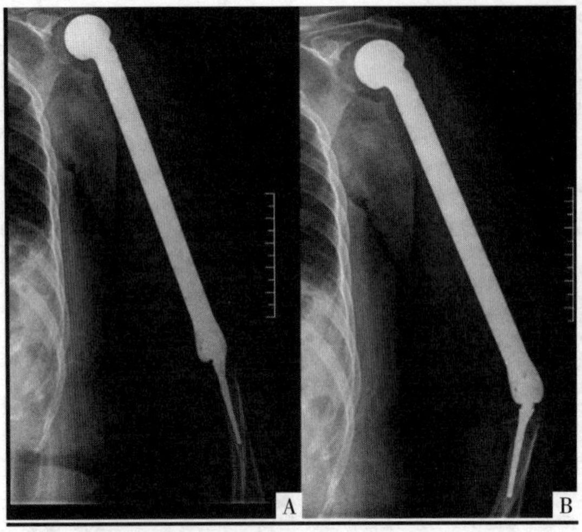

图 22-3　左上肢 X 线片

注：A、B 示左侧肱骨术后改变

➢ 术后予吉西他滨+顺铂化疗 3 次。

➢ 2016-06 予唑来膦酸每月治疗。

【本阶段小结】

骨转移患者的局部治疗指征目前仍无统一标准，长骨 Mirels 评分作为目前临床广泛使用的评分系统有一定参考价值。此患者 Mirels 评分 9 分，有局部手术指征。在 Tomita 评分系统中乳腺癌为预后较好的肿瘤，但三阴性乳腺癌患者的预后往往劣于其他类型的乳腺癌患者，应根据患者的实际情况采取局部治疗方案。

【病史及治疗续三】

➢ 2017-03 无明显诱因下出现腰痛加重，活动时明显，平卧后好转，无夜间疼痛加重，

➢ 2017-03 骨扫描（图 22-4）：全身多发骨代谢异常活跃病灶，结合病史，考虑为多发性骨转移瘤可能大。

➢ 2017-03 胸部 CT（图 22-5）：双肺多发结节，转移可能大。

➢ 予长春瑞滨+卡铂化疗。

【本阶段小结】

患者晚期一线治疗 16 个月后骨转移部位较前增多，双肺多发转移灶，疾病进展。晚期三阴性

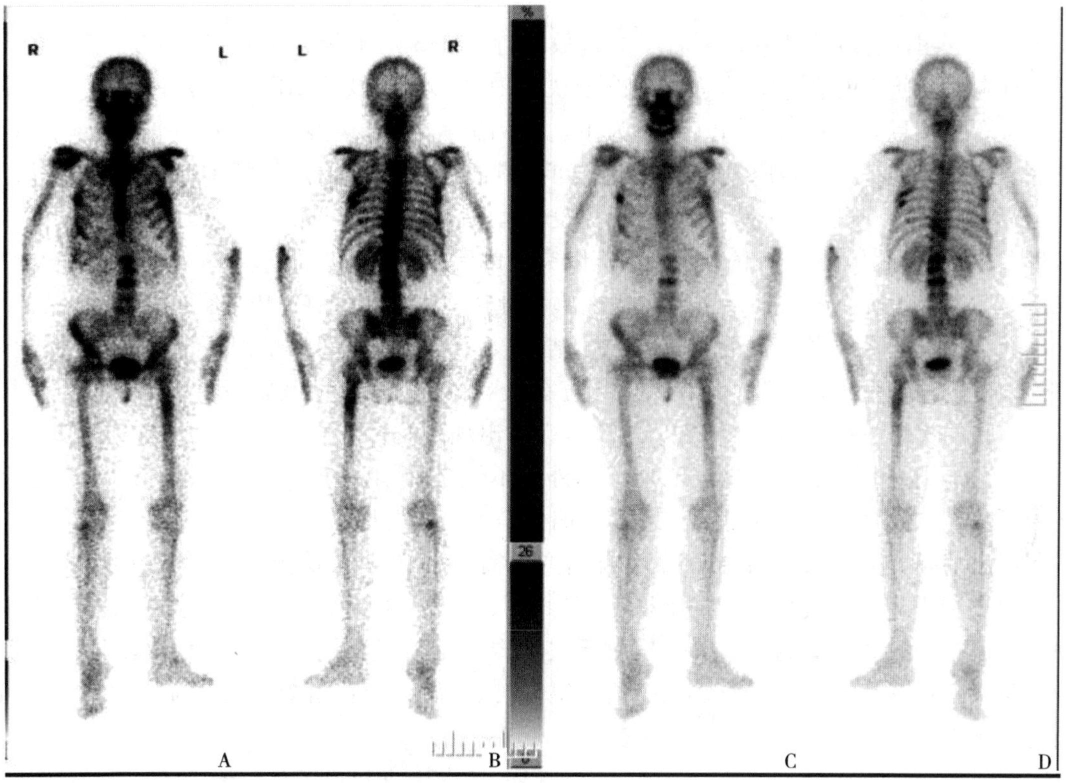

图 22-4　2017-03 骨扫描

注：A. 前位相高对比；B. 后位相高对比；C. 前位相；D. 后位相

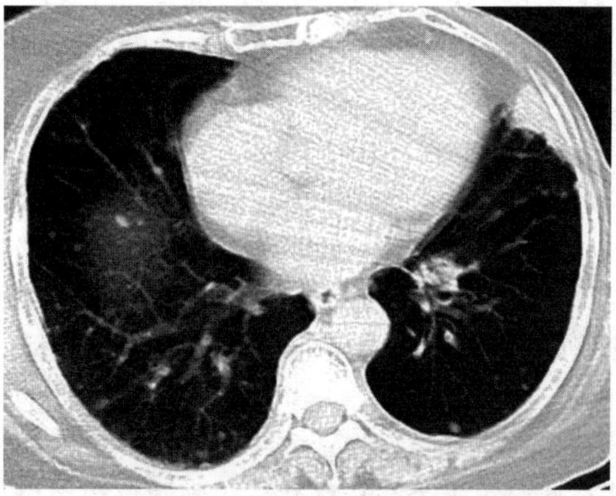

图 22-5　2017-03 胸部 CT

乳腺癌的治疗仍以化疗为主，但随着精准医学的发展，Lehmann 等根据 mRNA 表达谱聚类分析将三阴性乳腺癌进一步分为 6 个亚型——BLBC1、BLBC2、间充质型、间充质干细胞型、免疫调节型及雄激素受体阳性型。目前靶向治疗研究主要集中在 DNA 修复缺陷、上皮间质转化、肿瘤干细胞、免疫相关治疗和雄激素受体过表达抑制等方面，但临床疗效还需观察。

【专家点评】

本病例为三阴性乳腺癌患者，术后予规范放化疗，DFS 约 1 年时出现骨转移。三阴性乳腺癌是一类具有高度异质性的乳腺癌的总称，由于缺乏内分泌治疗及抗 HER2 治疗的靶点，临床上治疗手段相对有限，目前药物治疗仍以化疗为主。该例患者在出现症状后对其行骨病灶二次活检是值得赞赏的，这有助于排除骨原发肿瘤，还有可能获得行内分泌治疗或抗 HER2 靶向治疗的病理证据。对三阴性乳腺癌进行靶向治疗（包括免疫治疗）是当下的研究热点。建议该患者完成包括 *BRCA* 基因在内的基因检测，了解有无针对基因突变的治疗靶点。

根据 CBCSG006 研究的结果，患者在发现单发骨转移病灶后选择 GP 方案作为晚期一线治疗方案是合理的，特别是在患者复发距离辅助化疗结束仅有半年多时间的情况下，更有必要选择辅助化疗未曾用过的药物来进行治疗。患者在 GP 方案及双膦酸盐治疗期间施行了局部手术，这也有助于其临床症状的缓解。在 PFS 达到 18 个月时，患者出现多发骨转移，合并双肺多发转移。此时须优先选择既往未用过的药物进行二线治疗。另外，不论是晚期一线还是二线治疗，如果适逢有合适的临床研究，在符合入组条件时推荐患者参加会是不错的选择。

需要指出的是，复发转移性乳腺癌不可治愈，需采取“细水长流”的策略来达到“延年益寿”的目标。根据《中国晚期乳腺癌维持治疗专家共识》中的意见，维持治疗在晚期乳腺癌的全程管理治疗模式中占据重要地位，特别是对于欠缺内分泌治疗和抗 HER2 治疗手段的三阴性乳腺癌而言。该患者在 GP 方案治疗有效后，如能选择有效且患者能够耐受的药物维持治疗，有可能获得更长的 PFS 和 OS。

（湖南省肿瘤医院　谢　宁　欧阳取长）

【指南背景】

根据《中国晚期乳腺癌维持治疗专家共识》指出：

（1）部分从一线联合化疗方案中获益且耐受性好的患者，可考虑将联合方案持续用到疾病进展时，或根据患者耐受情况适时更改剂量及用药时长。可选的联合药物有紫杉类、吉西他滨、卡培他滨、长春瑞滨等。

（2）维持治疗需要兼顾疗效、安全性和经济因素等。因此，在一线化疗有效的前提下，选用其中一种适合长期使用、方便、安全又经济的药物进行维持治疗是目前推荐的方案之一。可选的药物为卡培他滨等。

（3）对于难以耐受常规剂量化疗维持的患者，可考虑节拍化疗；适合节拍化疗的药物应为高效、低毒且使用方便的口服制剂，推荐的有卡培他滨、长春瑞滨、环磷酰胺或甲氨蝶呤等。

【循证背景】

1. CBCSG006 试验　本试验是第 1 个在转移性三阴乳腺癌患者中比较含铂联合方案 GP 和含紫杉联合方案 GT 的Ⅲ期研究，主要终点是 PFS。在意向治疗（intention to treat，mITT）人群中，GP 和 GT 组分别达到了 7.73 个月和 6.47 个月，非劣效检验和优效性检验均显示统计学的差异，这种差异在 PPS 人群中也得到了验证。次要终点提示 GP 对比 GT 提高了将近 15%的有效率，提示对于恶性程度较高、负荷较大、进展较为迅速或急需控制症状的转移性三阴乳腺癌患者，含铂 GP 方案是比 GT 方案更合理的选择。

2. 韩国 KCSG-BR07-02 研究　乳腺癌患者在接受 6 个周期的吉西他滨联合紫杉醇（PG）作为晚期一线化疗取得疾病控制后，再随机分为观察组和继续 PG 方案维持化疗组，直至患者出现病情进展或不能耐受等。结果表明：不论是中位 PFS（7.5 个月 *vs*. 3.8 个月）还是中位 OS（32.3 个月 *vs*. 23.5 个月），维持化疗组均要显著优于观察组。维持组的不良事件率要高于观察组，但总体而言两组患者的生活质量并无显著差异。

（湖南省肿瘤医院　谢　宁　欧阳取长）

参 考 文 献

[1] Hu XC, Zhang J, Xu BH, et al. Cisplatin plus gemcitabine versus paclitaxel plus gemcitabine as first-line therapy for metastatic triple-negative breast cancer (CBCSG006): a randomised, open-label, multicentre, phase 3 trial. Lancet Oncol, 2015, 16 (4): 436-446.

[2] Lehmann BD, Bauer JA, Chen X, et al. Identification of human triple-negative breast cancer subtypes and preclinical models for selection of targeted therapies. J Clin Invest, 2011, 121 (7): 2750-2767.

病例 23　乳腺癌化疗相关丙型肝炎病毒再激活

吴玉团　孔令泉*　厉红元　任国胜　吴凯南

重庆医科大学附属第一医院

【病史及治疗】

➢ 患者，女性，59 岁，已停经。既往健康状况良好，否认慢性病、传染病及遗传病史，20 余年前（1994 年）因胃溃疡上消化道大出血，输血治疗，此次入院首次发现丙型肝炎病毒（hepatitis C virus，HCV）感染，既往未行相应治疗。

➢ 患者因“右乳包块 2 个月”入院，查体：右乳 11 点钟方向距乳头 3 cm 处可扪及大小 4 cm×3 cm 包块，质硬，无压痛，形态欠规则，边界不清，活动差，右腋窝可扪及肿大淋巴结 2 cm×1 cm，质硬、活动差。

➢ 入院后于 2016-07-13 行右乳肿块空芯针穿刺活检，诊断为“右侧乳腺浸润性导管癌”，ER（90%，3+），PR（90%，3+），CerbB2（-），Ki-67（40%+），p53（90%，2+），E-cad（+）。

➢ 入院查肝功能正常，丙型肝炎病毒 IgG 抗体阳性。乙型肝炎病毒（hepatitis B virus，HBV）血清标志物：HBV 表面抗原（HBsAg）阴性，HBV 表面抗体（HBsAb）阳性，HBVe 抗原（HBeAg）阴性，HBVe 抗体（HBeAb）阴性，HBV 核心抗体（HBcAb）阳性，予以 TEC 方案（T，多西他赛；E，表柔比星；C，环磷酰胺）新辅助化疗，每 3 周 1 个疗程。

➢ 化疗 4 个疗程后，完善相关术前检查及准备，无手术禁忌证，于 2016-10-10 行右侧乳腺癌改良根治术。术后继续行 TEC 方案化疗。第 6 个疗程化疗前，查肝功能示：丙氨酸氨基转移酶（alanine aminotransferase，ALT）124 U/L，天冬氨酸氨基转移酶（aspartate aminotransferase，AST）180 U/L，总胆红素 16.3μmol/L，间接胆红素 10.9μmol/L。丙型肝炎病毒抗原阴性，丙型肝炎病毒 IgG 抗体阳性。HBV 血清标志物：HBsAg 阴性，HBsAb 阳性，HBeAg 阴性，HBeAb 阴性，HBcAb 阳性。甲型肝炎病毒、丁型肝炎病毒、戊型肝炎病毒抗原抗体阴性，自身免疫性抗体阴性，EB 病毒抗原及抗体阴性。乙型肝炎病毒 DNA 病毒定量（hepatitis B virus DNA，HBV DNA）<1.0 U/ml，丙肝 RNA 病毒定量（hepatitis C virus RNA，HCV RNA）$8.17×10^3$ U/ml。请感染科会诊，考虑 HCV 再激活，建议进一步检查丙肝基因分型，在等待基因分型检测结果期间，考虑到患者恶性肿瘤的长期预后，争取先完成恶性肿瘤的最后一次化疗，加强保肝治疗。

患者于 2016-11-18 完成最后 1 个疗程化疗后，到传染科门诊，根据丙型肝炎病毒基因分型结果行抗丙肝病毒治疗。给予患者复方二氯醋酸二异丙胺（80 mg，每日 2 次）、异甘草酸镁注射液（0.2 g，每日 1 次）等保肝治疗。2 周后复查肝功能：ALT 78 U/L，AST 60 U/L，总胆红素 14.5 μmol/L，间接胆红素 9.8 μmol/L。患者肝功能明显好转，ALT 轻度升高，在继续保肝治疗的

* 通信作者，邮箱：huihuikp@163.com

基础上，顺利完成第6疗程化疗。化疗后复查肝功：ALT 76U/L，AST 35U/L，总胆红素12.7 μmol/L，间接胆红素5.3 μmol/L。

➢ 患者HCV基因型检查示：Ⅰb型。化疗结束后于传染科门诊行抗HCV治疗。给予达卡他韦（daclatasvir）（60 mg 口服，每日1次）和索非布韦（sofosbuvir）（400 mg 口服，每日1次）抗病毒治疗，疗程12周，同时给予口服保肝治疗。HCV抗病毒治疗1个月后复查，HCV RNA定量恢复正常，抗病毒治疗持续至化疗结束后3个月停药，随访期间乳腺及肝功能检查均正常，丙型肝炎病情控制稳定。

【本阶段小结】

肝炎病毒再激活常发生于恶性肿瘤患者化疗或免疫抑制治疗过程中，以HBV再激活较为常见，也有文献报道在恶性血液肿瘤患者治疗中出现HCV再激活，但是HCV再激活在实体肿瘤中的报道相对较少。HCV再激活相对HBV再激活少见，一旦发生，其与HBV再激活一样，均会对患者的临床预后造成不良影响。HCV再激活可引起肝炎，甚至肝衰竭，导致患者的化疗中断，影响患者的抗肿瘤治疗，甚至危及患者生命。文献报道，HCV再激活引起的肝功能异常通常发生于化疗后的2~4周，本例患者于第6个疗程化疗前发现肝功能异常。

HCV再激活的定义：氨基转移酶的水平升高3倍或以上时，HCV病毒载量超过1.0 U/ml，并排除了恶性肿瘤肝转移或由于其他原因引起的氨基转移酶升高之后，即可诊断HCV再激活。HCV再激活的机制可能是由于患者在免疫抑制治疗期间，免疫功能降低，进而导致HCV病毒的复制活跃，当免疫抑制解除后，宿主的免疫功能恢复，进而使被HCV感染的肝细胞迅速遭到免疫破坏，从而引起肝损害。HCV并非直接破坏宿主的肝细胞，而是宿主自身的免疫反应引起的肝损伤起了关键的作用。HCV携带者抗病毒治疗后，少量的HCV RNA会持续存在于宿主的肝脏，这些持续存在的HCV病毒，在宿主免疫功能被抑制时恢复活跃的复制，就会引起HCV的再激活。

本例为ⅢA期乳腺癌患者，第6次化疗前发现HCV再激活，在保肝治疗下完成了第6疗程的化疗后，根据患者的HCV基因分型（Ⅰb型），使用daclatasvir（60 mg 口服，每日1次）和sofosbuvir（400 mg 口服，每日1次）抗病毒治疗12周，HCV抗病毒治疗1个月后复查，HCV RNA定量恢复正常，后续治疗及随访期间患者无复发。daclatasvir和sofosbuvir是治疗HCV的型的直接抗病毒药（direct-acting antiviral agents，DAAs），被推荐用于治疗HCV，其对HCV具有良好的作用效果，对于非肝硬化患者推荐疗程为12周。

世界上有1.85亿HCV感染者，我国HCV感染者数量较大。随着针对肿瘤的化疗和免疫抑制治疗的广泛应用，肝炎病毒（HBV和HCV）再激活已经较为普遍，这是一个临床医师不可轻视的临床问题。本例化疗期间HCV再激活提示，在肿瘤患者系统化疗前应进行肝炎病毒筛查，此外，临床医师应重视肿瘤患者化疗期间可能由HCV再激活引起的肝功能异常和肝衰竭，因此，在肿瘤患者化疗期间应该严密监测肝功能，特别是对于HCV携带者。

【专家点评一】

（1）入院后化疗前HCV抗体阳性，应该对患者行HCV RNA检查，不能因为肝功能正常而不进行HCV RNA检测，许多丙肝活动者肝功能可能是正常的。

（2）化疗后肝功能异常，可能有HCV再激活的因素，也要考虑到化疗药物的肝毒性作用。

（3）该病例由于治疗前未行HCV RNA检测，因此，究竟是原来丙型肝炎病毒活动，还是使用免疫抑制剂后的HCV再激活值得商榷。但是，整个处理过程非常准确。目前小分子抗病毒药物

（DAAs）治疗丙型肝炎效果确切，复发率低，是肿瘤化疗后 HCV 再激活的良好药物选择。

（复旦大学附属华山医院　蒋为民）

【专家点评二】

HBV 再激活的定义：①对于 HBsAg 阳性患者，将 HBV 再激活定义为 HBV DNA 超过基线水平 10 倍。②乙型肝炎 e 抗原（HBeAg）阴性患者血清 HBeAg 转阳。③对于 HBsAg 阴性患者，HBV 再激活则定义为血清 HBsAg 转阳。④对于基线 HBV DNA 不可测的患者，HBV 再激活定义为血清 HBV DNA 可测到。

HCV 再激活的定义：转氨酶的水平升高 3 倍或以上时，HCV 病毒载量超过 1.0 U/ml，并排除了恶性肿瘤的肝转移或由于其他原因引起的转氨酶升高之后，即可诊断 HCV 再激活。

任何原因引起的免疫抑制，可以导致免疫功能的失调，引起肝炎病毒的再激活，从亚临床的肝炎病毒增加到黄疸甚至引起暴发性和（或）致死性的肝衰竭。肝炎病毒再激活常发生于恶性肿瘤患者化疗或免疫抑制治疗过程中，以 HBV 再激活较为常见，也有文献报道在恶性血液肿瘤患者治疗中 HCV 再激活，但是 HCV 再激活在实体肿瘤中的报道相对较少。本病例患者进行 TEC 辅助化疗中，发生 HCV 再激活。HCV 携带者病毒再激活，其相关性不如 HBV 再激活明确，发生的比例也相对较低（18.2%和 75.0%），严重肝功能损伤患者并不常见，预后往往较 HBV 再激活患者好，仅有少部分患者死亡。但是，病毒再激活继发重症肝炎患者中，HBC 和 HCV 感染患者的病死率相似。因此，若发生抗肿瘤治疗后 HCV 再激活，则须积极抗病毒治疗。本病例患者在出现丙型肝炎病毒 IgG 抗体阳性和 HBV 核心抗体（HBcAb）阳性时，应该建议患者进行病毒 DNA 定量检测，如果存在病毒复制，应先行抗病毒治疗，待病毒 DNA 恢复正常后再进行抗肿瘤治疗。

（辽宁省肿瘤医院　孙　涛）

【指南背景】

1.《肿瘤药物相关性肝损伤防治专家共识》（2014 年版）　抗肿瘤药物如环磷酰胺、多柔比星、顺铂、博来霉素、吉西他滨、依托泊苷、长春新碱和皮质类固醇等可以使 HCV 携带者病毒再激活，其相关性不如 HBV 再激活明确，发生的比例也相对较低（18.2%和 75.0%）。严重肝功能损伤患者并不常见，预后也往往较 HBV 再激活患者好，仅有少部分患者死亡。但是，病毒再激活继发重症肝炎患者中，HBC 和 HCV 感染患者的病死率相似。因此，一旦发生抗肿瘤治疗后 HCV 再激活，仍需积极抗病毒治疗。

2. 美国 NCCN 指南　对于淋巴瘤合并 HBV 患者明确建议在化疗期间采用聚合酶链反应（polymerase chain reaction，PCR）法每月检测 1 次 HBV DNA，而化疗结束后每 3 个月检测 1 次 HBV DNA。日本专家建议对，HBsAg 阴性/抗 HBc 阳性的淋巴瘤患者每月检测 1 次 HBV DNA，每月至少检测 1 次 ALT、AST，并监测至化疗结束后至少 1 年。

【循证背景】

1.《2015 年中国慢性乙型肝炎防治指南》　慢性 HBV 感染者在接受肿瘤化疗（包括新型分子靶向药物治疗）或免疫抑制治疗过程中，20%～50% 的患者可出现不同程度的乙型肝炎再激活，亦有文献报道高达 60% 的肿瘤患者在接受化疗时会发生 HBV 再激活。

2. HBV/HCV 病毒再激活的高危因素　病毒状态，乙型肝炎或丙型肝炎表面抗原阳性的肿瘤患者，对其化疗后大约有 15%患者出现病毒再激活；靶向药物致免疫抑制是病毒再激活的另一个主要原因；蒽环类及皮质醇类的应用，蒽环类以剂量依赖性刺激肿瘤细胞分泌 HBV DNA，而 HBV

DNA 含有糖皮质激素应答元件。

【核心体会】

对于 HBsAg/HBcAb 阳性或 HCV 携带者的肿瘤患者，在化疗基线应进行肝炎病毒 DNA 定量检测，如存在病毒复制应先行抗病毒治疗。抗肿瘤治疗期间定期监测，可早期发现可能由 HBV 或 HCV 再激活引起的肝功能异常和肝衰竭。

（辽宁省肿瘤医院　孙　涛）

参考文献

[1] Torres HA, Davila M. Reactivation of hepatitis B virus and hepatitis C virus in patients with cancer. Nat Rev Clin Oncol, 2012, 9：156-166.

[2] Wang Y, Rao HY, Xie XW, et al. Direct-acting antiviral agents resistance-associated polymorphisms in Chinese treatment-naive patients infected with genotype 1b hepatitis C virus. Chin Med J (Engl), 2015, 128：2625-2631.

[3] Oguz A, Aykas F, Unal D, et al. Hepatitis B and C seroprevalence in solid tumors-necessity for screening during chemotherapy. Asian Pac J Cancer Prev, 2014, 15：1411-1414.

[4] Radkowski M, Gallegos-Orozco JF, Jablonska J, et al. Persistence of hepatitis C virus in patients successfully treated for chronic hepatitis C. Hepatology, 2005, 41：106-114.

[5] Sulkowski MS, Gardiner DF, Rodriguez-Torres M, et al. Daclatasvir plus sofosbuvir for previously treated or untreated chronic HCV infection. N Engl J Med, 2014, 370：211-221.

病例 24　妊娠期乳腺癌 1 例病例汇报

王懋莉　王富文　吴克瑾*

复旦大学附属妇产科医院

【病史及治疗】

➢ 患者，女性，31 岁。孕 0 产 0，无乳腺癌及其他肿瘤家族史。既往体健。

➢ 妊娠 24 周，发现右乳外下肿块 3 个月。

➢ 20 天前于当地医院行超声（2017-02-07）提示右乳外侧低回声团块，BI-RADS 3 级，右侧淋巴结增大。于外院行右乳肿块空芯针穿刺活检术（corn needle biopgy，CNB），穿刺病理提示右乳浸润性导管癌。遂来我院要求进一步治疗。

➢ 体格检查：双乳对称，右乳外下扪及肿块，大小 4 cm×3 cm×3 cm，边界尚清，表面粗糙，质硬，活动度尚可。左乳未扪及明显肿块，双腋窝淋巴结未触及。

【辅助检查】

➢ 乳腺超声（2017-02-27）示：右乳实性占位，大小 18 mm×16 mm×33 mm，BI-RADS 4B 亚级，右侧腋下多发实质样结节，较大者为 10 mm×8 mm。

➢ 腹部超声（2017-02-27）示：肝、胆、胰、脾未见异常。

➢ 病理会诊（2017-02-27）示：右乳浸润性导管癌，Ⅲ级。

【本阶段小结】

患者妊娠 24 周，发现右乳肿块 3 个月，外院行 CNB，外院病理提示为右乳浸润性导管癌，经我院病理会诊，确诊为妊娠期乳腺癌，$cT_2N_1M_0$，妊娠 24 周+。

妊娠哺乳期乳腺癌指妊娠期间或产后 1 年内发生的乳腺癌，发病中位年龄为 33 岁。妊娠哺乳期乳腺癌的发病率为 1/3000。因妊娠期不同，母体与胎儿具有不同的生理及发育特点，且涉及伦理法规及母亲治疗意愿不同，妊娠哺乳期乳腺癌的治疗更强调个体化。该患者妊娠中期，既往未生育史，具有强烈的生育意愿，期望在接受乳腺癌治疗的同时继续妊娠至胎儿娩出。

准确的分期有助于预测预后及指导治疗，在多学科诊疗模式讨论制订个体化综合治疗方案之前，首先向患者推荐乳腺超声、钼靶、X 线胸片、腹部超声检查，建议患者可考虑行无增强乳腺磁共振成像（MRI）检查。患者最终选择行乳腺超声、腹部超声检查，拒绝钼靶、X 线胸片检查，由于不能耐受较长时间俯卧体位，患者没有选择行无增强乳腺 MRI 检查。随着技术的发展，双侧钼靶的放射剂量为 2~4 Gy，胎儿的暴露剂量约 0.5 Gy，低于 1 Gy 的安全剂量，是妊娠期可行的

* 通信作者，邮箱：kejinwu@163. com

辅助检查手段，但仍有多数妊娠期乳腺癌患者因有所顾虑而拒绝行钼靶检查。MRI 增强造影剂能够透过胎盘对胎儿产生影响，禁忌用于妊娠期乳腺癌。但即使非增强乳腺 MRI，患者也可能因为体位原因，不适合进行检查。妊娠期不推荐行胸部 CT、全身骨扫描等检查，不利于全身评估。这些辅助检查手段的限制使用，可能对妊娠期乳腺癌的临床分期低估，是造成妊娠期乳腺癌较相同临床分期非妊娠期乳腺癌预后不良的可能因素之一，一旦校正分期，妊娠期乳腺癌与非妊娠期乳腺癌预后无显著差异。

该患者仅行乳腺超声、腹部超声检查，提示临床分期ⅡB 期。患者选择先行乳腺癌手术，术后行乳腺癌辅助化疗至胎儿成熟，妊娠 35 周后停止化疗，妊娠 35~37 周行子宫下段剖宫产术，产后行进一步病情评估，接受后续乳腺癌治疗。

【病史及治疗续一】

➢ 患者于 2017-03-13 在全身麻醉下行右乳癌改良根治术。

【辅助检查】

➢ 术后病理示乳腺浸润性导管癌（肿块大小 5 cm×5 cm×3 cm），非特殊型，Ⅲ级，乳头、皮肤及基底部未见癌累及。腋下淋巴结 24 枚，其中 22 枚见癌转移。免疫组织化学示：ER（-），PR（-），HER2（-），Ki-67（85%+）。荧光原位杂交（FISH）结果：提示 *HER2* 基因无扩增。

【本阶段小结】

患者妊娠 24 周，妊娠中期，行乳腺癌根治手术或新辅助化疗都是可选的治疗手段。绝经前激素受体阳性乳腺癌新辅助化疗 pCR 率约 13%，HER2 型、TNBC 乳腺癌 pCR 率约 40%，患者外院所获得的 CNB 标本未行免疫组化检测，未明确乳腺癌分子分型，无法预测患者对新辅助化疗的治疗反应性，患者决定先行乳腺癌手术治疗，术后明确乳腺癌分子分型，行辅助化疗，待至产后开展个体化的乳腺癌综合治疗。

对于手术方式的选择，由于放疗受限而限制开展保乳手术。患者拒绝进行核素示踪的前哨淋巴结活检（sentinel lymph node biopsy，SLNB）。患者无术中放置扩张器、后续行二期乳腺整形手术的治疗需求，最终决定行乳腺癌改良根治手术。在开展治疗前首先行产前检查，排除胎儿已有畸形的可能，同时请产科、麻醉科等科室会诊，行围术期准备。产科会诊意见：加强母胎监护，除常规监测指标外，通过胎心监测胎儿宫内情况；术中术后观察宫缩、阴道出血、腹痛腹胀等情况，对症治疗，预防流产。麻醉科会诊意见：避免具有明确致畸可能的麻醉药品，对于妊娠期特殊的血流动力学及凝血功能变化，行术中术后监护，防止血容量异常及血栓形成。

患者行乳腺癌改良根治术，术后病理提示为妊娠期乳腺癌，浸润性导管癌，$pT_2N_3M_0$，三阴性乳腺癌，Ki-67（85%+）。患者术后病理分期ⅢC 期，较术前临床分期进展，提示术前临床分期低估，产后有行全身检查的必要性。妊娠期乳腺癌临床分期低估可能影响妊娠期乳腺癌治疗效果。

【病史及治疗续二】

➢ 患者乳腺癌改良根治术后接受单周 P×12 个周期+EC×4 个周期方案［P，紫杉醇（130 mg）；E，表柔比星；C，环磷酰胺］辅助化疗，化疗 6 个周期后，妊娠 35 周，停止化疗。

➢ 妊娠 36 周+1 天，患者于 2017-05-23 行子宫下段剖宫产术，娩出一活女婴，Apagar 评分为 10 分。

➢ 于剖宫产后 9 天行第 7 个周期化疗（P，紫杉醇 120 mg），治疗至今。

➢ 患者产后恢复良好，回奶，未哺乳。

【辅助检查】

➢ 胸部 CT（2017-06-23）示：右乳术后两下肺纤维条索影，附见轻度脂肪肝。

➢ PET-CT（2017-06-22）示：右乳癌术后化疗后，①术区多发高代谢软组织结节，考虑术后炎性肉芽肿可能，术区皮下条索影，伴代谢增高，考虑炎性改变。左乳外上象限不规则软组织影，代谢不高，良性病变如小叶增生可能。以上建议超声密切随访。②左肾囊肿，子宫生理性改变。

【本阶段小结】

患者化疗指征明确，妊娠期乳腺癌如何选择合适的化疗药物，制订合适的化疗方案？化疗是三阴性乳腺癌重要的辅助治疗手段，推荐蒽环类、紫杉类药物序贯用于三阴性乳腺癌辅助化疗。自 2009 年美国国家综合癌症网络（NCCN）指南首次设立化疗优先选择方案以来，EC-P 剂量密集序贯治疗地位不断得到加强。该患者增殖指数 85%，可能从剂量密集治疗中更多获益。E1199 临床试验 10 年研究结果也提示三阴性乳腺癌紫杉醇单周治疗方案生存获益更优。通过同时收集母体与胎儿的血浆标本，检测妊娠期间化疗药物约透过胎盘的情况，提示乳腺癌常用的化疗药物如紫杉醇胎盘通过率为 1.4%，低于表柔比星胎盘通过率 4.0%、多柔比星胎盘通过率 7.5%。患者最终接受单周紫杉醇治疗×12 个周期序贯蒽环联合环磷酰胺 3 周治疗×4 个周期的辅助治疗方案，以期更积极地进行辅助化疗的同时，最小可能影响胎儿。

在接受 6 个周期单周紫杉醇治疗后，患者妊娠满 35 周，为避免分娩期间母体骨髓造血功能异常，建议患者妊娠 35 周后停止化疗。患者于妊娠 36 周+1 天，行子宫下段横切口剖宫产术，娩出一活女婴，Apagar 评分 10 分。患者曾于剖宫产前 1 个月于我院产科行地塞米松促胎肺成熟等宫内准备。剖宫产后 9 天，患者继续接受后续辅助化疗至今。值得注意的是，分娩前后化疗剂量均按照患者的体表面积进行计算。因接受乳腺癌辅助化疗，患者回奶，未哺乳。

产后，患者接受胸部 CT、全身 PET-CT 检查，排除全身转移可能。

患者计划于化疗结束后接受乳腺癌局部放疗。

【专家点评】

该患者诊断为妊娠期乳腺癌，于妊娠中期行乳腺腺癌改良根治术，病理示浸润性导管癌，$pT_2N_3M_0$，三阴性乳腺癌，Ki-67（85%+）。术后行单周紫杉醇辅助化疗 6 个周期后，于妊娠 35 周行子宫下段剖宫产术，后继续辅助化疗治疗至今。

（1）妊娠期乳腺癌指妊娠期间或产后 1 年内发生的乳腺癌。文献报道，其在妊娠期妇女的发病率为 1/3000~1/1000。通常发生于 33~34 岁的妊娠女性，在妊娠 17~25 周中表现出症状。由于人群、地域及对妊娠期乳腺癌的定义不同，妊娠期乳腺癌的发病率也有所不同。妊娠期乳腺癌大多表现为乳腺肿块，但由于妊娠期及哺乳期乳房的一些生理性变化，如乳房增大、腺体增厚等，乳腺肿瘤易被掩盖，其症状和体征往往被忽视，以致延误诊断。因此，妊娠期乳腺癌的病期往往较晚，且多数伴有淋巴结转移。

（2）超声诊断由于其无创、准确、安全无放射性等优点常作为初诊阶段的首选检查手段。钼靶在妊娠期乳腺癌中也可以安全进行，据报道其准确性为 80%。乳腺 MRI 的准确性及安全性目前还没有确凿的证据。动物模型显示，磁共振增强造影剂钆可穿透胎盘引起胎儿异常。目前仍缺少人群对照研究，因此钆被美国食品药品管理局（FDA）归类为 C 类妊娠期药物。CT、骨扫描常规均不推荐。大多数妊娠期乳腺癌患者的病理分型为浸润性导管癌，84%为低分化癌。多项研究结果显示，与绝经前非妊娠期乳腺癌患者相比，妊娠期乳腺癌患者的ER、PR阳性表达率低，HER2的扩增比例相近或增加。

（3）手术治疗：大部分研究显示，手术和麻醉均不增加胎儿畸形或发育异常的风险，因此可以安全地实施。目前许多患者及医师均选择等到妊娠12周以后，以降低胎儿自然流产的风险。该患者为妊娠24周，在妊娠中期手术为可考虑的治疗手段。对于手术方式的选择，保乳手术也是可行的，妊娠中后期的患者可待分娩后再接受放疗。对于年轻的患者，乳房切除术后进行即刻乳房再造是非常重要的。一项研究显示，组织扩张器置入术与患者或胎儿的发病率无关。考虑到患者个人意愿，该患者最终接受乳腺癌改良根治术。

（4）前哨淋巴结活检：妊娠期乳腺癌患者接受SLNB的安全性、敏感性和特异性尚缺少证据支持。放射性胶体^{99m}Tc作为示踪剂是安全的，估计胎儿接受的射线照射剂量很低。亚甲蓝有潜在的致畸作用，并不被推荐用于妊娠期乳腺癌。由于不能应用蓝染料进行定位，前哨淋巴结定位的敏感性有可能降低。

（5）放疗：妊娠期进行放疗可导致胚胎死亡、畸形、生长发育迟缓、早产及出现各种潜在的恶性肿瘤及遗传缺陷。胎儿受到的辐射剂量取决于胎儿与辐射场的距离，因此与胎龄、辐射场泄漏剂量和有效防护有关。在妊娠早期胎儿还在小骨盆内，在有效防护的前提下，胚胎接受的辐射量仅为乳腺剂量的0.1%~0.3%。因此有研究者认为妊娠早、中期放疗相对安全，对于推迟放疗可能导致疾病复发率升高的患者，可考虑行放疗，但目前尚无肯定结论。对于乳腺癌确诊于妊娠中期末、晚期的患者，放疗仅推荐在分娩后实施。

（6）全身治疗：化疗具有高致畸风险，因此不推荐在妊娠前3个月内应用，而在妊娠中后期应用被认为是相对安全的。据美国国家毒理学计划（national toxicology program，NTP）专题报道，如果患者在妊娠早期接受化疗，那么胎儿的畸形率为14%，而在妊娠晚期接受化疗，畸形率则下降为3%。非妊娠期早期乳腺癌标准方案中的蒽环类、环磷酰胺和紫杉烷类药物同样被推荐用于妊娠中期和晚期的妊娠期乳腺癌治疗。

抗叶酸药物（如甲氨蝶呤）有着已知的致畸和堕胎风险，含该类药物的化疗方案（如环磷酰胺、甲氨蝶呤、氟尿嘧啶方案，即CMF方案）一般不主张用于妊娠期患者。表柔比星、环磷酰胺序贯每周紫杉醇作为使用最广泛的治疗方案之一，也可以用于妊娠期乳腺癌患者。调整用药顺序，先接受紫杉类药物治疗，同样是允许的。从胎儿的安全性考虑，紫杉醇比多西他赛更适合妊娠期患者。铂类衍生物可能在三阴性乳腺癌患者的治疗中有重要作用。既往研究结果显示新辅助治疗中加入卡铂使病理完全缓解（pCR）率得到显著提高，但目前还未观察到生存获益。因此，或许可考虑妊娠中后期采用卡铂治疗。卡铂有显著的胎盘转移，但对胎儿影响的长期数据有限。

血浆容量、体脂增加、羊水产生等，导致药物分布容积增加，继而药物血浆峰浓度降低、半衰期延长。雌激素、孕激素水平升高影响代谢酶表达、肾血流量及肾小球滤过率升高和药时曲线下面积下降。化疗药物必须根据妊娠期实际体重计算。大多不推荐自然分娩患者在妊娠周期≥35周化疗，妊娠期最后一次化疗与分娩间隔至少3周。辅助用药中目前认为5-羟色胺（5-HT）受体拮抗药、神经激肽1（NK-1）受体拮抗药、皮质激素及重组人粒细胞集落刺激因子（G-CSF）在妊娠期间使用均是安全的。

（复旦大学附属肿瘤医院　王碧芸）

【指南背景】

2017年美国NCCN乳腺癌诊治指南：①对于妊娠期乳腺癌的分期应该以临床分期为主，以尽量减少胎儿的放射暴露剂量。②妊娠期乳腺癌的手术治疗以改良根治术为主，妊娠期间行保乳手术未显示会影响患者生存，但术后放疗应推迟至产后进行。③前哨淋巴结在妊娠期乳腺癌中的敏感性和特异性目前尚不明确，应个体化选择是否进行。异舒泛蓝和亚甲蓝在妊娠期均不推荐使用。④妊娠期乳腺癌全身治疗的原则与非妊娠期乳腺癌相同，但需避免在妊娠早期进行。在妊娠 35 周后不推荐进行化疗。蒽环类药及烷化药是目前拥有最多证据的化疗方案。⑤目前关于紫杉类药物在妊娠期乳腺癌中应用的证据还比较少。如果应用紫杉类药物，美国 NCCN 指南推荐选择单周紫杉醇。⑥内分泌治疗及放疗均禁止在妊娠期应用。

（复旦大学附属肿瘤医院　王碧芸）

（1）妊娠期妇女乳腺 MRI 检查的禁忌证。

（2）妊娠期间放疗：对于妊娠期间妇女，保乳手术可以在妊娠期完成，放疗可以在分娩后进行。

（3）SLNB 是早期浸润性乳腺癌的标准腋窝分期手段，但是妊娠期患者是有争议的适应证。

（4）乳腺癌术后辅助化疗禁忌证：妊娠早、中期患者，应慎重选择化疗。

（5）新辅助治疗的禁忌证：妊娠早期女性为绝对禁忌。而妊娠中后期女性患者应慎重选择化疗，为相对禁忌，国外有成功应用的个案报道。

（江苏省肿瘤医院　陈凌翔）

【循证背景】

（1）Annane K 等研究发现在 16 例妊娠期乳腺癌患者中，10 例选择接受保乳术治疗、6 例接受乳腺癌根治术治疗。在随访了 87 个月后，没有患者发生局部复发。出生胎儿无 1 例发生畸形或生长受限。

（2）Germann N 等回顾了 1976 年至 2001 年间在妊娠期接受蒽环类药物的肿瘤患者资料，160 例患者在妊娠期接受了蒽环类药物治疗，76%胎儿均正常。在实体瘤的患者中，妊娠早期接受化疗患者发生并发症概率更高（$P=0.029$）。该研究结果显示，即使蒽环类药物的风险较低，应该避免在妊娠早期应用。

（3）Zagouri Flora 等回顾了紫杉类药物在妊娠期乳腺癌中的应用，16 项研究（50 例患者）被纳入该项分析，患者中位年龄为 34.6 岁，开始化疗的时间在妊娠 12~36 周。在 76.7%的病例中，新生儿完全正常，其余新生儿有报道出现营养不良、轻度脑水肿、细菌性菌血症、高胆红素血症、呼吸窘迫综合征、中性粒细胞下降与幽门狭窄。在中位随访 16 个月后，90%胎儿均完全健康。该研究结果显示紫杉类药物在妊娠期乳腺癌中具有较好的应用前景，但需要在多学科团队的综合指导下应用。

（复旦大学附属肿瘤医院　王碧芸）

（1）Gentilini O 等研究发现，早期妊娠期乳腺癌（肿瘤直径 2.4~2.5 cm）实施保乳手术后妊娠可维持至足月，且乳腺内肿瘤复发的可能性小，5 年生存率甚至与乳腺切除术相当。前哨淋巴结活检是安全的，12 例妊娠期乳腺癌患者，较低剂量^{99m}Tc 人血白蛋白纳米胶体进行淋巴结活检，11 名新生儿体重正常无畸形，1 例新生儿在进行淋巴结显影前就已怀疑存在室间隔缺损。随访 32 个月，未发现腋窝局部复发。

（2）Luis SA 等研究发现，虽然有少数报道妊娠期乳腺癌患者接受放疗后分娩出健康子代，但超过 10%的患者会发生自发性流产、围生期死亡、死胎或有不同程度的器官畸形新生儿。因此，每例患者治疗方案的制订必须实施个体化原则，多学科联合讨论决定。

（江苏省肿瘤医院　陈凌翔）

【核心体会】

治疗妊娠期乳腺癌更需要多学科的紧密协作治疗，结合患者的意愿，分析疾病的进展情况及妊娠状态，制订个体化的治疗方案。

（复旦大学附属肿瘤医院　王碧芸）

（1）妊娠期乳腺癌治疗的核心不是指南和规范，而是在和患者及家属充分沟通后的个体化治疗策略，是否终止妊娠是关键。

（2）如果保留胎儿，外科治疗乳腺癌在妊娠的任何时期都是安全的，对胎儿几乎没有风险，尤其在妊娠12周以后，流产的风险更小。

（3）妊娠期的化疗和放疗都应慎重，尤其是放疗，如果是妊娠中后期，可以选择透过胎盘屏障少的化疗药物。

（江苏省肿瘤医院　陈凌翔）

参　考　文　献

[1] Lambe M，Ekbom A. Cancers coinciding with childbearing：delayed diagnosis during pregnancy？. BMI，1995，311（7020）：1607.

[2] Smith LH，Danielsen B，Allen ME，et al. Cancer associatedwith obstetric delivery：results of linkage with the California cancer registry. Am J Obstet Gynecol，2003，189（4）：1128-1135.

[3] Nicklas AH，Baker ME. Imaging strategies in the pregnantcancer patient. SeminOncol，2000，27（6）：623-632.

[4] Mazonakis M，Varveris H，Damilakis J，et al. Radiationdose to conceptus resulting from tangential breast irradiation. Int J RadiatOncolBiol Phys，2003，55（2）：386-391.

[5] Webb JA，Thomsen HS，Morcos SK，et al. The use of iodinatedand gadolinium contrast media during pregnancyand lactation. EurRadiol，2005，15（6）：1234-1240.

[6] De Santis M，Straface G，Cavaliere AF，et al. Gadoliniumpericonceptional exposure：pregnancy and neonataloutcome. ActaObstet Gynecol Scand，2007，86（1）：99-101.

[7] Gwyn K，Theriault R. Breast cancer during pregnancy. Oncology（Williston Park），2001，15：39-46.

[8] Middleton LP，Amin M，Gwyn K，et al. Breast carcinoma in pregnant women：assessment of clinicopathologic and immunohistochemical features. Cancer，2003，98：1055-1060.

[9] Yang WT，Dryden MJ，Gwyn K，et al. Imaging of breast cancer diagnosed and treated with chemotherapy during pregnancy. Radiology，2006，239：52-60.

[10] Annane K，Bellocq JP，Brettes JP，et al. Infiltrative breast cancer during pregnancy and conservative surgery. Fetal DiagnTher，2005，20：442-444.

[11] Khera SY，Kiluk JV，Hasson DM，et al. Pregnancy-associated breast cancer patients can safely undergo lymphatic mapping. Breast J，2008，14：250-254.

[12] Mondi MM，Cuenca RE，Ollila DW，et al. Sentinel lymph node biopsy during pregnancy：initial clinical experience. Ann Surg Oncol，2007，14：218-221.

[13] Gentilini O，Cremonesi M，Trifiro G，et al. Safety of sentinel node biopsy in pregnant patients with breast cancer. Ann Oncol，2004，15：1348-1351.

[14] Keleher A，Wendt R，Delpassand E，et al. The safety of lymphatic mapping in pregnant breast cancer patients using

^{99m}Tc sulfur colloid. Breast J, 2004, 10: 492-495.

[15] Germann N, Goffinet F, Goldwasser F. Anthracyclines during pregnancy: embryo-fetal outcome in 160 patients. Ann Oncol, 2004, 15: 146-150.

[16] Johnson PH, Gwyn K, Gordon N, et al. The treatment of pregnant women with breast cancer and the outcomes of the children exposed to chemotherapy in utero. J Clin Oncol, 2005, 23 (Suppl 16): 540.

[17] Gainford MC, Clemons M. Breast cancer in pregnancy: are taxanes safe?. Clinical Oncol (R CollRadiol), 2006, 18: 159.

[18] Gonzalez-Angulo AM, Walters RS, Carpenter RJ, et al. Paclitaxel chemotherapy in a pregnant patient with bilateral breast cancer. Clin Breast Cancer, 2004, 5: 317-319.

[19] Mir O, Berveiller P, Ropert S, et al. Emerging therapeutic options for breast cancer chemotherapy during pregnancy. Ann Oncol, 2008, 19: 607-613.

[20] Lohsiriwat V, Peccatori FA, Martella S, et al. I mmediate breast reconstruction with expander in pregnant breast cancer patients. Breast, 2013, 22 (5): 657-660.

[21] National Toxicology Program. NTP monograph: developmental effects and pregnancy outcomes associated with cancer chemotherapy use during pregnancy. NTP Monogr, 2013, (2): 214.

[22] Mir O, Berveiller P, Goffinet F, et al. Taxanes for breast cancer during pregnancy: a systematic review. Ann Oncol, 2010, 21 (2): 425-426.

[23] Bines J, Earl H, Buzaid AC, et al. Anthracyclines and taxanes in the neo/adjuvant treatment of breast cancer: does the sequence matter?. Ann Oncol. 2014, 25 (6): 1079-1085.

[24] Sikov WM, Berry DA, Perou CM, et al. Impact of the addition of carboplatin and/or bevacizumab to neoadjuvant once-per-week paclitaxel followed by dose-dense doxorubicin and cyclophosphamide on pathologic complete response rates in stage Ⅱ to Ⅲ triple-negative breast cancer: CALGB 40603 (Alliance). J Clin Oncol, 2015, 33 (1): 13-21.

[25] Loibl S, Han S, Mayer K, et al. Neoadjuvant chemotherapy for patients with breast cancer during pregnancy (BCP). J Clin Oncol, 2014, 32 (5 suppl): 1071.

[26] Mir O, Berveiller P, Ropert S, et al. Use of platinum derivatives during pregnancy. Cancer, 2008, 113 (11): 3069-3074.

[27] Zagouri Flora, Sergentanis Theodoros N, Chrysikos Dimosthenis, et al. Taxanes for breast cancer during pregnancy: a systematic review. Clin Breast Cancer, 2013, 13 (1): 16-23.

[28] 王一澎，陈国际．妊娠与乳腺癌的相关研究进展．癌症进展，2014，(5)：416-423.

[29] Loibl S, Schmidt A, Gentilini O, et al. Breast cancer diagnosed during pregnancy: adapting recent advances in breast cancer care for pregnant patients. Jama Oncol, 2015, 1 (8): 1145-1153.

病例 25　Luminal B 人表皮生长受体因子 2 阴性转移性年轻乳腺癌诊治分析

徐迎春[1]　马　越[1]　张凤春[2]*

[1]上海交通大学医学院附属仁济医院

[2]上海交通大学医学院附属苏州九龙医院

【病史及治疗】

➢ 患者，女性，39 岁，育有 1 女，平素月经规律，无痛经，已绝经，否认遗传病史及家族病史。

➢ 2015-05 发现左乳房肿块。查体无皮肤红肿、无乳头溢液、无橘皮征、无皮肤溃疡。

➢ 2015-05 查体左乳房内下象限可及一肿块，大小 2. 5 cm×1. 5 cm，边界不清，表面欠光滑，活动度一般，无压痛，无皮肤粘连，无胸壁固定，无乳头溢液。双乳无酒窝征，无橘皮征，无皮肤溃疡，无卫星结节，无皮肤炎症。左腋下淋巴结触及肿大，大小约 1. 2 cm，锁骨上淋巴结未及肿大。

【辅助检查】

➢ 2015-06-04 乳腺钼靶（图 25-1）：左乳内下象限结节并簇状钙化（BI-RADS 5 级），考虑恶性肿瘤。左乳房内下象限见结节状致密影，边缘见毛刺，邻近腺体牵拉，伴簇状细沙样钙化灶，长径约 2. 4 cm。

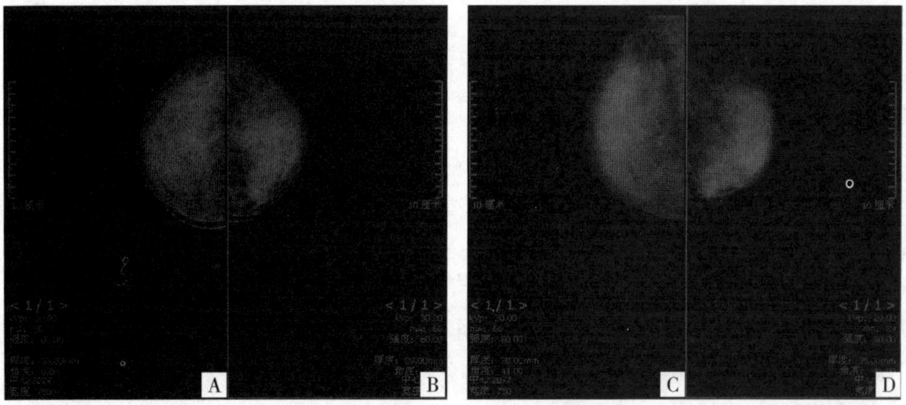

图 25-1　2015-06-04 钼靶

注：A. 右头尾位；B. 左头尾位；C. 右内外斜侧位；D. 左内外斜侧位

* 通信作者，邮箱：fczhang2004@ 163. com

➢ 2015-06-10 乳腺 MRI（图 25-2）：左乳内下象限见结节样强化灶，磁共振弥散加权成像（diffusion weighted imaging，DWI）呈不均匀高信号，边缘欠分叶，大小为20 mm×18 mm，增强后可见不均匀强化，边缘强化为明显，左乳内另见数枚小结节样强化，较大者位于左头后内方，直径约 7 mm，边缘毛糙。提示左乳内下象限占位（BI-RADS 5 级），首先考虑恶性肿瘤性病变；左乳内多发小结节（BI-RADS 4 级），肿瘤播散不除外。

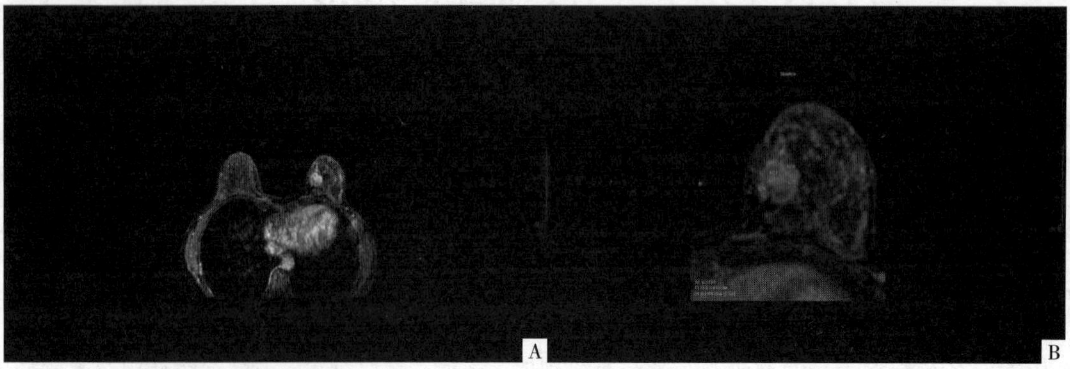

图 25-2　乳腺 MRI

注：A、B 示左乳内下象限占位（BI-RADS 5 级）

➢ 胸部 CT：未见明显异常。

➢ 腹部 B 型超声：未见明显异常。

【病史及治疗续一】

➢ 2015-06-05 行左乳肿块穿刺活检术，穿刺病理（15-11973）提示浸润性癌，CK（+），ER（50%），PR（50%），HER2（0），Ki-67（50%）。

➢ 2015-06-12 在全身麻醉下行左乳癌单纯乳房切除+前哨淋巴结活检。术中见左乳内下象限肿块，大小为 2.5 cm×1.5 cm，质硬，边界不清，左腋下可见淋巴结肿大，大小约 1.2 cm。病理：左乳浸润性导管癌Ⅲ级，伴部分导管内癌成分（1 cm×1 cm×1 cm）；乳头、剥离面均阴性，前哨淋巴结（0/6）阴性。

➢ 免疫组化：ER（70%+），PR（60%+），HER2（-），E-cad（+），AR（+），表皮生长因子（epidermal growth factor receptor，EGFR）（+），Ki-67（30%+），p53（+）。肿瘤缺乏 p63、CD10 阳性的肌上皮细胞。HER2 FISH（-）。

➢ 2015-07-02 开始行 EC 方案化疗 4 个疗程，具体：表柔比星+环磷酰胺，每 21 天为 1 个疗程，末次化疗时间为 2015-09-06。患者化疗期间存在明显恶心、呕吐，拒绝后续多西他赛化疗。

➢ 2015-09 戈舍瑞林（LHRHa）+三苯氧胺内分泌治疗。

➢ DFS：15 个月。

【本阶段小结】

患者年轻女性，左乳浸润性导管癌（IDC），$pT_1N_0M_0$Ⅰ期，Luminal B HER2 阴性，患者高危因素包括浸润性导管癌Ⅲ级，年轻女性，拟行 EC 序贯 T 化疗，但因严重恶心、呕吐仅行 4 个周期 EC。按照 2017 年美国 NCCN 临床实践指南止吐和 2014 年中国肿瘤治疗相关呕吐指南，任何剂量的蒽环类及环磷酰胺联合方案均属于高度催吐性治疗方案，推荐神经激肽 1（NK1）受体拮抗药联合 5-羟色胺受体拮抗药及地塞米松三联止吐治疗，并需要积极处理延迟性呕吐及可能的暴发性、难治性呕吐，本患者在辅助化疗期间仅应用了5-羟色胺受体拮抗药，导致后续化疗停用，早期复发可能与此有关。

【病史及治疗续二】

➤ 2016-09-05 开始出现腰痛，后逐渐加重，出现下肢感觉障碍，且不能行走。
➤ 2016-11-25 骨盆 X 线平片（图 25-3）：骨盆见多发低密度结节影。

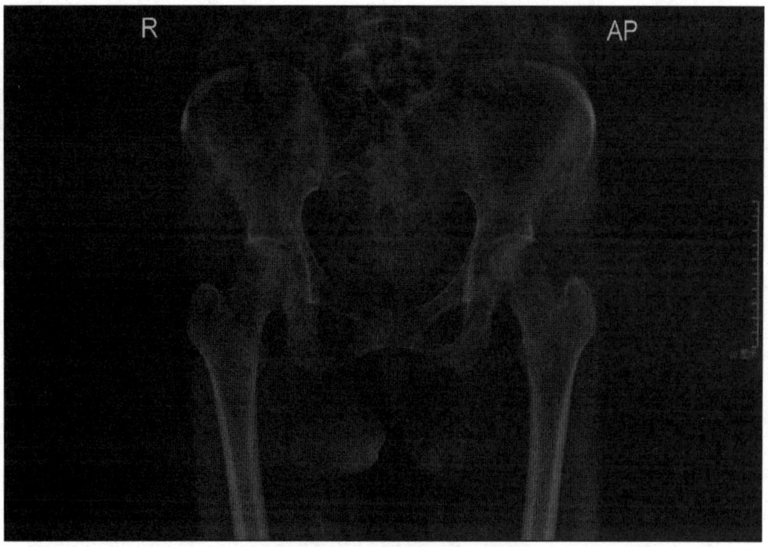

图 25-3　骨盆 X 线平片

➤ 2016-11-30 骨盆 CT（图 25-4）：腰椎、双侧骶骨、髂骨、骨盆见多发低密度结节影及软组织团块影，考虑骨盆诸骨多发骨转移。

图 25-4　骨盆 CT

注：A、B、C 示腰椎、双侧骶骨、髂骨、骨盆见多发低密度结节影及软组织团块

➤ 2016-11-23 至 2016-12-13 行腰椎及骨盆姑息性放疗，DT 30 Gy/10F。
➤ 2016-11 戈舍瑞林+依西美坦内分泌治疗并唑来膦酸修复骨质。
➤ 放疗后腰痛较前好转，此后因活动不便未系统随访。

【本阶段小结】

患者 DFS 15 个月，复发表现为多发骨转移，伴有骨痛。Luminal B、HER2 阴性型乳腺癌，骨、软组织转移，一线治疗优先选择内分泌治疗，但患者持续卵巢去势联合三苯氧胺治疗 2 年内出现疾病进展，考虑存在原发内分泌治疗耐药，一线建议多西他赛单药化疗并联合局部放疗镇痛，但患者拒绝化疗，故更换内分泌治疗药物。

【病史及治疗续三】

➢ 2017-02 开始出现右胸壁及后背部疼痛，进行性加重。

➢ 2017-03-04 胸部 CT（图 25-5）：左乳术后，两肺多发小斑点、结节影，较前新发，结合病史考虑转移；两肺散在条索灶，两下肺少许渗出伴双侧胸腔积液。胸廓诸组成骨多发骨质异常，转移需考虑，扫及肝右叶低密度灶（较前为新发）。

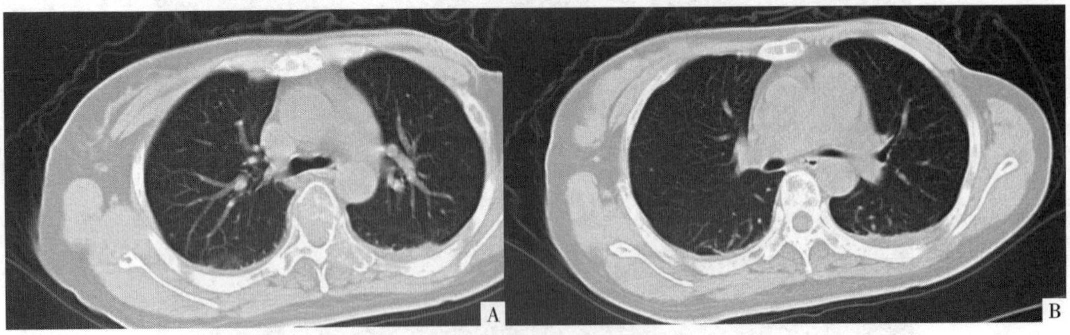

图 25-5　2017-03-04 胸部 CT

注：A、B 示两肺多发小斑点、结节影，两肺散在条索灶，两下肺少许渗出伴双侧胸腔积液

➢ 2017-03-09 骨 ECT（图 25-6）：全身骨多处显像剂异常浓聚灶，考虑肿瘤多发骨转移。

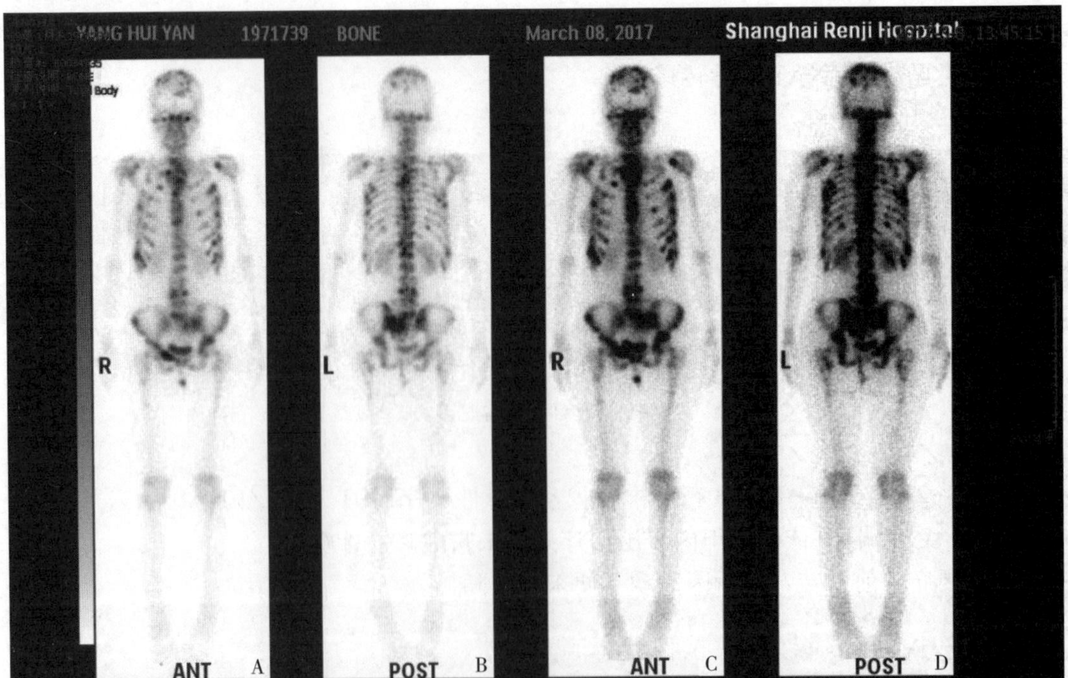

图 25-6　2017-03-09 骨 ECT

注：A. 前位相；B. 后位相；C. 前位相高对比；D. 后位相高对比

➢ 2016-04-11 PET-CT（图 25-7）：腰椎、骨盆转移瘤放疗后，全身多发骨转移；多发胸、腰椎压缩性骨折；肝内多发低密度结节影伴 FDG 代谢轻度增高，不排除转移瘤；双侧胸腔少量积液，两下肺部分肺组织膨胀不全。

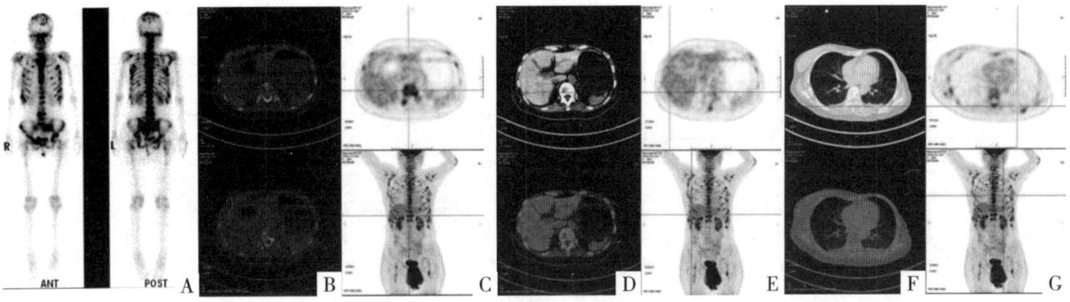

图 25-7　2016-04-11 PET-CT

注：A、B、C、D、E、F、G 示腰椎、骨盆转移瘤放疗后，全身多发骨转移；多发胸、腰椎压缩性骨折；肝内多发低密度结节影伴 FDG 代谢轻度增高；双侧胸腔少量积液，双下肺部分肺组织膨胀不全

➢ PFS：4 个月。

➢ 2017-03-20 于放疗科行右第 7~9 前肋及第 2~4 胸椎椎体转移灶放疗，8 Gy×1F。

➢ 2017-03-20、2017-04-11，2017-05-11 行化疗：多西他赛 100 mg，第 1 天静脉滴注，每 21 天为 1 个疗程，化疗后存在Ⅱ~Ⅲ度粒细胞下降，支持治疗后好转。

➢ 3 个周期治疗后 2017-06-08 PET-CT：腰椎、骨盆转移瘤放疗后，全身多发骨转移；较前次检查（2017-04-12）部分病灶脱氧葡萄糖（fluorodeoxyglucose，FDG）代谢增高程度增加，多发胸、腰椎压缩性骨折。肝内多发低密度结节，较前次检查（2017-04-12）体积缩小，FDG 代谢未见明显异常。双侧少量胸腔积液，两下肺部分肺组织膨胀不全。

➢ 治疗期间肿瘤标志物检查持续下降，如图 25-8 所示。

➢ 目前疾病稳定，多西他赛化疗中。

【本阶段小结】

患者一线内分泌治疗 4 个月即出现疾病进展，新发肝、肺转移，骨转移病灶进展并出现病理性骨折，截瘫，严重影响患者生活质量，更换为多西他赛二线治疗后 8 周评估肝、肺部病灶疾病稳定，肿瘤标志物明显下降，但部分骨病灶 FDG 代谢增高。文献复习发现，影像检查上的“闪烁”现象的定义：骨转移患者有效的治疗在治疗早期随访的影像学检查（包括 BS、CT 等）上显示为部分骨转移病灶的明显恶化或出现新的骨转移病灶，继续治疗并随访，影像学检查上可见好转。这种现象存在于经系统治疗（包括内分泌治疗及化疗等治疗手段）的前列腺癌或乳腺癌骨转移患者，这一事实已被影像学家及临床医师广泛接受。目前，实体瘤的疗效评价（response evaluation criteria in solid tumors，RECIST）标准已被临床广泛用于实性肿瘤的疗效评价中，然而对于这些肿瘤的骨转移病灶，由于“闪烁”现象的存在，RECIST 标准是不适用的，故在临床工作中我们必须注意这种普遍存在的现象并予以甄别，以防止其造成有效治疗手段过早停止。本例患者在化疗期间 PET 检查过程中出现的骨转移病灶闪烁现象尚属首次报道。

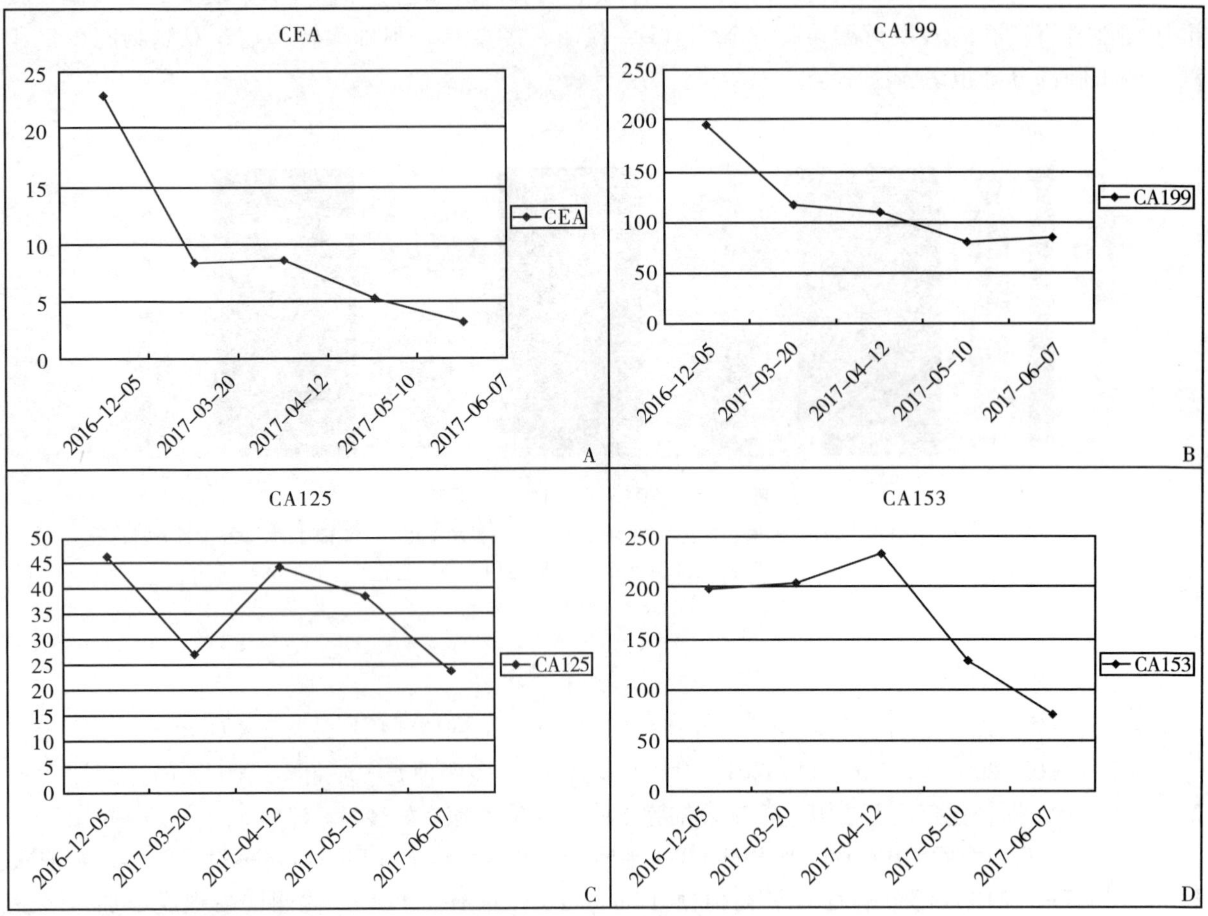

图 25-8　2016-12 至 2017-06 治疗期间 CEA、CA199、CA125 和 CA153 值呈现下降趋势

注：A. CEA 下降趋势；B. CA189 下降趋势；C. CA125 下降趋势；D. CA153 下降趋势

【专家点评】

该患者分子分型为 HER2 阴性的 Luminal B 型乳腺癌，对免疫组化提示为 HER2 阴性的手术标本再次行 HER2-FISH 检测似乎无必要。患者拟行 8 个周期的 EC-T 方案术后辅助化疗，但因化疗药物所致的恶心、呕吐症状导致后续多西他赛化疗未能实行。对于蒽环类药物与环磷酰胺联用这样的一个高致吐性化疗方案，仅仅使用 5-HT_3 受体拮抗药止呕可能不够。根据 2017 年美国 NCCN 止吐指南和 2014 年中国肿瘤治疗相关呕吐指南，推荐该患者使用 NK1 受体拮抗药（国内已上市药物为阿瑞匹坦）联合 5-HT_3 受体拮抗药及地塞米松的三联止吐治疗，并密切关注止呕效果。

2017 年底在圣安东尼奥乳腺癌会议（SABCS）上公布的 SOFT 和 SOFT/TEXT 的 8 年随访更新数据已经证明无论对中高危或低危的绝经前患者，增加卵巢功能抑制（OFS）均可显著改善绝经前激素受体阳性早期乳腺癌整体人群 DFS 临床获益，OFS 联合他莫昔芬（TAM）或芳香化酶抑制药（AI）的强化内分泌治疗策略受到肯定。TEXT/SOFT 联合分析证实 OFS+AI 显著优于 OFS+TAM，进一步减少复发风险，提高远期生存获益。本例患者在化疗未按疗程完成的情况下，首选推荐 OFS 联合 AI，有可能获得比 OFS 联合 TAM 更长的 DFS。患者在 OFS 联合 TAM 内分泌治疗 1 年左右时即出现疾病进展，表现为腰痛、下肢感觉障碍及不能行走，影像学提示出现多处骨转移。

对于 HER2 阴性的 Luminal B 型乳腺癌患者，在仅有骨或软组织转移时，一线治疗优先选择内分泌治疗，但患者对内分泌治疗原发耐药，且临床症状已影响生活，需要尽可能较快地解除症状，此时在局部放疗的同时可给予化疗，待病情稳定后继续内分泌维持治疗，或选择恰当的化疗药物维持治疗。但患者再次拒绝化疗（仍可能与初次化疗期间较为严重的呕吐反应导致其依从性不佳有关），在选择 OFS 联合依西美坦的内分泌治疗并唑来膦酸治疗仅 3 个月后又出现疾病进展。在使用多西他赛化疗联合放疗后，病情方得到控制。

（湖南省肿瘤医院　谢　宁　欧阳取长）

【指南背景】

1. 2017 年美国 NCCN 止吐指南和 2014 年中国肿瘤治疗相关呕吐指南　对于高度致吐风险化疗引起的急性及延迟性呕吐，推荐患者使用 NK1 受体拮抗药联合 5-HT_3 受体拮抗药及地塞米松的三联止吐治疗。

2. 2017 年美国 NCCN 乳腺癌指南（第 3 版）　早期绝经前乳腺癌患者的辅助内分泌治疗，推荐卵巢功能抑制或去势+芳香化酶抑制药 5 年；他莫昔芬 5 年±卵巢功能抑制或去势。

【循证背景】

1. SOFT 研究　8 年随访结果显示：在整体人群中，OFS+TAM 较 TAM 显著延长 DFS（83.2% *vs* 78.9%）及 OS（93.3% *vs*. 91.5%）。OFS+AI 较 TAM 在整体人群中显著延长 DFS（85.9% *vs*. 78.9%，*HR* 0.65；95%*CI*：0.53~0.81）。未化疗亚组和化疗亚组患者的 DFS 获益趋势未见异质性。化疗亚组 OFS+TAM *vs*. TAM 随访 8 年的 DFS 分别为 76.7% *vs*. 71.4%（Δ=5.3%）；未化疗亚组，8 年的 DFS 分别为 90.6% *vs*. 87.4%（Δ=3.2%）。在小于 35 岁的人群中，OFS+TAM *vs*. TAM 随访 8 年的 DFS 分别为 73% *vs*. 64.3%（δ=8.7%）。在亚组分析中显示，HER2 状态并不影响 OFS 的疗效。研究证实在绝经前乳腺癌患者中联合 OFS 可以减少复发和提高总生存。

2. TEXT & SOFT 联合分析　OFS+AI 较 OFS+TAM 显著改善 8 年 DFS（86.8% *vs*. 82.8%，*HR* 0.77；95%*CI*：0.67~0.90，*P*<0.001）、BCFI（*HR* 0.74；95%*CI*：0.63~0.87），以及 DRFI（*HR* 0.80；95%*CI*：0.65~0.96）。相较于 TAM+OFS，AI+OFS 能够持续减少复发风险，但还尚未看到总生存的获益。在安全性方面，OFS+AI 与 OFS+TAM 无显著差异。

（湖南省肿瘤医院　谢　宁　欧阳取长）

参　考　文　献

[1] National Comprehensive Cancer Network. NCCN clinical practice guidelines in oncology：Antiemesis. Version 2，2017［EB/OL］.［2018-06-05］. http：//www. nccn. org/professionals/physician. gls/pdf/oncology. pdf.

[2] China Antiemetic Guideline（2014）. Chinese Clin Oncol，2014，19（3）：261-273.

病例 26 激素受体阳性/人表皮生长因子受体 2 阴性绝经前晚期乳腺癌 1 例

党雪飞 李 纲*

复旦大学附属肿瘤医院闵行分院

【病史及治疗】

➢ 患者，女性，52 岁，目前未绝经。

➢ 1999 年（37 岁）外院行右乳乳腺癌改良根治术。

➢ 术后病理（外院）：浸润性导管癌Ⅱ级，肿块直径大小 2.0 cm，淋巴结（0/12），ER（2+），PR（2+），HER2（-）

➢ 术后辅助治疗：CMF 方案 8 个周期：环磷酰胺（CTX）600 mg，第 1 天；甲氨蝶呤（MTX）40 mg，第 1 天；氟尿嘧啶（5-FU）600 mg，第 1 天，每 3 周 1 次。

➢ 术后辅助内分泌治疗：三苯氧胺 1 年（因肝功能异常自行停药）。

【本阶段小结】

本病例初诊时术后病理分期 $pT_1N_0M_0$，ⅠA 期，当时未绝经，诊断为 HR 阳性、HER2 阴性的乳腺癌，1999 年 CMF 方案为乳腺癌术后辅助化疗可选方案；术后辅助内分泌治疗绝经前患者为三苯氧胺，但该患者未坚持用满 2 年，1 年后自行停用。其 DFS 有 9 年。

【病史及治疗续一】

➢ 2008-05 复查发现“右肺占位”，外院行胸腔镜右肺肿物活检术。术后病理（外院）：转移性腺癌，符合乳腺来源，ER（2+），PR（2+），HER2（-）。

➢ 2008-05 骨扫描 第 10 胸椎椎体转移。外院处理：戈舍瑞林+来曲唑内分泌治疗+唑来膦酸。

➢ 2011-06 停用戈舍瑞林继续来曲唑内分泌治疗+唑来膦酸。

➢ 2011-12 月经来潮，戈舍瑞林+三苯氧胺+唑来膦酸。

➢ 2013-3 改为亮丙瑞林+三苯氧胺+唑来膦酸。

【本阶段小结】

对于乳腺癌术后 9 年新发肺部肿块的病例，需警惕原发性肺癌或乳腺癌肺转移癌，故需病理活检明确诊断，本病例经病理证实为乳腺癌肺转移，故此时为Ⅳ期乳腺癌，需依据晚期乳腺癌指南进行治疗，美国 NCCN 指南推荐对于 HR 阳性、HER2 阴性的晚期乳腺癌，如不存在内脏危象，

* 通信作者，邮箱：13391071510@163.com

应首选内分泌治疗。内脏危象定义为不但有内脏转移、疾病进展迅速，而且还可通过症状、体征、实验室检查结果评估器官功能障碍的严重程度，患者肺部病灶无明显症状，给予内分泌治疗。EORTC 10881 试验对于绝经前进展期乳腺癌患者，HR 阳性且 DFS 大于 2 年，卵巢功能抑制联合内分泌治疗优于单药治疗，具有统计学意义，故给予卵巢功能抑制+芳香化酶抑制药/他莫昔芬内分泌治疗。

【病史及治疗续二】

➢ 2014-12 胸部 CT：右肺小结节同前，肋骨、部分右肋、胸椎及右肱骨头致密影大致同前。骨扫描示第 9 胸椎椎体新发放射性摄取增高。

➢ 2015-01 改为亮丙瑞林+依西美坦。

➢ 2016-05 间断干咳。胸部 CT 示右侧少量胸腔积液，胸骨、部分右肋、胸椎及右股骨头致密影同前相仿，右侧横膈前组小淋巴结。

➢ 继续亮丙瑞林+依西美坦治疗。

【本阶段小结】

对于绝经前 HR 阳性乳腺癌，疾病进展缓慢且临床无明显症状者，临床上仍优选内分泌治疗，具体药物选择可以在卵巢功能抑制药的基础上联合氟维司群，或联合芳香化酶抑制药，非甾体类芳香化酶抑制药失败者可换用甾体类芳香化酶抑制剂。

【病史及治疗续三】

➢ 2017-05 "进行性干咳加重伴胸闷气急"。胸部 CT 示：右侧大量胸腔积液，邻近肺野不张，右侧胸膜增厚，左肺上叶舌段小结节右侧横膈前组小淋巴结，胸廓多发骨转移同前。

➢ 胸部彩超：右侧胸腔积液（105 mm），右锁骨上低回声（19 mm×12 mm×15 mm），肝彩超未见占位。

➢ 2017-05-17 头颅 MRI 增强：未见异常。

➢ 2017-05-18 骨扫描第 4、9、10 胸椎及右第 7 肋、左第 8 肋、右髋臼多发放射性摄取增高。

➢ 行胸腔穿刺胸腔积液引流术，引流胸腔积液中见腺癌细胞。

➢ 洛铂 50 mg 每周 1 次，共 2 次+重组人血管内皮抑制素（恩度）60 mg，每周 2 次，共 4 次胸腔灌注化疗。

➢ 亮丙瑞林+氟维司群（500 mg），每 28 天 1 次内分泌治疗。

➢ 唑来膦酸治疗骨转移。

【辅助检查】

➢ CA199 55.4 U/ml，CA50 49.39 U/ml，CA242 56.67 U/ml，CA163 112.9 U/ml，CA125 46.89 U/ml，CEA 46.4 μg/L。

➢ 胸腔积液：CA211>500 μg/L，CA153>300 U/ml，CA125 1707 U/ml，CEA 181.2 μg/L。

➢ 胸腔积液脱落细胞：腺癌细胞。

➢ 2017-05-19 盆腔 CT（图 26-1）：骨盆、右侧股骨头多发转移。

➢ 2017-05-22 胸椎 MRI（图 26-2）：多发椎体及附件转移瘤。

➢ 2017-06-05 肺 CT（图 26-3）：两肺纤维钙化灶，双侧胸膜增厚，右侧胸腔积液，胸椎内高密度结节影，胸壁皮下结节。

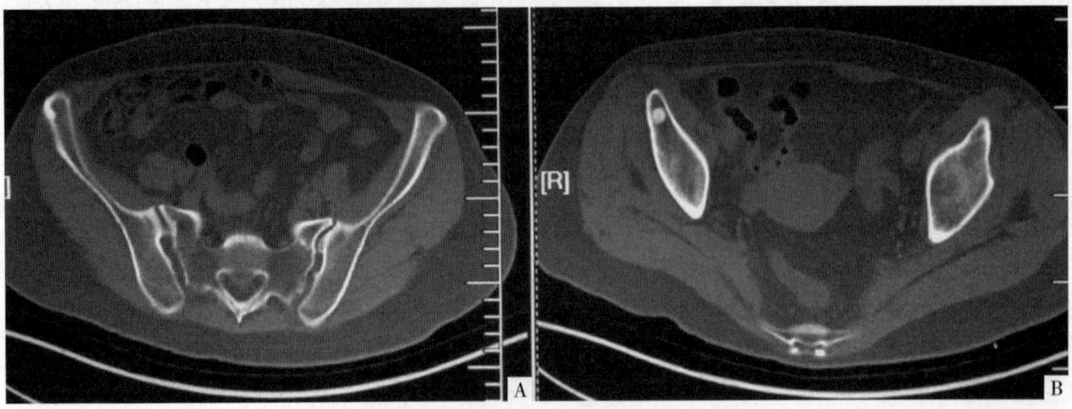

图 26-1　2017-05-19 盆腔 CT

注：A. 骨盆；B. 右侧股骨头

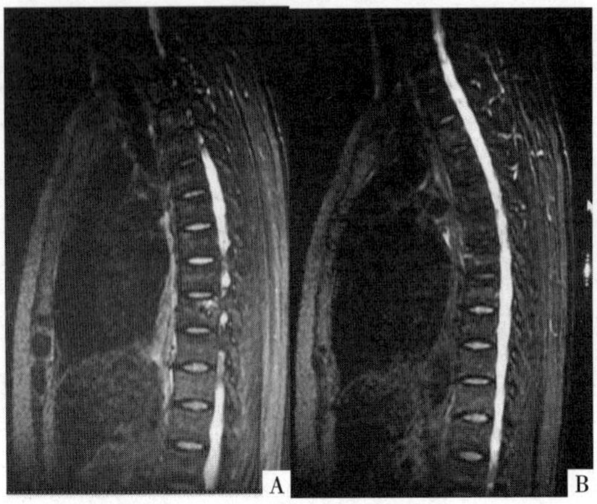

图 26-2　2017-05-22 胸椎 MRI

注：A. 胸椎 MRI 层面 1；B. 胸椎 MRI 层面 2

【本阶段小结】

本病例虽在右侧胸腔积液 1 年后出现骨新发病灶，胸膜病灶缓慢进展导致胸闷气急，全身其他部位没有转移，病程相对进展缓慢。给予胸腔闭式引流加局部胸腔灌注化疗，洛铂联合重组人血管内皮抑制素胸腔灌注化疗局部控制率较高［客观缓解率（ORR）68.6%］。胸腔积液控制后症状缓解，无内脏危象，美国 NCCN 推荐对于激素受体阳性绝经后晚期乳腺癌，内分泌芳香化酶抑制药治疗失败的晚期乳腺癌，推荐氟维司群治疗。FIRST 研究证实氟维司群（500 mg）明显延长肿瘤进展时间，并且患者耐受性好。后续给予卵巢功能抑制+氟维司群+唑来膦酸，也是基于国内目前药物可及性和经济效益的关系（氟维司群有慈善赠药项目）。如果不考虑经济和药物可及性，还可以选择依维莫司或 CDK4/6 抑制药。

该患者为 HR 阳性晚期乳腺癌在内分泌治疗中长期获益的病例，掌握好指征，可以使患者在延长生存的同时保持比较好的生活质量，其主要诊疗过程见图 26-4。

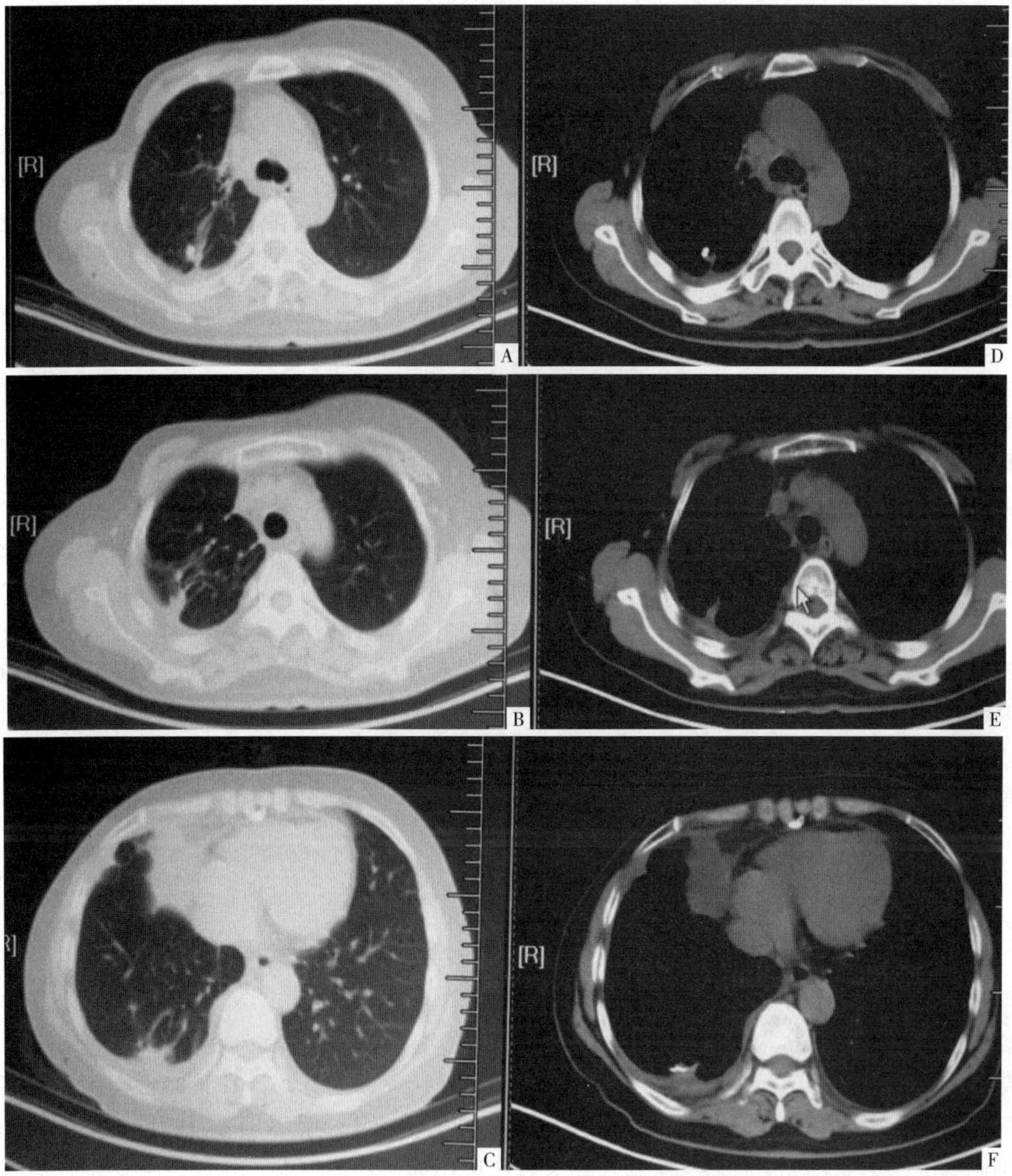

图 26-3　2017-06-05 肺 CT

注：A、B、C 表示肺窗；D、E、F 表示相对应纵隔窗

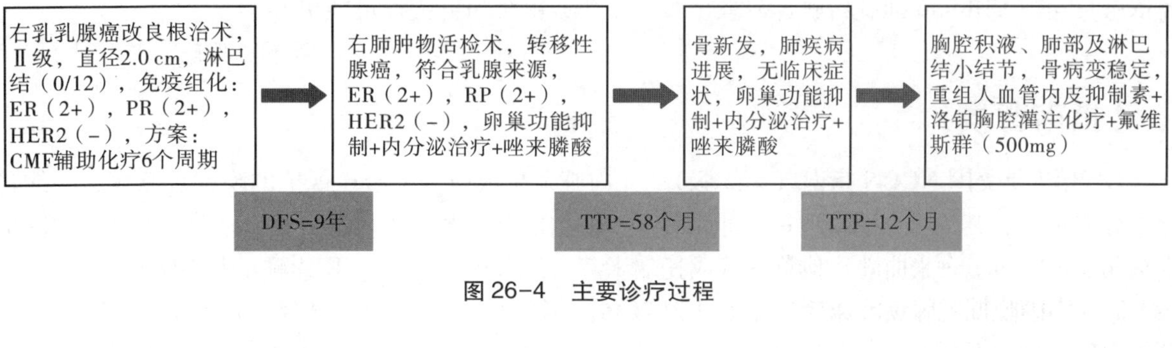

图 26-4　主要诊疗过程

【专家点评一】

本病例患者属于 HR（+）、HER2（-）绝经前乳腺癌患者，无淋巴结转移，术后辅助化疗 CMF 方案×6 个周期，辅助内分泌治疗 1 年，DFS 9 年，患者属于低危患者，再复发包括患者自身因素、肿瘤微环境因素及肿瘤细胞因素多方面改变。患者因素在内分泌治疗中易忽略，患者早期内分泌治疗自行停药和依从性差均能导致内分泌治疗失败及影响内分泌药物生物有效性的单核苷酸多态性（single nucleotide polymorphisms，SNPs）等，如 CYP2D6 和 CYP19A1 等。国内外研究报道，早期乳腺癌患者坚持完成辅助内分泌治疗的比例不足 50%，内分泌治疗早期停药与不良预后相关，尤其是低于 40 岁的年轻女性在停药后复发风险显著升高。完成治疗和中停治疗的患者 10 年总生存率分别是 80.7%和 73.6%。临床医师也应关注药物的不良反应，与患者交代药物可能的不良反应及处理方式，及时调整用药。患者在围绝经期使用戈舍瑞林等药物去势，无须进行雌二醇（E_2）和促卵泡激素（FSH）水平，也不建议根据 E_2 水平和 FSH 水平调整药物去势治疗。

本患者仅出现骨转移、无症状内脏转移，建议在晚期一线首选内分泌治疗。在出现胸腔积液和呼吸困难症状后进行有效的局部治疗，仍可推荐内分泌治疗。晚期内分泌治疗方案可选择：非甾体类/甾体类芳香化酶抑制药、氟维司群、依西美坦+依维莫司、palbociclib+来曲唑、他莫昔芬或托瑞米芬、醋酸甲地孕酮、甲睾酮、炔雌醇等。在内分泌解救治疗的选择中尽量不重复使用辅助治疗或一线治疗用过的药物，根据二线及以上使用氟维司群的临床试验 CONFIRM、PrECOG、PALOMA-3 和 MONARCH-2，氟维司群的 PFS 大约 6 个月，可推荐用于芳香化酶抑制药治疗后选择，但考虑到 PI3K 通路活化或者细胞周期通路异常，更好的选择是氟维司群联合 CDK4/6 抑制药或 mTOR 抑制药。而 FIRST 和 FALCON 试验的患者大部分或者全部为未接受过内分泌治疗的患者。

（辽宁省肿瘤医院　孙　涛）

【专家点评二】

该病例中患者初始治疗时为早期 HR 阳性、HER2 阴性乳腺癌，$T_1N_0M_0$，属低复发转移风险组，给予的治疗没有异议，虽然初始治疗后 DFS 时间达到 9 年，但患者内分泌治疗他莫昔芬仅服用 1 年余，没有达到足疗程应用。首次出现肺、骨转移后更改内分泌治疗策略，应用卵巢功能抑制+芳香化酶抑制药继续治疗，同时加用唑来膦酸，然而治疗 3 年后停用卵巢功能抑制，单用芳香化酶抑制药继续治疗，半年后患者恢复月经又再次应用卵巢功能抑制，调整内分泌治疗方案，直到病情再次出现进展。该患者从治疗方案的制订角度看没有错误，但治疗过程中内分泌治疗的足量、足疗程理念没有得到重视，此后没有准确评估患者卵巢功能，停用卵巢功能抑制单用芳香化酶抑制药，使患者治疗中出现了 6 个月的“治疗真空期”，这些都值得深思。而在后续治疗中，选择依维莫司或 CDK4/6 抑制药联合芳香化酶抑制药或氟维司群治疗可能更好。

（中国医科大学附属第一医院　陈　波）

【指南背景】

1. 2017 年美国 NCCN 指南（第 2 版） 无内脏危象或内分泌治疗抵抗的晚期乳腺癌，一线首选内分泌治疗，其治疗方案可选择：非甾体类/甾体类芳香化酶抑制剂、氟维司群、依西美坦+依维莫司、palbociclib+来曲唑、他莫昔芬或托瑞米芬、醋酸甲地孕酮、甲睾酮、炔雌醇等。

2.《中国晚期乳腺癌临床诊疗专家共识 2016》 复发转移性乳腺癌选择治疗方案，要考虑患者肿瘤组织的激素受体状况（ER、PR）、HER2 状态、年龄、月经状态及疾病进展是否缓慢。原则上疾病进展缓慢的激素反应性乳腺癌患者可以首选内分泌治疗。

（辽宁省肿瘤医院　孙　涛）

【循证背景】

1. J Clin Oncol 研究（*n*=8769）　在 2010 年报道的 8769 例早期乳腺癌患者坚持完成辅助内分泌治疗的比例只有 49%，内分泌治疗早期停药与不良预后相关，尤其是低于 40 岁的年轻女性在停药后复发风险显著升高。完成治疗和中停治疗的患者 10 年总生存率分别是 80.7%和 73.6%。

2. 早期激素受体阳性乳腺癌患者应用选择性雌激素受体调节剂（SERM）类药物辅助治疗的长期管理中国专家共识　我国 2015 年也发布了首个针对乳腺癌 SERM 类药物服药依从性研究，国内乳腺癌患者坚持完成 5 年规范化内分泌治疗的比例只有 39.1%，药物不良反应是停药的首要原因。这些不良反应主要为血脂异常、子宫内膜增厚、潮热、转氨酶升高和胃肠道不良反应等。

（辽宁省肿瘤医院　孙　涛）

对于转移复发的 HR 阳性、HER2 阴性乳腺癌患者的内分泌治疗，PALOMA 及 MONALEESA 等系列研究已经得出结论，联合 CDK4/6 抑制药可以进一步改善疗效和受益，能够进一步控制病情进展。而通过 BOLERO-2、TAMRAD 等研究结果可以看到，内分泌治疗联合依维莫司也可以逆转内分泌治疗耐药，从而获得更好的 DFS 及 OS。所以，对于该患者来说，依维莫司或 CDK4/6 抑制药联合芳香化酶抑制药或氟维司治疗也是可以选择的方案。

（中国医科大学附属第一医院　陈　波）

【核心体会】

仅骨转移的激素受体阳性晚期乳腺癌患者，可从内分泌解救治疗中长期获益，胸腔积液患者局部控制后病情进展缓慢者仍可选择内分泌治疗。

（辽宁省肿瘤医院　孙　涛）

对于 HR 阳性、HER2 阴性的早期乳腺癌患者来说，内分泌治疗是控制其远期复发转移、保证疗效的有力手段，然而现实治疗过程中，总会有各种各样的原因出现，如患者依从性下降，从而影响疗效。如何预先或即时进行干预，减轻不利因素的影响，提高依从性，保证治疗效果，我们还有很多路要走。而对于复发转移的 HR 阳性、HER2 阴性的乳腺癌患者来说，联合依维莫司或 CDK4/6 抑制药可能会有更佳疗效，但目前没有我国研究并统计的数据，结果还需要进一步验证。

（中国医科大学附属第一医院　陈　波）

参　考　文　献

[1] Hershman DL，Kushi LH，Shao T，et al. Early discontinuation and nonadherence to adjuvant hormonal therapy in a cohort of 8769 early-stage breast cancer patients. J Clin Oncol，2010，28（27）：4120-4128.

[2] 中国抗癌协会乳腺癌专业委员会. 早期激素受体阳性乳腺癌患者应用选择性雌激素受体调节类药物辅助治疗的长期管理中国专家共识. 中华医学杂志，2016，96（40）：3201-3205.

[3] Lauring J，Wolff AC. Evolving role of the estrogen receptor as a predictive biomarker：ESR1 mutational status and endocrine resistance in breast cancer. J Clin Oncol，2016，34（25）：2950-2952.

[4] Bonadonna G，Rossi A，Valagussa P，et al. The CMF program for operable breast cancer with positive axillary nodes. Updated analysis on the disease-free interval，site of relapse and drug tolerance. Cancer，1977，39（6 Suppl）：

2904-2915.

[5] Stewart HJ, Forrest AP, Everington D, et al. Randomised comparison of 5 years of adjuvant tamoxifen with continuous therapy for operable breast cancer. Br J Cancer, 1996, 74 (2): 297-299.

[6] Klijn JG, Blamey RW, Boccardo F, et al. Combined tamoxifen and luteinizing hormone-releasing hormone (LHRH) agonist versus LHRH agonist alone in premenopausal advanced breast cancer: a meta-analysis of four randomized trials. J Clin Oncol, 2001, 19 (2): 343-353.

[7] Klijn JG, Beex LV, Mauriac L, et al. Combined treatment with buserelin and tamoxifen in premenopausal metastatic breast cancer: a randomized study. J Natl Cancer Inst, 2000, 92 (11): 903-911.

[8] 翟立广，苗振静，马旭辉，等. 恩度联合洛铂腔内灌注治疗顽固性恶性胸（腹）腔积液的临床观察. 实用癌症杂志，2011，26（4）：413，415.

[9] 姜航，王涛，张少华，等. 氟维司群治疗曾接受芳香化酶抑制剂治疗的复发转移性乳腺癌的临床研究. 中国癌症杂志，2013，(03)：224-228.

[10] Di Leo A, Jerusalem G, Petruzelka L, et al. Results of the CONFIRM phase Ⅲ trial comparing fulvestrant 250 mg with fulvestrant 500 mg in postmenopausal women with estrogen receptor-positive advanced breast cancer. J Clin Oncol, 2010, 28 (30): 4594-4600.

[11] Chia S, Gradishar W, Mauriac L, et al. Double-blind, randomized placebo controlled trial of fulvestrant compared with exemestane after prior nonsteroidal aromatase inhibitor therapy in postmenopausal women with hormone receptor-positive, advanced breast cancer: results from EFECT. J Clin Oncol, 2008, 26 (10): 1664-1670.

病例27　激素受体阳性/人表皮生长因子受体2阴性绝经后晚期乳腺癌1例

杨　梅　李　纲*

复旦大学附属肿瘤医院闵行分院

【病史及治疗】

➢ 患者，女性，61岁，因左乳腺癌术后7年余，发现脑转移1天入院。

➢ 2004年“全子宫+双附件切除术”（48岁）。术后诊断：左乳乳腺浸润性导管癌术后分期为$_{p}T_{1}N_{1}M_{0}$ⅡA期。

➢ 患者2009-04行左乳腺癌根治术。术后病理：浸润性导管癌，Ⅱ级，伴黏液分泌，直径1 cm，淋巴结（1/7）见癌转移。免疫组化示：ER（30%+），PR（20%+），HER2（-），Ki-67（30%+），中性粒细胞（neutrophil，Neu）（-）。拒绝辅助治疗，未行化疗内分泌治疗，术后中药调理。

【本阶段小结】

患者为绝经后女性，手术当时淋巴结清扫数目有限，术后病理乳腺癌分期为$T_{1}N_{1}M_{0}$，根据2007年St Gallen分级为中等复发风险，应考虑化疗及内分泌治疗，因患者自身因素，未行辅助治疗。

【病史及治疗续一】

➢ 2015-12胸部CT：右上肺支气管闭塞伴右上肺不张，右肺门增大，考虑恶性肿瘤，右侧胸腔积液。上腹部CT：双侧肾上腺结节，转移可能。支气管镜：腺癌伴黏液分泌，符合乳腺来源。免疫组化示：ER（80%+），PR（50%+），HER2（-），Neu（2+），Ki-67（40%+），FISH（-）。口服来曲唑治疗。

➢ 2016-02腹部MRI：双肾上腺占位考虑转移；肝内多发结节，转移待排。胸部CT：右肺占位，右侧胸腔积液伴肺不张。

➢ 2016-02行右侧胸腔积液引流术，引流液黄色清亮。并口服来曲唑+palbociclib。

【本阶段小结】

根据乳腺手术病理及肺转移灶病理均提示Luminal B型乳腺癌，患者为绝经后女性，术后未行辅助内分泌治疗，影像学检查提示肾上腺转移，肝占位，转移待排，未行穿刺活检明确病理。选用芳香化酶抑制药一线治疗。芳香化酶抑制药能够抑制肾上腺分泌的雄激素转变为雌激素过程中的芳香化环节，从而降低雌二醇水平，达到治疗乳腺癌的目的，是绝经后HR阳性乳腺癌的优选

*通信作者，邮箱：13391071510@163.com

用药。患者口服芳香化酶抑制药 2 个月后出现胸闷，予以胸腔积液引流缓解症状，基于 PALOMA-1、PALOMA-2 研究的证据，选用来曲唑+palbociclib。

【病史及治疗续二】

➢ 2016-11 出现头晕、呕吐，步态不稳，右侧股内侧疼痛。未检查。

➢ 2017-02 头颅 MRI（图 27-1）：脑转移。

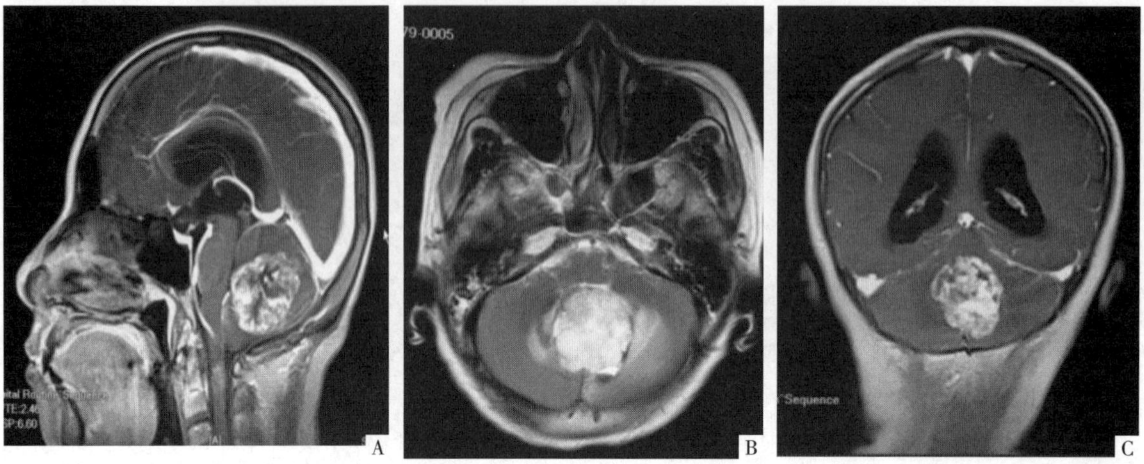

图 27-1　2017-02 头颅 MRI

注：A. 矢状位，小脑蚓部见异常信号肿块，T_1WI 呈低信号；B. 横断位，T_2WI 呈高信号；C. 冠状位，肿块周围见片状水肿信号，并见脑室扩张

➢ 2017-02 上腹 MRI（图 27-2）：双侧肾上腺转移；肝多发囊性灶，考虑囊肿，部分囊性转移可能。

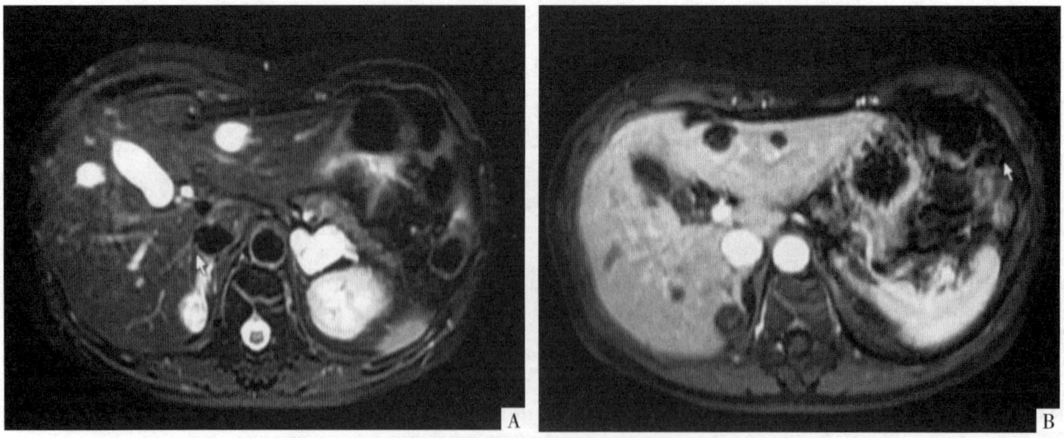

图 27-2　2017-02 腹部 MRI

注：A. 双侧肾上腺见不规则肿块，肝多发囊性灶；B. 肝多发囊性灶

➢ 2017-02 胸部 CT（图 27-3）：右肺、纵隔淋巴结转移，上腔及左、右心房内癌栓。

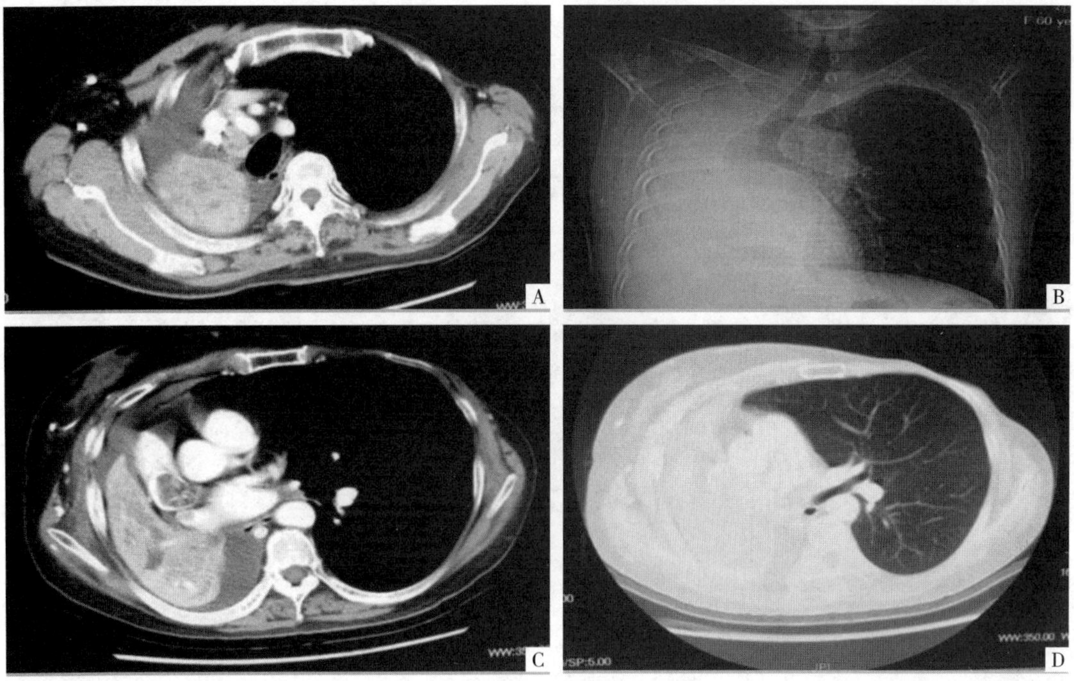

图 27-3　2017-02 胸部 CT

注：A. 右肺内见团块状不均匀强化的肿块影，纵隔向右移位，内见肿大淋巴结影，右侧胸腔内见少量液性密度影；B. 右侧肺不张，气管、纵隔移位；C. 上腔静脉见低密度充盈缺损；D. 肺窗见右肺不张、纵隔移位

➢ 2017-02 骨 ECT（图 27-4）：多处放射性异常浓聚，考虑多发骨转移（左肱骨中上段、骶骨、双侧骶髂关节、右髂骨、右髋臼、右胫骨上端）。

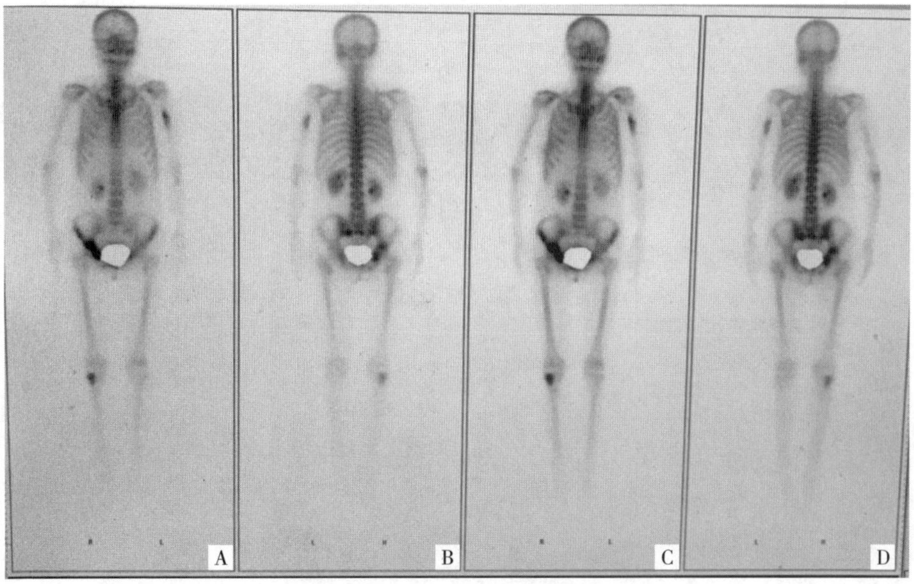

图 27-4　2017-02 骨 ECT

注：A、B、C、D 示多处放射性异常浓聚，包括左肱骨中上段、骶骨、双侧骶髂关节、右髂骨、右髋臼、右胫骨上端

➢ 2017-02 骨盆 CT（图 27-5）：右髋臼、耻骨上支骨转移，耻骨上支病理性骨折。

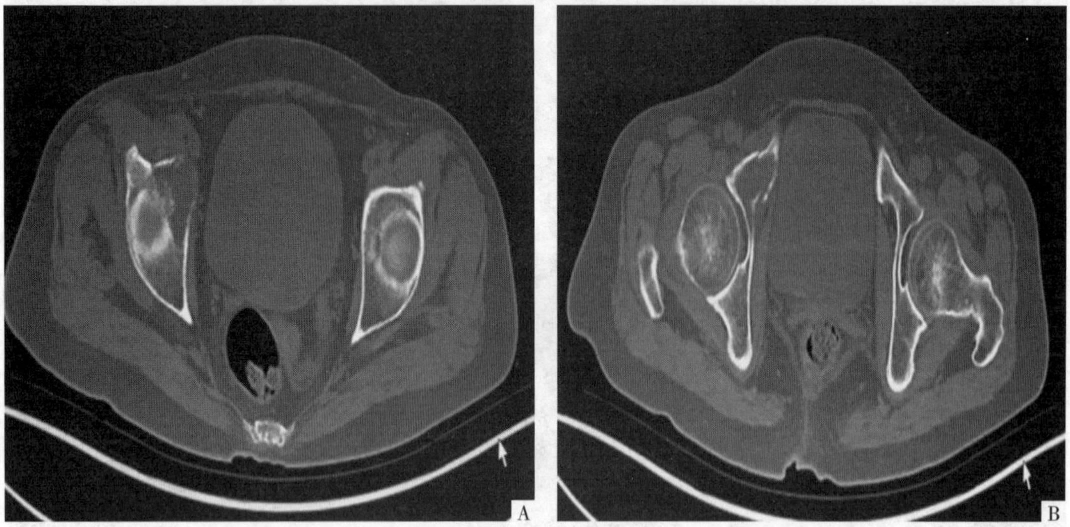

图 27-5　2017-02 骨盆 CT

注：A. 右髋臼骨质破坏；B. 右耻骨上支骨质破坏

➢ 2017-02 心动超声：左心室舒张功能欠佳，随访左心室壁节段运动（左心室收缩活动稍不协调）。心室射血分数 57%。

➢ 2017-02-06 至 2017-02-17 颅内病灶立体定向大分割放疗，TD 36 Gy/6 次，每次 6 Gy，隔日 1 次。

➢ 唑来膦酸 4 mg，每 28 天 1 次。

➢ 2017-02-14 出现左侧肱骨中上段病理性骨折（X 线：左肱骨片见图 27-6），石膏固定 2 个月后手术内固定术。

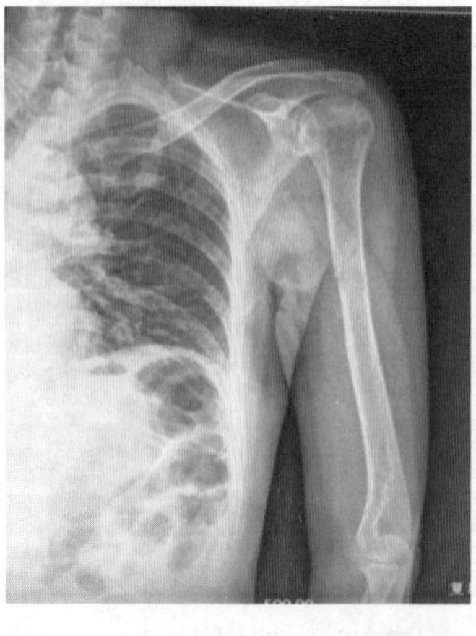

图 27-6　2017-02-14 左侧肱骨正位片

➢ 2017-02-21 至 2017-06-15 行 GT 方案（G，吉西他滨；T，紫杉醇）化疗 6 个周期，期间疗效评价疾病稳定（SD）。

【本阶段小结】

患者一线内分泌治疗 14 个月后出现疾病进展，且脑、肺、双侧肾上腺、肝多个脏器转移，骨转移并出现病理性骨折。考虑临床进展迅速，需要快速控制症状或疾病，选用化疗控制疾病。参考全球注册临床（JHQG）：GT 方案对于伴有内脏转移晚期乳腺癌缓解率高，疗效确切。选用 GT 方案治疗，目前已行 6 个周期，患者病情稳定。

本例患者疾病诊疗过程见图 27-7。

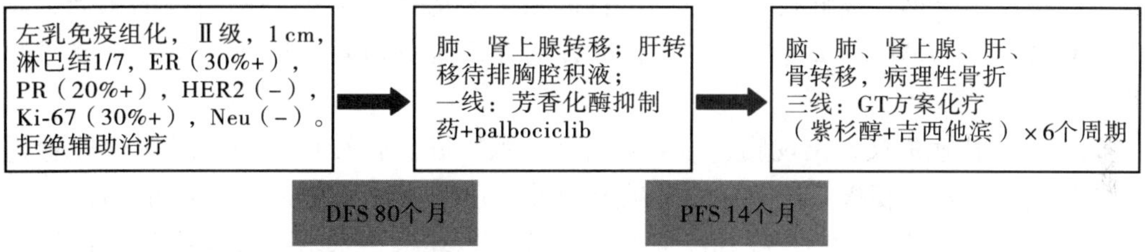

图 27-7 主要诊疗过程

【专家点评一】

（1）该患为 Luminal B 型乳腺癌，HER2 阴性，因个人原因，术后未行辅助化疗及内分泌治疗。出现复发转移时 DFS 约 7 年。对于既往未行任何内分泌治疗的患者，出现复发转移时，如无威胁生命的内脏转移，可考虑氟维司群单药内分泌治疗（FALCON 研究），这样的治疗选择也被最新版的中国抗癌协会乳腺癌专业委员会指南所推荐。

（2）该患一线选择芳香化酶抑制药治疗 2 个月即出现病情进展，属于芳香化酶抑制药原发耐药患者。此时医师根据新的临床研究结果，果断增加了 CDK4/6 抑制药 palbociclib 与芳香化酶抑制药联合，有效逆转耐药，获得 PFS 14 个月，有效延缓了肿瘤进展，保证了患者生活质量，值得肯定。

（3）一线内分泌+靶向药物，肿瘤缓解 14 个月后进展，二线仍可考虑换用作用机制不同的内分泌治疗措施，比如他莫昔芬或氟维司群（+依维莫司）。但考虑到该患已出现脑转移及多发骨转移，且伴有病理性骨折，此时需要迅速缓解病情，减轻骨痛，提高生活质量。医师选择了吉西他滨+多西他赛是较明智的选择，该方案应用过程中应注意监测血常规。

（4）该患者的治疗过程值得肯定之处还有——患者出现复发转移后，医师积极行转移灶活检，排除肺原发肿瘤，确认转移灶病理类型仍为 Luminal B 型，为患者后续治疗方案选择提供了依据。

（中国医学科学院肿瘤医院　王佳玉）

【专家点评二】

患者术后诊断为 Luminal B 型左侧乳腺癌，分期 $T_1N_1M_0$，患者拒绝行辅助治疗。术后 6 年发现肺、肾上腺转移，胸腔积液伴肺不张，口服来曲唑治疗 2 个月后因腹部 MRI 发现肝多发结节（转移待排）、出现胸闷，加用 palbociclib 治疗 12 个月后疾病进展，出现脑、肺、双侧肾上腺、肝多发脏器转移，骨转移，合并病理性骨折，行立体定向放疗与手术内固定后行 GT 方案化疗 6 个周期。

（1）根据 RECIST 1.1 标准进行肿瘤评估，以明确每线治疗的最佳疗效；建议对影像学资料中病灶进行标注，并将同一病灶治疗前后放在一起便于比较；应详细记录患者用药后出现的不良事件，以更好地评估药物安全性。

（2）Luminal B 型晚期乳腺癌内分泌治疗与化疗的权衡。对于骨、软组织转移或无症状的内脏转移且激素敏感型患者，均可考虑内分泌治疗。病史中未注明该患者胸腔积液伴肺不张是否具有临床症状，若无临床症状，该患者既往未接受过内分泌治疗，一线选择内分泌治疗符合循证医学证据。

（3）患者来曲唑治疗 2 个月后，因出现胸闷、MRI 发现可疑肝转移而加用 palbociclib 治疗。建议根据 RECIST 1.1 标准进行肿瘤评估，以明确患者是否对于来曲唑原发耐药。若疗效评估为疾病进展，则应按照内分泌二线解救治疗原则进行质量。对芳香化酶抑制药耐药的患者，根据 BOLERO-2、CONFIRM、PALOMA-3 研究结果，推荐选择依维莫司联合依西美坦、氟维司群单药或联合 palbociclib 进行治疗。

（4）患者疾病快速进展，出现脑、肺、双侧肾上腺、肝、骨转移，并出现病理性骨折。对于 1～3 个脑转移瘤，推荐在积极系统治疗的基础上，手术联合全脑放疗或立体定向放疗（stereotactic radiosurgery，SRS）、单纯行 SRS、或 SRS 联合全脑放疗。外科手术治疗乳腺癌骨转移的方法包括骨损伤固定术、置换术和神经松解术。固定术治疗可考虑选择性用于病理性骨折或脊髓压迫。该患者进行脑转移立体定向放疗及病理性骨折的内固定术，均为目前推荐的治疗方案。

（5）考虑临床进展迅速，出现脑转移等多发脏器转移、病理性骨折，需要快速控制症状，此时换用 GT 化疗是合理的选择。随机对照Ⅲ期临床研究 KCSG 研究结果显示，在 GT 治疗 6 个周期后继续 GT 方案维持治疗，患者 PFS 及 OS 均显著优于观察治疗组。基于该项研究结果，可与患者进行密切沟通，考虑后续是否进行 GT 方案继续治疗。

（复旦大学附属肿瘤医院　王碧芸）

【指南背景】

1. ABC3 指南　对于激素受体阳性的转移性乳腺癌患者，除外内脏危象或内分泌治疗耐药证据，即使具有内脏转移，仍推荐内分泌治疗作为一线治疗。一线绝经后患者内分泌治疗的选择包括：芳香化酶抑制药（AI）加或不加 palbociclib、他莫昔芬、氟维司群等。芳香化酶抑制药治疗后进展的患者，可考虑氟维司群（500 mg）加或不加 palbociclib、依维莫司联合依西美坦或联合他莫昔芬等。

2. 2016 年美国 NCCN 中枢神经系统指南　1～3 个转移瘤的治疗选择：全身肿瘤负荷较小或有合适的系统治疗方案的脑转移瘤患者强烈推荐积极治疗。可手术患者行手术+全脑放疗（1 类推荐）或单发脑转移瘤患者行立体定向放疗+全脑放疗（1 类推荐）。其他治疗选择包括单纯行立体定向放疗或手术切除后行立体定向放疗（2B 类推荐）。对于无法手术切除的患者，可以考虑全脑放疗和（或）立体定向放疗。

【循证背景】

1. CONFIRM 研究（$n=736$）　既往内分泌治疗后进展的激素受体阳性绝经后转移性乳腺癌患者，随机分为 500 mg 氟维司群组及 250 mg 氟维司群组，分别接受相应的治疗。最终结果显示 500 mg氟维司群组较 250 mg 氟维司群组显著延长 PFS，其中位 PFS 分别为 6.5 个月及 5.5 个月（$P=0.006$）；同时显著延长 OS，其总 OS 分别为 26.4 个月及 22.3 个月（$P=0.02$）。

2. BOLERO-2 试验（*n*=724） 既往接受非甾体芳香化酶抑制药治疗后进展的激素受体阳性绝经后转移性乳腺癌患者，随机分为两组，分别接受依维莫司+依西美坦或依西美坦单药治疗。最终结果显示依维莫司+依西美坦组的疗效要优于单药依西美坦组，其 PFS 时间显著延长（依西美坦+依维莫司：11.0 个月；依西美坦：4.1 个月），并且具有统计学意义（$P < 0.0001$）。

3. PALOMA-3 研究（*n*= 521） 既往内分泌治疗后进展的激素受体阳性绝经后转移性乳腺癌患者，随机分为 palbociclib 联合氟维司群组及氟维司群组，分别接受相应的治疗。最终结果显示对比氟维司群组，palbociclib 联合氟维司群组显著延长 PFS（palbociclib+氟维司群 *vs.* 氟维司群：9.5 *vs.* 4.6 个月，$P<0.0001$）。

4. KCSG 研究 随机对照Ⅲ期临床研究在 231 例一线接受吉西他滨联合紫杉醇治疗后未进展的患者中，接受该方案继续维持治疗者 PFS（7.5 个月对比 3.8 个月，$P=0.026$）与 OS（32.3 个月对比 23.5 个月，$P=0.047$）均显著优于观察治疗组。

【核心体会】

肿瘤科医师应根据疾病各阶段特征，结合现有最佳循证医学证据，对于转移性乳腺癌患者进行全程管理与个体化治疗。

（复旦大学附属肿瘤医院　王碧芸）

参　考　文　献

[1] Cardoso F, Costa A, Senkus E, et al. 3rd ESO-ESMO International Consensus Guidelines for Advanced Breast Cancer (ABC 3). Ann Oncol, 2017, 28 (1): 16-33.

[2] Di Leo A, Jerusalem G, Petruzelka L, et al. Results of the CONFIRM phase Ⅲ trial comparing fulvestrant 250 mg with fulvestrant 500 mg in postmenopausal women with estrogen receptor-positive advanced breast cancer. J Clin Oncol, 2010, 28 (30): 4594-4600.

[3] Baselga J, Campone M, Piccart M, et al. Everolimus in postmenopausal hormone-receptor-positive advanced breast cancer. N Engl J Med, 2012, 366 (6): 520-529.

[4] Cristofanilli M, Turner NC, Bondarenko I, et al. Fulvestrant plus palbociclib versus fulvestrant plus placebo for treatment of hormone-receptor-positive, HER2-negative metastatic breast cancer that progressed on previous endocrine therapy (PALOMA-3): final analysis of the multicentre, double-blind, phase 3 randomised controlled trial. Lancet Oncol, 2016, 17 (4): 425-439.

[5] Park YH, Jung KH, Im SA, et al. Phase Ⅲ, multicenter, randomized trial of maintenance chemotherapy versus observation in patients with metastatic breast cancer after achieving disease control with six cycles of gemcitabine plus paclitaxel as first-line chemotherapy: KCSG-BR07-02. J Clin Oncol, 2013, 31 (14): 1732-1739.

病例 28 人表皮生长因子受体 2 阳性乳腺癌术后腋窝、肺转移 1 例

周洁晶* 邵秋菊

空军军医大学（第四军医大学）唐都医院

【病史及治疗】

➢ 患者，女性，54 岁，绝经，未育。

➢ 因发现右乳肿块，于 2015-04-10 行右侧乳腺癌改良根治术。术后病理示：右乳浸润性癌，非特殊型，右侧腋窝淋巴结（0/11）未查见转移癌。术后分期：$pT_3N_0M_0$ ⅡB 期。免疫组化示：ER（-）、PR（-）、HER2（2+）、Ki-67（20%+）、FISH（+）。

➢ 术后行 AC-TH［（A，多柔比星；C，环磷酰胺）×4 个周期，（T，多西他赛）×4 个周期，（H，曲妥珠单抗）×16 个周期］辅助治疗［最后 1 次予曲妥珠单抗（2016-06）］。

➢ 2016-10 患者无意间发现右腋窝包块，随即就诊。

【辅助检查】

➢ 腋窝淋巴结 B 型超声示：淋巴结肿大，考虑转移。

➢ 2016-10-26 胸部 CT（图 28-1）示：右肺上叶及中叶多个结节影（较大 1.2 cm×1.4 cm），右腋窝可见不规则软组织影，与邻近肌肉粘连，呈多结节融合伴右侧前胸壁皮下转移瘤。

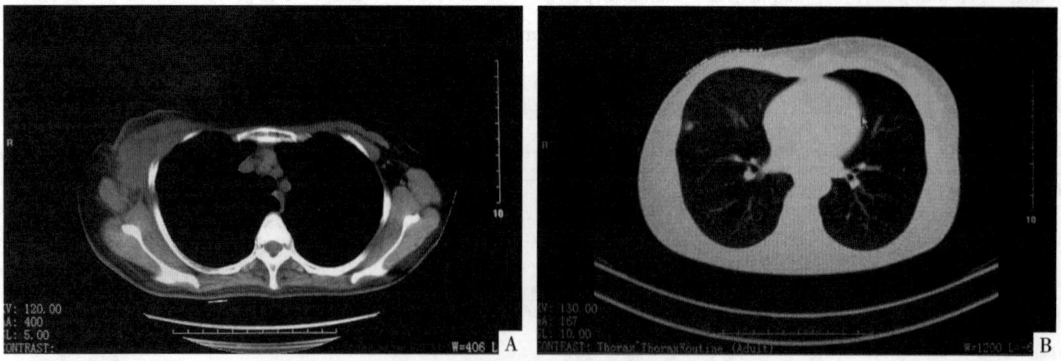

图 28-1 2016-10-26 胸部 CT

注：A. 纵隔窗；B. 肺窗

➢ 腋窝活检病理示：送检纤维结缔组织内查见肿瘤细胞，考虑乳腺癌。免疫组化示：ER（-）、PR（-）、HER2（3+）、Ki-67（30%+）。

* 通信作者，邮箱：yifanfs2006@163.com

【病史及治疗续一】

➢ 2016-11-08 至 2016-11-29 行 T-H 方案化疗 2 个周期。

【辅助检查】

➢ 2016-12-22 胸部 CT（图 28-2）示：右肺结节较前有所增大（较大 1.5 cm×1.2 cm），右腋窝包块较前明显增大。

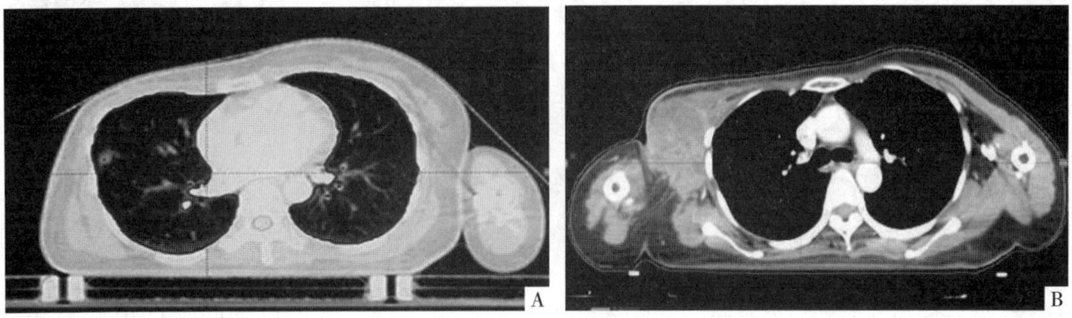

图 28-2　2016-12-22 胸部 CT

注：A. 肺窗；B. 纵隔窗

【本阶段小结】

雌激素受体阳性、人表皮生长因子受体 2 阳性［HER2（+）］绝经后女性，给予规范化化疗及靶向治疗，但术后未行放疗，术后 1 年半发现腋窝转移、肺转移。活检后免疫组化仍提示 HER2（+），按指南选择 T-H 方案合适。

【病史及治疗续二】

➢右腋窝病灶持续增大，偶有刺痛感。2016-12-22、2017-01-14 及 2017-03-01 行吉西他滨+卡培他滨方案化疗 3 个周期，并口服拉帕替尼靶向治疗；同时于 2016-12-22 至 2017-02-03 行腋窝病灶立体定向调强放疗，剂量 DT 2.0 Gy×30 F，每周 5 F。

➢ 2017-01-11 胸部 CT（图 28-3）：右肺结节缩小不明显，右腋窝病灶明显缩小。

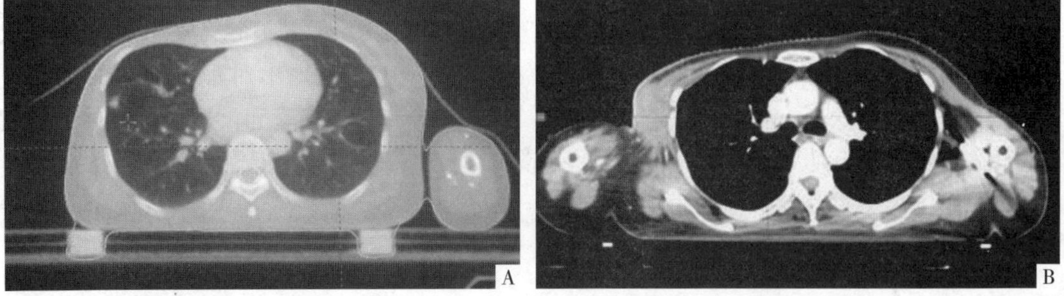

图 28-3　2017-01-11 胸部 CT

注：A. 肺窗；B. 纵隔窗

➢ 2017-01-25 胸部 CT（图 28-4）：右肺结节缩小不明显，右腋窝病灶进一步明显缩小。

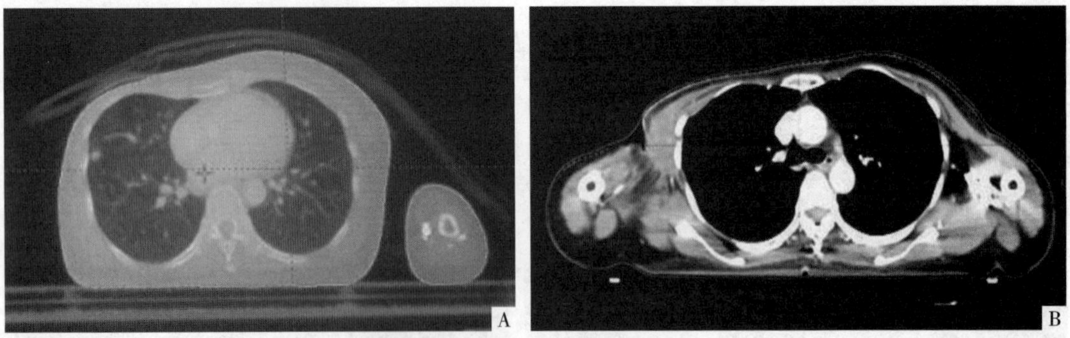

图 28-4　2017-01-25 胸部 CT

注：A. 肺窗；B. 纵隔窗

【本阶段小结】

该患者曲妥珠单抗治疗 16 个周期，停药 2 个月后病情进展，考虑可能曲妥珠单抗耐药，再次 2 个周期的曲妥珠单抗治疗后（赠药结束），病灶持续增大。按美国 NCCN（2015 年）等指南对一线治疗后疾病进展的治疗建议，推荐二线治疗优选 T-DM1，其他选择包括继续使用曲妥珠单抗同时更换化疗药物、改用拉帕替尼同时更换化疗药物、曲妥珠单抗联合拉帕替尼双靶向治疗。《中国晚期乳腺癌临床诊疗专家共识 2016》及乳腺癌诊治指南推荐，在 T-DM1 未上市的情况下，可选择继续使用曲妥珠单抗同时更换化疗药物、拉帕替尼联合卡培他滨、曲妥珠单抗联合卡培他滨。此例患者局部病灶同时放疗，达到了很好的疗效。患者肺部病灶未放疗，单纯靶向治疗配合二线化疗，腋窝病灶放疗结束时肺部病灶无明显缩小。故对于晚期患者可采用化疗、靶向治疗同时配合局部较大病灶放疗。局部放疗的意义仍较重要。

【病史及治疗续三】

- 患者放疗结束后维持拉帕替尼治疗，必要时行肺部病灶放疗。
- 2017-02-28 乳腺及淋巴结 B 型超声示：右侧腋窝实性占位性病变（1.3 cm×2.1 cm）。
- 2016-05-04 乳腺及淋巴结 B 型超声示：正常，未见异常病灶。

【本阶段小结】

复发转移性 HER2 阳性乳腺癌行全身治疗时，局部病灶是否采用放疗及放疗的介入时机，指南都没有明确指出。《中国晚期乳腺癌临床诊疗专家共识 2016》只提出对不可手术的局部晚期乳腺癌，即使在全身治疗获得 pCR 的情况下，应行局部-区域放疗（胸壁和淋巴结），对于复发转移的 HER2 阳性乳腺癌没有明确指出。本例患者局部放疗介入的时机是与靶向治疗和化疗同步，起到了互相增敏作用。患者获益最大。

本例患者疾病诊疗过程见图 28-5。

【专家点评】

本例患者分子分型为 HER2 过表达型，送检 11 枚腋窝淋巴结未发现转移。该患者接受了规范的术后辅助化疗及为时 1 年的曲妥珠单抗靶向治疗。需要了解的是，2017 年美国临床肿瘤学会（ASCO）上公布的 APHINITY 研究在标准化疗联合 1 年曲妥珠单抗基础上，探索增加帕妥珠单抗

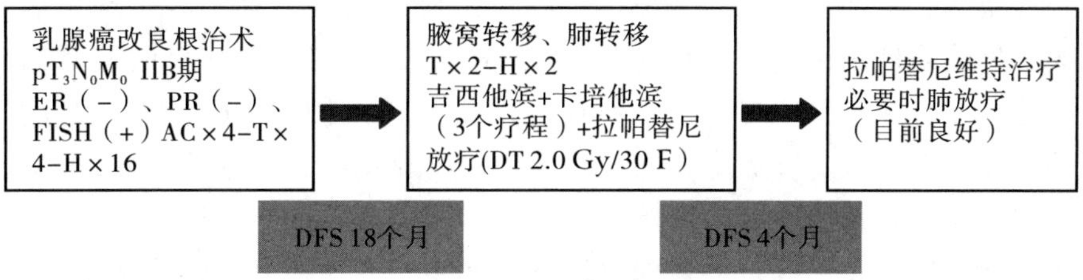

图 28-5　主要诊疗过程

后患者预后的改善情况，结果表明双靶向治疗组患者的疾病复发率与 3 年 iDFS 均优于安慰组，且淋巴结阳性患者获益更明显。美国 NCCN 2017 年第 3 版指南也首次将双靶向治疗联合化疗作为淋巴结阳性 HER2 阳性乳腺癌患者辅助治疗的可选方案之一。第 3 版指南对 HER2 阳性且 HR 阳性乳腺癌的辅助治疗中也新增注脚，即“考虑有复发高危因素的（如Ⅱ~Ⅲ期）激素受体阳性患者在含曲妥珠单抗的辅助治疗后强化来那替尼辅助治疗”。

患者在完成曲妥珠单抗辅助靶向治疗 4 个月后即出现右腋窝淋巴结、右肺及右胸壁的转移，应考虑为对曲妥珠单抗的原发耐药。对于 HER2 阳性晚期乳腺癌患者的一线治疗方案，美国 NCCN 指南推荐帕妥珠单抗与曲妥珠单抗联合紫杉类药物的三联方案，其主要证据来自 CLEOPATRA 研究结果。帕妥珠单抗在中国大陆尚未上市，所以除临床研究外，此方案目前在国内使用的较少。患者尚有曲妥珠单抗赠药没有使用完，在发现病情进展后再次使用赠送的曲妥珠单抗，是“符合国情”的治疗选择。TH 方案虽在指南中有推荐，但根据化疗周期进行时间推算，患者发现首次进展的时间应在多西他赛化疗结束后 1 年左右，此时再次选用多西他赛作为与靶向药联合的化疗药物尚有值得商榷之处。在使用 TH 方案治疗仅 2 个周期后患者就出现了病情进展。根据美国 NCCN 指南，HER2 阳性晚期乳腺癌患者的二线方案优选是 T-DM1，而 T-DM1 在中国大陆同样还没有上市。此时选用卡培他滨联合拉帕替尼是美国 NCCN 指南中的二线可选方案之一，指南中并没有在此方案基础上再联用吉西他滨的推荐，如果是从希望尽快控制病情进展的目的出发，且预测患者能够耐受可能出现的毒性反应，这种“原创”的方案也未尝不可。患者同期接受局部放疗，取得了较好的疗效，同样的，在同时进行多种手段的治疗过程中应密切观察患者可能出现的毒性反应，并及时做出处理。

（湖南省肿瘤医院　谢　宁　欧阳取长）

【指南背景】

1. 2017 年美国 NCCN 乳腺癌指南（第 3 版）　①该指南首次将双靶向联合化疗作为淋巴结阳性 HER2 阳性乳腺癌辅助治疗的可选方案之一。②该指南对 HER2 阳性且 HR 阳性乳腺癌的辅助治疗中新增注脚，即“考虑有复发高危因素的（如Ⅱ~Ⅲ期）激素受体阳性患者在含曲妥珠单抗的辅助治疗后强化来那替尼辅助治疗。在接受帕妥珠单抗治疗后强化来那替尼治疗的获益和毒性尚不清楚”。③基于 CLEOPATRA 研究结果，美国 NCCN 指南推荐帕妥珠单抗和曲妥珠单抗联合多西他赛作为 HER2 阳性转移性乳腺癌一线标准治疗方案。

2.《中国抗癌协会乳腺癌诊治指南与规范（2017 年版）》　经抗 HER2 为基础治疗进展的患者。可有下列治疗策略。①拉帕替尼联合卡培他滨，临床研究证明，对曲妥珠单抗为基础的方案治疗失败的乳腺癌，拉帕替尼联合卡培他滨比单用卡培他滨的至疾病进展时间延长，所以曲妥珠单抗方案治疗后疾病进展 HER2 阳性患者可选择拉帕替尼联合卡培他滨。②曲妥珠单抗联合卡培他滨，有研究显示，疾病进展后使用曲妥珠单抗联合卡培他滨较卡培他滨单药显著提高无疾病进展时间。③还可以考虑曲妥珠单抗联合拉帕替尼的方案，尤其对经过多线治疗后的患者仍有效。④继续使用曲妥珠单抗，更换其他化疗药物。在传统细胞毒药物治疗中，出现疾病进展意味着需要更换治疗方案。但曲妥珠单抗由于其作用机制的不同，患者曾经治疗有效而其后出现疾病进展时并不一定需要停药。临床前研究显示，持续应用曲妥珠单抗抑制 HER2 表达有助于控制乳腺癌细胞生长，而停止曲妥珠单抗，肿瘤生长加快。多项研究显示，一线使用曲妥珠单抗疾病进展后，继续使用曲妥珠单抗比停止使用曲妥珠单抗治疗疗效好。因此，HER2 阳性乳腺癌经曲妥珠单抗联合化疗治疗出现疾病进展后，可保留曲妥珠单抗继续使用，而更换其他化疗药物。

（湖南省肿瘤医院　谢　宁　欧阳取长）

1. 2017 年美国 NCCN 指南（第 2 版）　对于 HER2 阳性的转移性乳腺癌患者，若之前接受过曲妥珠单抗治疗，则推荐使用 T-DM1，即曲妥珠单抗和细胞毒药物的结合体。其他备选方案有曲妥珠单抗联合化疗，如紫杉类、长春瑞滨或卡培他滨等。

2.《HER2 阳性乳腺癌临床诊疗专家共识》（2016 年版）　对于 HER2 阳性复发转移乳腺癌治疗，帕妥珠单抗加曲妥珠单抗联合紫杉类药物是一线首选方案，但目前帕妥珠单抗尚未在国内批准上市，国内目前 HER2 阳性转移性乳腺癌一线首选仍是曲妥珠单抗联合紫杉类为主的化疗，可在此基础上联合卡培他滨。对于曲妥珠单抗治疗出现疾病进展者可选择以下治疗策略：拉帕替尼联合卡培他滨；继续使用曲妥珠单抗，更换其他化疗药物；拉帕替尼联合曲妥珠单抗。T-DM1 单药治疗是国际上目前曲妥珠单抗治疗失败后的二线首选治疗方案。

3.《中国晚期乳腺癌诊治专家共识 2016》　对于辅助使用过曲妥珠单抗治疗的晚期乳腺癌患者，仍应接受抗 HER2 治疗。推荐对停用曲妥珠单抗至复发间隔时间≤12 个月患者可选用二线抗 HER2 方案治疗；而对停用曲妥珠单抗至复发间隔时间>12 个月以上的患者选择曲妥珠单抗或曲妥珠单抗和帕妥珠单抗联合细胞毒药物作为一线抗 HER2 治疗方案。抗 HER2 治疗失败后的患者，持续抑制 HER2 通路可带来生存获益，应继续抗 HER2 治疗。T-DM1 是曲妥珠单抗治疗失败后首选的治疗方案。在无法获得 T-DM1 时可选择其他二线治疗方案，包括继续曲妥珠单抗联合另一种细胞毒性药物；拉帕替尼联合卡培他滨和曲妥珠单抗联合拉帕替尼双靶向都是可选方案。有证据证实相比于拉帕替尼，曲妥珠单抗作为二线抗 HER2 治疗与长春瑞滨联合有更多生存获益。

4. ABC3 指南　HER2 阳性晚期乳腺癌患者，使用曲妥珠单抗联合帕妥珠单抗，86%的专家支持双靶向治疗；在不能获取帕妥珠单抗时，可使用曲妥珠单抗联合紫杉类或长春瑞滨。一线治疗推荐曲妥珠单抗、帕妥珠单抗联合化疗；二线治疗推荐 T-DM1；三线治疗是拉帕替尼+卡培他滨，或拉帕替尼+曲妥珠单抗治疗。

（江苏省人民医院　刘晓安）

【循证背景】

1. APHINITY（LBA500）研究　APHINITY 研究共纳入 4805 例早期 HER2 阳性乳腺癌患者，随机分组给予标准化疗+1 年曲妥珠单抗±1 年帕妥珠单抗。随访 3 年的中期分析显示：联用帕妥珠单抗组的无浸润性肿瘤复发生存率（iDFS）高于单用曲妥珠单抗组（94. 1% *vs*. 93. 2%），且在淋巴结阳性患者获益更大（92. 0% *vs*. 90. 2%），淋巴结阴性患者加入帕妥珠单抗未见生存差异（97. 5% *vs*. 98. 4%）。双靶向治疗组患者的疾病复发率为 7. 1%，单用曲妥珠单抗组为 8. 7%（*HR* 0. 81，P=0. 045）。

2. ExteNET 研究　该研究入组了 2840 例接受过 1 年曲妥珠单抗+化疗辅助治疗且无乳腺癌病灶的患者，随机接受来那替尼（n=1420）或安慰剂（n=1420），结果显示曲妥珠单抗+化疗辅助治疗的早期 HER2 阳性乳腺癌患者，来那替尼强化治疗能够改善患者的 2 年无疾病生存率。在 HER2 和 HR 均阳性亚组中，来那替尼组的 2 年 DFS 率高于安慰剂组（95.4% *vs*. 91.2%；*HR* = 0.51，*P* = 0.001）。

3. Cleopatra 研究 纳入 808 例 HER2 阳性转移性乳腺癌患者，随机接受一线安慰剂（Pla）+曲妥珠单抗（T）+多西他赛（D）或帕妥珠单抗（Ptz）+T+D 治疗。结果显示，中位随访时间为 50 个月，增加帕妥珠单抗可使患者的中位 PFS 从曲妥珠单抗联合多西他赛治疗下的 12.4 个月增加至 18.5 个月（增加 6.1 个月）；中位 OS 从 40.8 个月增加至 56.5 个月（增加 15.7 个月）。

（湖南省肿瘤医院　谢　宁　欧阳取长）

1. EMILIA 试验（*n*=991） 将接受过曲妥珠单抗+一种紫杉烷类药物治疗的 HER2 阳性晚期乳腺癌患者，随机分为两组，分别接受 T-DM1 或拉帕替尼+卡培他滨治疗。最终结果显示T-DM1在无进展生存期和总体生存率方面都优于拉帕替尼+卡培他滨，具有统计学差异。

2. TRAVIOTA 试验（*n*=81） 将 HER2 高表达的转移性乳腺癌患者，不论是否接受过化疗，分为曲妥珠单抗+长春瑞滨和曲妥珠单抗+紫杉烷组。最终结果显示，两者在缓解率和耐受性方面表现一致，不具有统计学差异。

3. BO17929 试验（*n*=66） HER2 阳性乳腺癌患者在曲妥珠单抗辅助治疗过程中疾病进展，后采用曲妥珠单抗+帕妥珠单抗联合用药，取得了 24.4%的缓解率，并且临床耐受良好。

4. EGF100151 试验（*n*=399） 将接受过蒽环类、紫杉烷类药物及曲妥珠单抗治疗的 HER2 阳性复发性乳腺癌患者分为两组，一组接受单一卡培他滨治疗，另一组接受拉帕替尼+卡培他滨治疗。后者在总体缓解率方面优于前者。

（江苏省人民医院　刘晓安）

【核心体会】

接受过曲妥珠单抗辅助治疗的 HER2 阳性乳腺癌复发转移后，继续维持一线曲妥珠单抗+化疗后病情进展，T-DM1 是曲妥珠单抗治疗失败后首选的治疗方案。在无法获得 T-DM1 时可选择其他二线治疗方案，包括继续曲妥珠单抗联合另一种细胞毒性药物；拉帕替尼联合卡培他滨和曲妥珠单抗联合拉帕替尼双靶向都是可选方案。该患者改为吉西他滨+卡培他滨方案化疗 3 个周期，并口服拉帕替尼靶向治疗，病情控制尚可。

（江苏省人民医院　刘晓安）

参考文献

[1] 徐兵河，江泽飞，胡夕春. 中国晚期乳腺癌临床诊疗专家共识 2016. 中华医学杂志，2016，22：1719-1727.

[2] Verma S，Miles D，Gianni L，et al. Trastuzumab emtansine for HER2-positive advanced breast cancer. N Engl J Med 2012，367：1783- 1791.

[3] Burstein HJ，Keshaviah A，Baron AD，et al. Trastuzumab plusvinorelbine or taxane chemotherapy for HER2-overexpressing metastatic breast cancer：the trastuzumab and vinorelbine or taxane study. Cancer，2007，110：965-972.

[4] Baselga J，Gelmon KA，Verma S，et al. Phase Ⅱ trial of pertuzumab and trastuzumab in patients with human epidermal growth factor receptor 2-positive metastatic breast cancer that progressed during prior trastuzumab therapy. J Clin Oncol，2010，28：1138-1144.

[5] Cameron D，Casey M，Oliva C，et al. Lapatinib plus capecitabine in women with HER-2-positive advanced breast cancer：final survival analysis of a phase Ⅲ randomized trial. Oncologist，2010，15：924-934.

病例 29　依维莫司治疗曲妥珠单抗耐药的晚期乳腺癌

李　薇　黄　香　杨　帆　孙春晓　殷咏梅*

江苏省人民医院

【病史及治疗】

➢ 患者，女性，43 岁，未绝经，既往史、家族史无异常。

➢ 患者因发现左乳肿块，于 2014-11-06 全身麻醉下行“左侧乳腺癌改良根治术”。术后病理：左侧乳腺浸润性癌，大小 2.0 cm×2.0 cm，腋下淋巴结 14/20 枚见癌转移。免疫组化：ER（-），PR（-），HER2（+）。

➢ 2014-11-29 起给予“EC（E，表柔比星；C，环磷酰胺）序贯 T（多西他赛）”方案辅助化疗。EC 序贯 T 方案辅助化疗未结束时发生肺转移，疗效评价疾病进展。

➢ 2015-05-23 起给予“曲妥珠单抗+吉西他滨+卡培他滨”方案化疗 4 个疗程。

【辅助检查】

➢ 2015-05-22（2 个疗程 T 方案后）复查胸部 CT（图 29-1）：左侧乳腺癌术后，两肺多发转移灶。

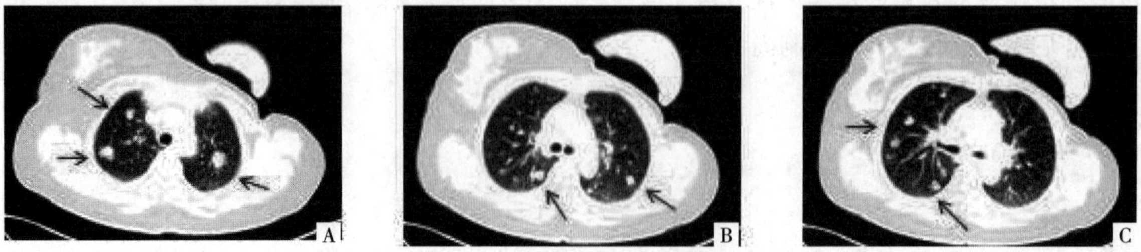

图 29-1　2015-05-22 胸部 CT

注：A、B、C 示两肺多发转移灶

➢ 肺穿刺病理活检：转移性癌。免疫组化示：ER（-），PR（-），Ki-67（10%），HER2（2+）。FISH 检查示 *HER2* 基因扩增。

* 通信作者，邮箱：ym. yin@ hotmail. com

【本阶段小结】

绝经前女性，术后病理示三阴性乳腺癌，EC 序贯 T 方案辅助化疗未结束即发生肺转移，肺穿刺活检提示 HER2 阳性，考虑复发转移灶存在 HER2 表达的差异。根据美国国家综合癌症网络（NCCN）乳腺癌指南提示，无论原发灶还是转移灶 HER2 表达阳性者均可加用抗 HER2 靶向药物治疗。此外，卡培他滨联合化疗药物应用于蒽环及紫杉类药物治疗失败者，可延缓肿瘤进展，且耐受性好，故给予曲妥珠单抗联合吉西他滨及卡培他滨治疗。

【病史及治疗续一】

➢ 2015-07 曲妥珠单抗联合吉西他滨及卡培他滨治疗 2 个疗程后病情稳定；曲妥珠单抗联合吉西他滨及卡培他滨治疗 4 个疗程后疗效评定病情进展。

➢ 该患者行二代测序（next generation sequencing，NGS）检测提示有 *PIK3CA H1047R* 突变（表 29-1）。

表 29-1　肺穿刺组织 NGS 检测结果

基因变异	参考序列	临床意义注释	乳腺癌中的治疗方式	其他肿瘤中的治疗方式	相关临床试验证据
ERBB2（*HEER2*）基因扩增	NM_ 004448	*ERBB2* 基因拷贝数增加	曲妥珠单抗（FDA 和 CFDA 均已批准） 拉帕替尼（FDA 和 CFDA 均已批准） 帕妥单抗（FDA 批准，CFDA 未批准）	无	有
PIK3CA H1047R	NM_ 006218	*PIK3CA* 基因第 1047 位编码子组氨酸变为糖氨酸	依维莫司（FDA 和 CFDA 均已批准）	坦罗莫司（FDA 批准，CFDA 未批准）	有
*TP53 T284Rfs * 21*	NM_ 00112612	*TP53* 基因第 284 位编码子苏氨酸变为糖氨酸，并在新阅读框的 21 位提前终止编码	无	无	有

➢ 2015-09 起予依维莫司+曲妥珠单抗+长春瑞滨治疗。

【辅助检查】

➢ 2015-07 曲妥珠单抗联合吉西他滨及卡培他滨治疗 2 个疗程后复查胸部 CT（图 29-2D、E、F）显示病灶较治疗前 2015-05CT（图 29-2A、B、C）变大。

➢ 2015-09 曲妥珠单抗联合吉西他滨及卡培他滨治疗 4 个疗程后，复查胸部 CT（图 29-2，G、H、I）显示病灶较 2015-07CT 变大。

【本阶段小结】

原发性耐药即指先前未经该种药物治疗的肿瘤细胞初始就对某种药物不敏感。患者使用曲妥珠单抗 4 个疗程后即出现进展，原发性耐药可能性大。BOLERO-3 研究结果提示，依维莫司+曲妥

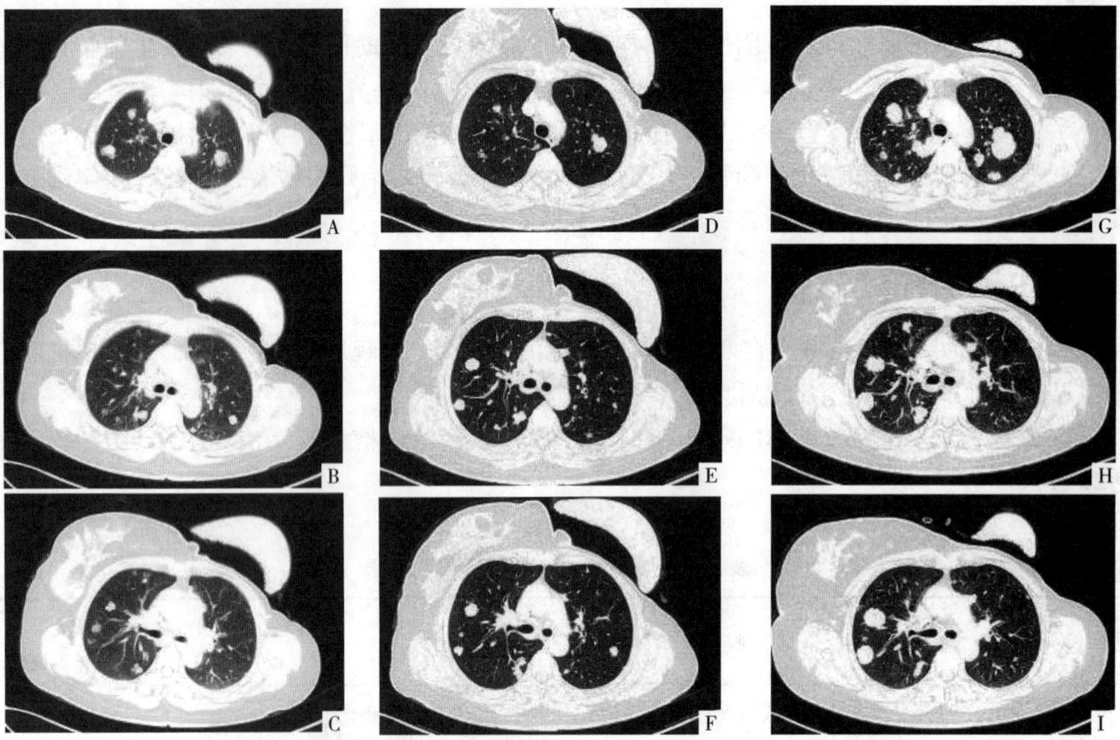

图 29-2　曲妥珠单抗联合吉西他滨及卡培他滨治疗期间胸部 CT 结果

注：A、B、C. 曲妥珠单抗联合吉西他滨及卡培他滨治疗治疗前胸部 CT（2015-05）示双肺多发转移灶；D、E、F. 曲妥珠单抗联合吉西他滨及卡培他滨治疗 2 个疗程后胸部 CT（2015-07）示肺部转移灶较前稍增大；G、H、I. 曲妥珠单抗联合吉西他滨及卡培他滨治疗 4 个疗程后胸部 CT（2015-09）示肺部转移灶较前增大

珠单抗+长春瑞滨与对照组相比显著延长曲妥珠单抗耐药患者无进展生存期（PFS）。BOLERO-1、BOLERO-3 临床研究结果提示两组患者中依维莫司的获益率均与 PI3K 通路状态相关，无 *PIK3CA* 突变、PTEN 正常和 PI3K 通路活动水平正常的患者出现疾病进展的风险（HR）分别为 1.10、1.00 和 1.19，而 *PIK3CA* 突变、PTEN 缺失或 PI3K 通路活跃的患者 *HR* 分别为 0.67、0.54 和 0.67。其中激素受体阴性患者 *PIK3CA* 突变、PTEN 缺失或 PI3K 通路活跃的患者 *HR* 分别为 0.43、0.50 和 0.49。HER2 阳性晚期乳腺癌患者中存在 *PIK3CA* 突变、PTEN 缺失或 PI3K 通路过度活跃时依维莫司延长 PFS 的效果更显著。该患者行二代测序检测提示有 *PIK3CA H1047R* 突变，故给予依维莫司+曲妥珠单抗+长春瑞滨治疗。

【病史及治疗续二】

➢ 患者依维莫司+曲妥珠单抗+长春瑞滨二线治疗 2~3 个疗程后，胸部 CT（图 29-3）检查均提示病灶较前变小，疗效评定均提示部分缓解。

➢ 3 个疗程后患者因经济原因自行停用依维莫司，给予“曲妥珠单抗+长春瑞滨”继续治疗 2 个疗程。疗效评定病情进展，患者放弃治疗。

【辅助检查】

➢ 停用依维莫司后胸部 CT（2016-02）（图 29-4）检查提示病灶较前（2015-12 胸部 CT）变大。

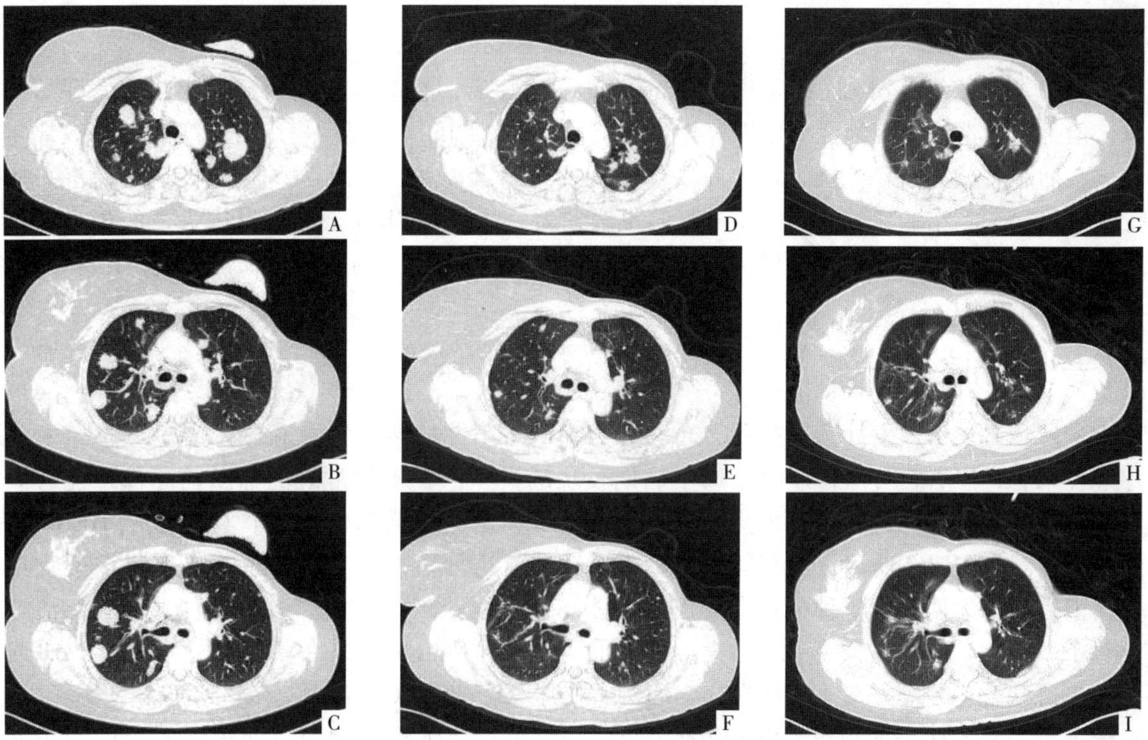

图 29-3　患者依维莫司+曲妥珠单抗+长春瑞滨治疗期间胸部 CT

注：A、B、C. 依维莫司+曲妥珠单抗+长春瑞滨治疗前胸部 CT（2015-09）示双肺多发转移灶；D、E、F. 依维莫司+曲妥珠单抗+长春瑞滨治疗 2 个疗程后胸部 CT（2015-11）示肺部转移灶较前减小；G、H、I. 依维莫司+曲妥珠单抗+长春瑞滨治疗 3 个疗程后胸部 CT（2015-12）示肺部转移灶较前减小，部分病灶消失

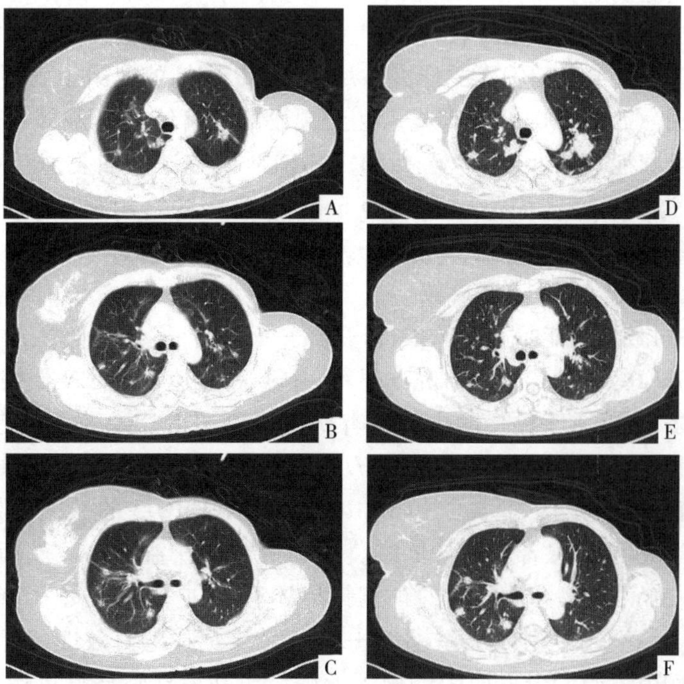

图 29-4　患者曲妥珠单抗+长春瑞滨治疗期间胸部 CT

注：A、B、C. 曲妥珠单抗+长春瑞滨治疗前胸部 CT（2015-12）示双肺多发转移灶；D、E、F. 曲妥珠单抗+长春瑞滨治疗 2 疗程后胸部 CT（2016-02）示肺部转移灶较前增多、增大

【本阶段小结】

患者给予“依维莫司+曲妥珠单抗+长春瑞滨”治疗后，肺部转移灶明显变小，疗效评估部分缓解。但是非常遗憾，因为经济原因停止依维莫司治疗，胸部 CT 提示病灶较前变大，疗效评定病情进展，后患者放弃治疗。该患者为曲妥珠单抗耐药患者，加入依维莫司后逆转了耐药，肿瘤得到控制，取得了不错的疗效。临床中，我们也遇到了一些存在 PI3K 通路中基因突变的患者，但是应用依维莫司后效果依然不佳。如何选择依维莫司的敏感人群，寻找提示治疗有效的生物标志物，是未来探讨的方向。

【专家点评一】

本例所示是一个原发灶为三阴性、转移灶为 HER2 阳性的转移性乳腺癌患者。从整个发病与治疗过程来看，患者在首次诊断时已属于病期较晚的类型，手术与常规的辅助治疗都未能有效控制肿瘤，病灶在转移的过程中发生突变并且可能为原发耐药。转移灶中尽管检测显示 HER2 为过表达，但显然抗 HER2 的治疗没有能给患者带来获益。这种情况下，尽管患者仍有很多药物可供选择，但是如果无法预判哪种药物有效仍然可能导致多线治疗的失败。参考转移性乳腺癌治疗指南，对于 HER2 阳性的乳腺癌一线方案可选择曲妥珠单抗联合帕妥珠单抗联合化疗，T-DM1 或者曲妥珠单抗联合化疗等方案。显然在这个病例中化疗联合曲妥珠单抗并没有起到很好的效果。

依维莫司是 mTOR 抑制药，BOLERO-2 研究的结果支持依维莫司与依西美坦联合应用于非甾体类芳香化酶抑制药治疗失败后的激素受体阳性、HER2 阴性的晚期乳腺癌患者。由于在其他的三期研究中未获得相同的结果，因此依维莫司目前推荐的临床应用仅限于符合 BOLERO-2 研究入组条件的患者。

对于依维莫司与化疗的联合应用，在美国 NCCN 指南中并没有将其作为常规方案推荐。来自 BOLERO-1 的研究结果未能证实在化疗联合靶向治疗的基础上再加上依维莫司作为一线治疗能够进一步提高患者的 PFS。在 BOLERO-1 的研究中尽管在 ER 阴性的亚组中发现联合依维莫司组患者的 PFS 约提高 7.2 个月（$P=0.0049$），但是未达到预设的显著统计学差异（$P=0.0044$）。然而在紫杉醇治疗失败后的乳腺癌患者多线治疗中，BOLERO-3 研究证实曲妥珠单抗加长春瑞滨联合依维莫司组患者的 PFS 为 7 个月，而不联合组为 5.78 个月，联合组显著改善了患者的 PFS（*HR* 0.78，95%*CI*：0.65~0.95，$P=0.0067$）。因此，依维莫司可能在转移性乳腺癌的多线治疗中给患者带来获益。

PI3K/mTOR 通路的激活可能是曲妥珠单抗耐药的原因之一，该通路激活相关的标志物或可用于疗效的预测。在 BOLERO-3 的探索性研究中显示，pS6 高表达与 PTEN 低表达的患者可以从依维莫司的治疗中获益更多，*PIK3CA* 突变的患者也有从依维莫司治疗中获益的趋势。*PIK3CA* 最常见的突变位于外显子 9 和 20，本例患者为常见的 *H1047R*（3140A>G）突变，患者在联合应用依维莫司后证实治疗有效，转移较前缩小。联合 BOLERO-1 和 BOLERO-3 的数据分析发现 *PIK3CA* 突变、PTEN 丢失或 PI3K 通路激活的患者能够从依维莫司的治疗中获益更多。然而仅通过 *PIK3CA* 突变和（或）PTEN 的缺失作为药物异病同治的预测指标还有待进一步研究，Kim 等的二期临床研究中未能在其他有 *PIK3CA* 突变的实体瘤多线治疗中证实依维莫司的有效性。

令人遗憾的是本例患者由于个人原因停用了依维莫司并最终致病情进展，在实际的临床应用中我们还需要正视依维莫司所带来的药物不良反应。BOLERO-3 的研究中依维莫司组的严重不良事件报告率为 42%，较对照组（20%）翻番。最常见的不良反应包括口腔炎、腹泻、中性粒细胞减少和贫血，在 BOLERO-1 的研究中有 17 例患者（4%）死于治疗相关的不良事件，严重的不良反应也可能导致患者在治疗过程中因不能耐受而停药。因此临床医师如何应用好手中的药物，为肿瘤患者提供有效的治疗仍然任重而道远。基因检测作为靶向药物的预测指标在临床应用于个体化治疗是目前的趋势与发展方向。目前的研究结果也警示我们，由于肿瘤发生发展的复杂性与异质性，基因检测预测药物疗效的临床应用还有条件的限制，尚不能直接推广到各期肿瘤的治疗中。

（上海交通大学医学院附属仁济医院　周力恒　陆劲松）

【专家点评二】

本病例为绝经前女性，术后病理示三阴性乳腺癌，EC 序贯 T 方案辅助化疗未结束即发生肺转移，肺穿刺活检提示 HER2 阳性。在转移性乳腺癌中，尽可能对于转移灶或复发灶进行二次活检，以明确肿瘤的转移特性和治疗敏感性问题。HR 和 HER2 都存在检测异质性的问题，尤其是 HER2 的异质性概率为 4.1%～11.5%。其异质性主要因为肿瘤自身性质发生改变，如克隆选择和肿瘤异质性，而非检测方法的差异导致。所以在复发或转移性乳腺癌的治疗中，尽可能按照指南要求进行转移灶的二次活检，进一步指导实时个体化治疗。此时可以考虑对于原发灶的病理进行复检，尤其是 HER2 的 FISH 检测，可能原发灶即 *HER2* 基因扩增。根据美国 NCCN 乳腺癌指南提示，无论原发灶还是转移灶，HER2 表达阳性者均可加用抗 HER2 靶向药物治疗。对于紫杉类药物治疗失败 HER2 阳性晚期乳腺癌患者，一线治疗在曲妥珠单抗基础上常选择的化疗包括卡培他滨、长春瑞滨等。

BOLERO-3 研究达到主要终点，发现在既往用过紫杉类且曲妥珠单抗耐药患者，依维莫司加入曲妥珠单抗+长春瑞滨治疗可显著延长 PFS（7.0 个月 *vs.* 5.78 个月，*HR* 0.78，95% *CI*：0.65～0.95，*P*=0.0067），同时发现获益贡献来源于 HR 阴性亚组（*HR* 0.65，95% *CI*：0.48～0.87）而非 HR 阳性患者（*HR* 0.93，95% *CI*：0.72～1.20）。本患者经二代测序发现 *PIK3CA H1047R* 突变，BOLERO-1 和 BOLERO-3 荟萃分析发现 *PIK3CA* 突变患者能够获益于依维莫司（*HR* 0.67，95% *CI*：0.45～1.00），而野生型患者未显示获益（*HR* 1.1，95% *CI*：0.83～1.46）。故患者从曲妥珠单抗+依维莫司联合长春瑞滨中获益，后期患者自行放弃依维莫司仅使用曲妥珠单抗而快速进展，表明在出现 PI3K 通路耐药活化情况下，仅曲妥珠单抗抗 HER2 治疗联合化疗疗效并不理想。

（辽宁省肿瘤医院　孙　涛）

【指南背景】

1. 2017 年美国 NCCN 指南（第 2 版） 对于 HER2 阳性的转移性乳腺癌患者，辅助阶段使用曲妥珠单抗治疗快速进展，一线治疗直接按照二线方案选择推荐使用 T-DM1，即曲妥珠单抗和细胞毒药物的结合体，其他备选方案有曲妥珠单抗联合化疗，如紫杉类、长春瑞滨、或卡培他滨等。

2.《HER2 阳性乳腺癌临床诊疗专家共识》（2017 年版） HER2 阳性的复发转移乳腺癌，优先考虑曲妥珠单抗联合化疗。

3.《中国临床肿瘤学会（CSCO）乳腺癌诊疗指南》（2017 年第 1 版） HER2 阳性、激素受体阳性的复发转移乳腺癌，优先考虑曲妥珠单抗联合化疗；部分不适合化疗或进展缓慢的患者如果考虑联合内分泌治疗，可在 HER2 靶向治疗的基础上联合芳香化酶抑制药治疗。对于 HER2 靶向治疗联合化疗达到疾病稳定的患者，化疗停止后，可考虑使用 HER2 靶向治疗联合芳香化酶抑制药维持治疗。

【循证背景】

1. BOLERO-3 研究 既往用过紫杉类且曲妥珠单抗耐药患者比较了曲妥珠单抗+长春瑞滨治

疗联合依维莫司和曲妥珠单抗+长春瑞滨治疗联合安慰剂，结果显示依维莫司加入曲妥珠单抗+长春瑞滨治疗可显著延长 PFS（7.0 个月 *vs.* 5.78 个月，*HR* 0.78，95% *CI*：0.65～0.95，*P* = 0.0067），同时发现获益贡献来源于 HR 阴性亚组（*HR* 0.65，95% *CI*：0.48～0.87）而非 HR 阳性患者（*HR* 0.93，95% *CI*：0.72～1.20）。

2. BOLERO-1 和 BOLERO-3 荟萃分析 PI3K 活化状态与 PFS 关联分析表明，PI3K 通路过度活化者（由 PTEN 低表达、*PIK3CA* 突变或 *AKT1 E17K* 突变任意一种机制激活）依维莫司获益显著（*HR* 0.67，95% *CI*：0.48～0.93，*P*=0.016），但 PI3K 通路未活化者则不能够获益（*HR* 1.19，95% *CI*：0.87～1.62，*P*=0.28）。

3. 二次活检荟萃分析乳腺癌原发灶和转移灶的 HER2 不一致性发生率高 荟萃分析了 26 个研究中 2520 例乳腺癌患者的配对原发灶和转移灶，结果显示 26 项研究中 25 项均为同时检测原发和转移灶的 HER2 状态，原发灶和转移灶 HER2 不一致率为 5.5%（3.6%～8.5%），转移灶部位与 HER2 不一致率显著相关（*P* = 0.0017），远处转移与原发灶的不一致率为 11.5%（6.9%～18.6%），淋巴结转移与原发灶的不一致率为 4.1%（2.4%～7.2%）

HER2 阴性转阳性比反向改变更多（*P*=0.074），检测相关因素与 HER2 不一致无关。

【核心体会】

复发或转移灶的二次活检对于晚期患者的治疗决策至关重要。HER2 阳性晚期乳腺癌患者，排除曲妥珠单抗原发耐药者，一线治疗首选化疗联合曲妥珠单抗靶向治疗。对于曲妥珠单抗耐药患者，如果存在 *PIK3CA* 突变，则可优先考虑含 mTOR 抑制药的靶向治疗。

（辽宁省肿瘤医院 孙 涛）

参 考 文 献

[1] Baselga J, Campone M, Piccart M, et al. Everolimus in postmenopausal hormone-receptor-positive advanced breast cancer. The New England journal of medicine, 2012, 366 (6): 520-529.

[2] Yardley DA, Noguchi S, Pritchard KI, et al. Everolimus plus exemestane in postmenopausal patients with HR (+) breast cancer: BOLERO-2 final progression-free survival analysis. Adv Ther, 2013, 30 (10): 870-884.

[3] Hurvitz SA, Andre F, Jiang Z, et al. Combination of everolimus with trastuzumab plus paclitaxel as first-line treatment for patients with HER2-positive advanced breast cancer (BOLERO-1): a phase 3, randomised, double-blind, multicentre trial. Lancet Oncol, 2015, 16 (7): 816-829.

[4] Andre F, O'Regan R, Ozguroglu M, et al. Everolimus for women with trastuzumab-resistant, HER2-positive, advanced breast cancer (BOLERO-3): a randomised, double-blind, placebo-controlled phase 3 trial. Lancet Oncol, 2014, 15 (6): 580-591.

[5] Jerusalem G, André F, Chen D, et al. Evaluation of everolimus (EVE) in HER2+advanced breast cancer (BC) with activated PI3K/mTOR pathway: exploratory biomarker observations from the Bolero-3 trial. European Cancer Congress Ecco Esmo Estro, 2013, 49: S8.

[6] Andre F, Hurvitz S, Fasolo A, et al. Molecular alterations and everolimus efficacy in human epidermal growth factor receptor 2-overexpressing metastatic breast cancers: combined exploratory biomarker analysis from BOLERO-1 and BOLERO-3. J Clin Oncol, 2016, 34 (18): 2115-2124.

[7] Kim ST, Lee J, Park SH, et al. Prospective phase Ⅱ trial of everolimus in PIK3CA amplification/mutation and/or PTEN loss patients with advanced solid tumors refractory to standard therapy. BMC Cancer, 2017, 17 (1): 211.

[8] Gradishar WJ, Anderson BO, Balassanian R, et al. Breast Cancer, Version 1. 2016. Journal of the National Comprehensive Cancer Network, 2015, 13 (12): 1475-1485.

[9] 徐兵河. 中国晚期乳腺癌诊治专家共识. 北京：人民卫生出版社，2015.

[10] Cardoso F, Costa A, Senkus E, et al. 3rd ESO-ESMO International Consensus Guidelines for Advanced Breast Cancer (ABC 3). Ann Oncol, 2017, 28 (1): 16-33.

[11] Swain S, Baselga J, Miles D, et al. Incidence of central nervous system metastases in patients with HER2-positive metastatic breast cancer treated with pertuzumab, trastuzumab, and docetaxel: results from the randomized phase Ⅲ study CLEOPATRA. Annals of Oncology, 2014, 25 (6): 1116-1121.

[12] Verma S, Miles D, Gianni L, et al. Trastuzumab emtansine for HER2-positive advanced breast cancer. New England Journal of Medicine, 2012, 367 (19): 1783-1791.

[13] Extra JM, Antoine EC, Vincent-Salomon A, et al. Efficacy of trastuzumab in routine clinical practice and after progression for metastatic breast cancer patients: the observational Hermine study. The oncologist, 2010, 15 (8): 799-809.

[14] von Minckwitz G, Schwedler K, Schmidt M, et al. Trastuzumab beyond progression: overall survival analysis of the GBG 26/BIG 3-05 phase Ⅲ study in HER2-positive breast cancer. European journal of cancer, 2011, 47 (15): 2273-2281.

[15] Kaufman B, Mackey JR, Clemens MR, et al. Trastuzumab plus anastrozole versus anastrozole alone for the treatment of postmenopausal women with human epidermal growth factor receptor 2-positive, hormone receptor-positive metastatic breast cancer: results from the randomized phase Ⅲ TAnDEM study. Journal of Clinical Oncology, 2009, 27 (33): 5529-5537.

病例 30 1 例激素受体阳性/人表皮生长因子受体 2 阳性的初诊Ⅳ期乳腺癌治疗经验分享

贾 岩 郝春芳*

天津医科大学肿瘤医院

【病史及治疗】

➢ 患者，女性，49 岁，已绝经。2009 年患糖尿病，口服阿卡波糖 50 mg，每天 3 次治疗，血糖可控。其他无特殊。

➢ 2014 年发现右乳肿物，位于右乳外上象限乳晕旁，大小 8.0 cm×6.5 cm，质硬、活动差、不伴肿物疼痛、橘皮样改变、无乳头溢血和溢液。

➢ 患者自行口服中药治疗。

➢ 2016-02 右乳肿物增大，大小 10.0 cm×8.0 cm，质硬、活动差，右乳头凹陷固定，乳房皮肤表面散在卫星结节。

➢ 2016-05-03 患者就诊于我院。

➢ 查体：双乳发育正常，右乳皮肤可见散在卫星结节，右乳头凹陷固定，右乳全乳可触及大小 10.0 cm×8.0 cm 肿物、形态不规则、表面凹凸不平，质硬、界不清，活动差，与胸大肌粘连，无压痛。左乳未触及明显肿物。右腋下可触及多个肿大淋巴结，质硬、固定，有压痛，最大 1.0 cm×0.8 cm，双侧锁骨上可触及多发肿大淋巴结，质硬、固定、有压痛，左侧最大 0.6 cm×0.8 cm，右侧最大 1.1 cm×0.7 cm，左腋下未触及明显肿大淋巴结。

【辅助检查】

➢ 2016-05-03 乳腺钼靶（图 30-1）：右侧乳腺癌（累及皮肤），左乳腺体增生。

➢ 2016-05-03 超声：右侧乳腺癌（BI-RADS 5 级），双颈部、右腋下多发肿大淋巴结，考虑转移性淋巴结，双乳腺体增生，左乳伴增生结节及囊性增生结节，双侧胸腔积液，上腹未见明显肿物。

➢ 2016-05-05 骨扫描：多发骨病变（左第 2、3 前肋、右第 6 前肋可见异常放射性浓集区），建议结合相关检查。

➢ 2016-05-09 胸部 CT（图 30-2）：①右乳肿物，考虑乳腺癌；右腋下软组织增厚，右腋下、右肩部皮下多发结节，考虑转移。②双肺间质性改变；双肺多发粟粒结节，不排除转移，密切观察。③双下肺膨胀不全，双肺多发斑片浸润，双侧见胸腔积液。④肝多发低密度灶，考虑为囊性，

* 通信作者，邮箱：haochf@163.com

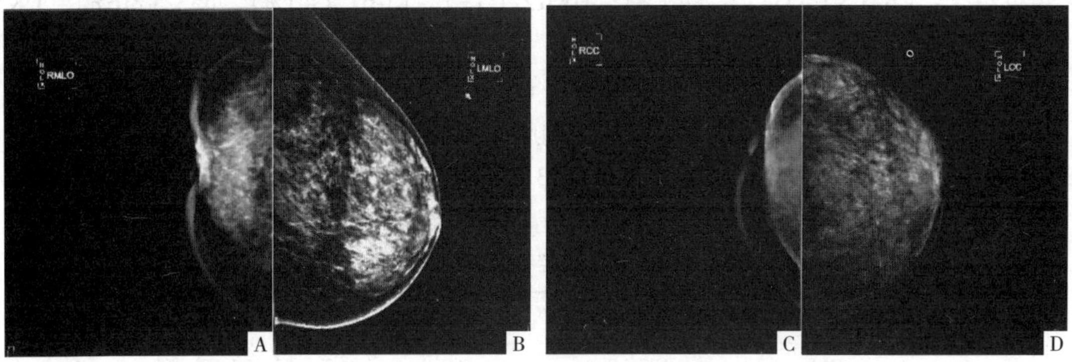

图 30-1　2016-05-03 乳腺钼靶

注：A. 右内外侧斜位；B. 左内外侧斜位；C. 右头尾位；D. 左头尾位

建议结合腹部检查。⑤左侧第 2、3、6 前肋、第 2 胸椎椎体骨质破坏，考虑骨转移伴左侧第 2 肋病理性骨折，建议结合 ECT 检查。⑥头颅 CT 平扫未见明显异常，建议必要时 MRI 检查。

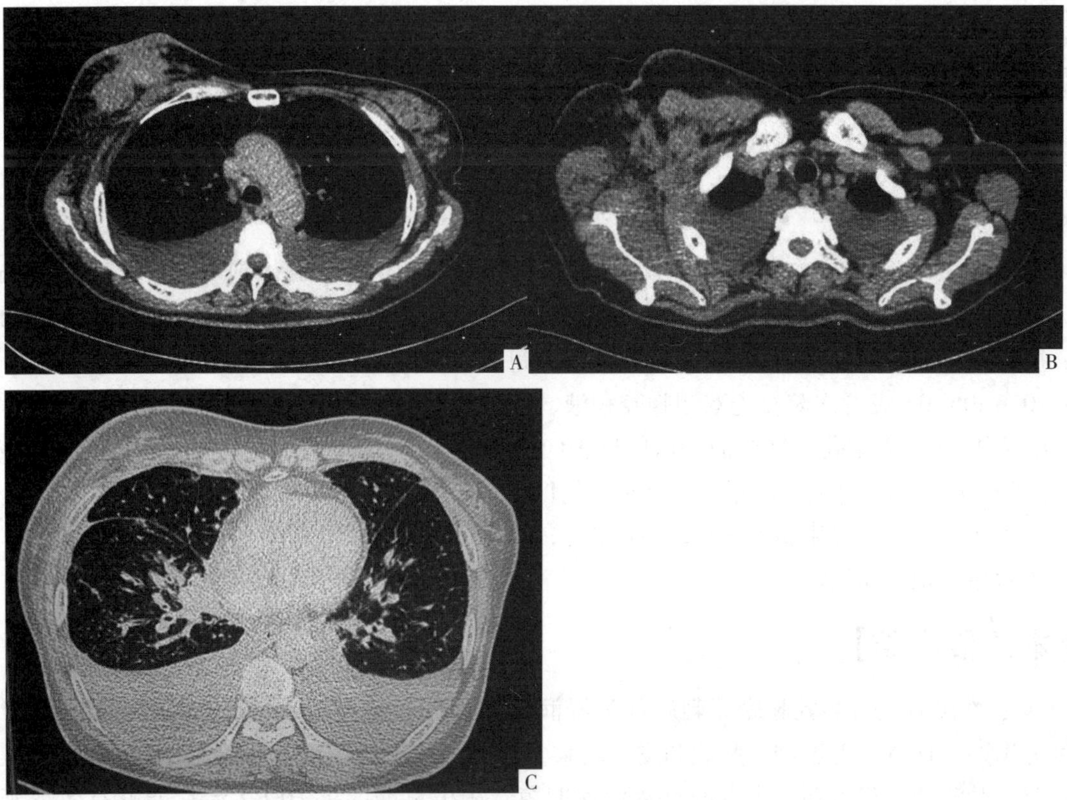

图 30-2　2016-05-09 胸部 CT

注：A、B 示左乳肿物，右腋下软组织增厚，右腋下、右肩部皮下多发结节；C. 双肺间质性改变，多发粟粒结节，双下肺膨胀不全，双肺多发斑点浸润，双侧见胸腔积液

➤ 2016-05-05 右乳乳腺粗针穿刺活检病理检查：右乳腺粗针穿刺标本示浸润性癌。

➤ 免疫组化：ER（80%）、PR（40%）、HER2（3+）、Ki-67（40%）、p53（80%）、CK5/6 < 1%、EGFR（10%）。

➤ 肿瘤标志物（表 30-1）：CA153 1076.0 U/ml、CA125 560.9 U/ml、CEA 28.97 μg/L。

2016-05-09 患者转入我科治疗，予胸腔穿刺胸腔积液引流术。

➤ 2016-05-10 胸腔积液肿瘤标志物：CA153 613.5 U/ml、CA125 2357.0 U/ml、CEA 55.97 μg/L。

表 30-1　血清与胸腔积液肿瘤标志物比较

肿瘤标志物	CA153（U/ml）	CA125（U/ml）	CEA（μg/L）
血	1076.0	560.9	28.97
胸腔积液	613.5	2357.0	55.97

➤ 2016-05-18 胸腔积液细胞病理：胸腔积液涂片找到肿瘤细胞，结合免疫组化结果考虑为腺癌，支持乳腺来源。免疫组化：TTF-1（-）、GCDFP-15（-）、GATA-3（+）、PR（+）、ER（80%+）、p53（+）、Ki-67（60%+）、HER2（+）、CK7（+）、CA125（部分+）、CA153（+）。

【本阶段小结】

该例患者诊断为右侧乳腺癌 $cT_{4b}N_3M_1$ Ⅳ期，浸润性癌 Luminal B 型（HER2 阳性）。骨、淋巴结、胸膜转移，皮下转移。双侧胸腔积液。不排除肺转移。

【病史及治疗续一】

➤ 2016-05-13 予 TCH 方案化疗联合曲妥珠单抗靶向药物治疗，具体剂量：紫杉醇 240 mg 第 1 天静脉滴注+卡铂 500 mg 第 1 天胸腔注射+曲妥珠单抗 400 mg（首剂）第 1 天，21 天为 1 个周期。

➤ 抗骨转移治疗：唑来膦酸 4 mg 静脉注射，每 28 天 1 次。

➤ 2016-06-03 患者入院复查双侧胸腔积液，积液深<5 cm。

➤ 继续予 TCH 方案化疗联合曲妥珠单抗靶向药物治疗，具体剂量调整为：紫杉醇 240 mg 第 1 天+卡铂 500 mg 第 2 天+曲妥珠单抗 310 mg 第 1 天，21 天为 1 个周期。

➤ 抗骨转移治疗：唑来膦酸 4 mg 静脉注射，每 28 天 1 次。

➤ 此后患者拒行输液治疗。

【本阶段小结】

49 岁女性患者，右侧乳腺癌穿刺病理为浸润性癌，分子分型为 Luminal B 型（HER2 阳性），初诊时为Ⅳ期，伴骨、淋巴结、胸膜和皮下转移，合并双侧胸腔积液。HER2 阳性的晚期乳腺癌患者预后差、肿瘤恶性程度高、患者的自然生存期短，积极早期的抗 HER2 治疗能够有效地延长患者的生存期，一线治疗首选曲妥珠单抗+化疗。根据 US Oncology 临床试验的结果，对比曲妥珠单抗联合紫杉醇治疗组，曲妥珠单抗联合紫杉醇+卡铂治疗组的疗效更优，患者的 TTP 时间明显延长（PH *vs.* PCH ：RR 36% *vs.* 52%，TTP 7.1 个月 *vs.* 10.7 个月）。该例患者因胸腔积液置管引流，铂类药物胸腔注射，双路化疗。患者在诊断明确后予以 2 个周期化疗联合曲妥珠单抗靶向药物治疗，复查胸部超声示胸腔积液减少，双肺部分复张。但患者依从性差，耐受性较差。

【病史及治疗续二】

➢ 因患者拒行输液治疗，自 2016-06-28 予来曲唑 2.5 mg，每天 1 次+拉帕替尼 1250 mg，每天 1 次治疗。

➢ 2016-08-26 复查胸部 CT（图 30-3）：右乳肿物较前缩小，皮肤增厚较前减轻，右腋下及右肩部分淋巴结较前缩小，双肺透过度较前改善，浸润较前有所吸收，双肺粟粒结节较前减少，部分结节较前缩小，双胸腔积液较前减少，双下肺较前复张，骨质破坏区密度增高，其余基本同前。

➢ 疗效评价部分缓解（PR）。

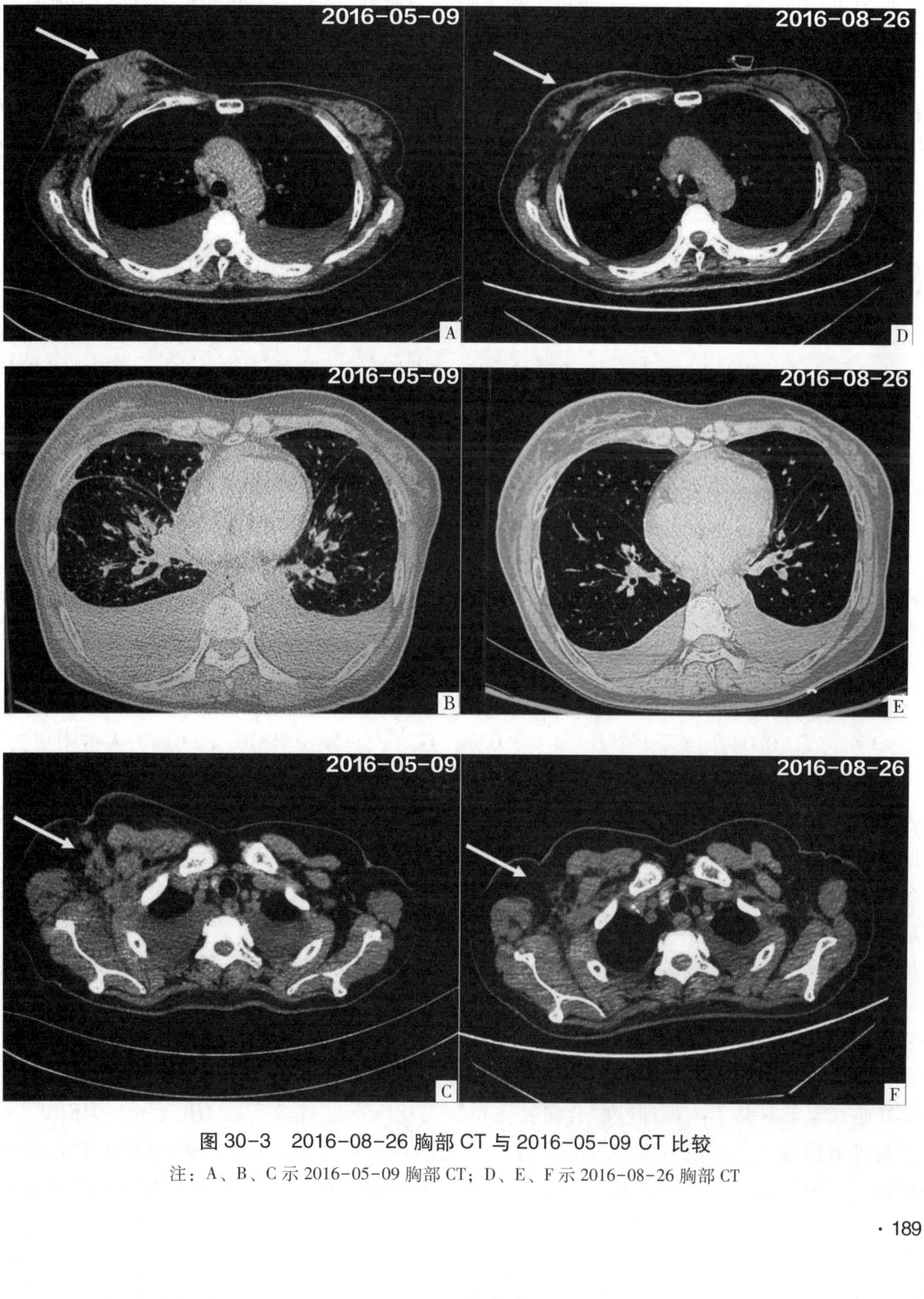

图 30-3　2016-08-26 胸部 CT 与 2016-05-09 CT 比较

注：A、B、C 示 2016-05-09 胸部 CT；D、E、F 示 2016-08-26 胸部 CT

【本阶段小结】

本例患者 2016-05-13 至 2016-06-03 应用曲妥珠单抗靶向药物治疗，疗效评价疾病稳定（SD），不能评判为耐药，但患者拒行化疗等输液治疗。对于三阳性乳腺癌，根据 2016 年 HER2 阳性专家共识，HER2 阳性、HR 阳性复发转移性乳腺癌，优先考虑曲妥珠单抗联合化疗；部分不适合化疗或进展缓慢的患者如果考虑联合内分泌治疗，可在 HER2 靶向治疗的基础上联合芳香化酶抑制药治疗。HER2 靶向治疗联合化疗，化疗停止后 HER2 靶向治疗联合芳香化酶抑制药维持治疗也是合理的治疗方案。

根据 EGF30008 临床试验的结果显示，对于绝经后激素受体阳性的 MBC 患者，拉帕替尼联合来曲唑对比来曲唑单药的一线治疗结果有明显优势，拉帕替尼联合来曲唑显著提高患者的 PFS，两组中位 PFS 分别为联合组 8.2 个月 *vs.* 单药组 3.0 个月（$P=0.019$）。而联合治疗组的 ORR 和 CBR 也较单药组显著提高（ORR：联合组 28% *vs.* 单药组 15%，$P=0.021$；CBR：联合组 48% *vs.* 单药组 29%，$P=0.003$）。拉帕替尼与来曲唑均为口服治疗，用药方便，耐受性良好，本例患者疗效确切，治疗 2 个月疗效评价即达部分缓解（PR），目前 PR 缓解期已达 12 个月，不良反应耐受良好。

【专家点评一】

该患者为 Luminal B 型初治Ⅳ期乳腺癌患者，合并骨、淋巴结、胸膜、皮下转移及双侧胸腔积液。一线予以 2 个疗程 TCH 方案及唑来膦酸治疗后症状缓解，疗效评估为 SD。由于患者拒绝静脉治疗，后改行来曲唑联合拉帕替尼治疗，疗效评估为 PR。

（1）HER2 阳性晚期乳腺癌首选以曲妥珠单抗为基础的治疗，多项大型临床研究结果奠定了曲妥珠单抗联合紫杉类药物作为标准治疗的地位。CLEOPATRA 研究显示，在紫杉类联合曲妥珠单抗的标准治疗方案中加入帕妥珠单抗可进一步延长 PFS 和 OS（18.5 个月 *vs.* 12.4 个月，$P<0.001$；56.5 个月 *vs.* 40.8 个月，$P=0.0002$）。因此，HER2 阳性晚期乳腺癌患者首选曲妥珠单抗联合帕妥珠单抗双靶向治疗，考虑到药物可及性，《中国晚期乳腺癌临床诊疗专家共识 2016》指出在不能获取帕妥珠单抗时，曲妥珠单抗可以与紫杉类、长春瑞滨、卡培他滨、吉西他滨等联合用药。随机对照Ⅲ期临床试验比较了曲妥珠单抗联合紫杉醇、卡铂（TPC）与曲妥珠单抗联合紫杉醇（TP）的安全性与疗效。研究 TPC 组的 ORR 与中位 PFS 分别为 52%与 10.7 个月，显著优于 TP 组的 36%（$P=0.04$）与 7.1 个月（$P=0.03$）；且这一差异在 HER2（3+）的人群中更为显著。安全性方面，两组均具有较好的耐受性。TPC 组发生Ⅳ度中性粒细胞减少的概率高于 TP 组。本例患者为初治Ⅳ期的 Luminal B 型乳腺癌，HER2 表达为（3+），在无法获得帕妥珠单抗的前提下，选用曲妥珠单抗联合紫杉类、卡铂作为转移后一线治疗符合循证医学证据。该病例未提供用药后的安全性数据，患者 2 个疗程后拒绝继续治疗是否与发生严重不良事件相关尚不可知。建议应记录治疗后发生的不良事件。

（2）该患者为 HR（+）、HER2（+）型乳腺癌患者。HER2 阳性患者中约 50%同时表达激素受体（HR）。HR（+）、HER2（+）乳腺癌具有其独特的生物学特性和临床特征。基础和临床研究证实，雌激素受体（ER）和 HER2 信号通路形成正反馈环路，共同促进肿瘤的发生发展，并与内分泌治疗和抗 HER2 治疗耐药有关，同时阻断这两条通路可以克服抗 HER2 和内分泌耐药。TAnDEM 临床试验评估了阿那曲唑联合曲妥珠单抗对比阿那曲唑单药在 HR（+）、HER2（+）绝经后转移性乳腺癌患者中的有效性及安全性，研究结果显示，在阿那曲唑的基础上联合曲妥珠单抗可以将患者 PFS 由 2.4 个月延长 2 倍至 4.8 个月（$P=0.0016$）。由于 70%的阿那曲唑单药组进展的患者被交叉到联合组，总生存并没有观察到具有统计学意义的提高。EGF30008 研究探索了来曲唑与拉帕替尼联合应用的疗效与安全性。研究结果显示，在 HR（+）、HER2（+）患者中，与对照组（来曲唑+安慰剂）相比较，在来曲唑的基础上联合拉帕替尼可以显著延长患者的 PFS（8.2 个月 *vs*. 3.0 个月，$P=0.019$），但总体生存期未见明显差异。安全性方面，联合组中腹泻的发生率远远高于对照组，Ⅲ度及以上腹泻发生率在两组分别为 10% 与 1%。基于以上研究结果，《中国抗癌协会乳腺癌诊治指南与规范（2017 年版）》中指出，对于 HER2 与 HR 均阳性的绝经后转移性乳腺癌患者，在不适合化疗或疾病发展缓慢的患者中也可以采用曲妥珠单抗和（或）拉帕替尼联合芳香化酶抑制药等内分泌治疗药物。

（复旦大学附属肿瘤医院　王碧芸）

【专家点评二】

患者是 49 岁的女性，临床属全身多处转移的绝经后激素受体阳性、HER2 阳性Ⅳ期乳腺癌，病理分子分型为 Luminal B 型（ER 阳性，PR 阳性，HER2 阳性）。Luminal B 型 HER2 阳性的晚期乳腺癌，肿瘤本身恶性程度高，自然生存期短，后续病程的发展是可预测的。所以治疗目的是延长患者生存同时提高生存质量。如果在早期手术治疗干预，可能会有较好的疗效，而患者初诊时病程已进展至晚期，在无法耐受积极的化疗加抗 HER2 治疗后，选择内分泌治疗联合抗 HER2 治疗，也达到了治疗的目的。

根据美国 NCCN 指南、《中国抗癌协会乳腺癌诊治指南与规范（2017 年版）》及《中国晚期乳腺癌临床诊疗专家共识 2016》，对于晚期的 Luminal B 型（HER2 阳性）乳腺癌，推荐化疗联合抗 HER2 治疗，或靶向加内分泌治疗。患者在诊断明确后予以 2 个周期化疗（方案为紫杉醇+卡铂）联合曲妥珠单抗靶向药物治疗，同时患者因胸腔积液置管引流并予铂类药物胸腔注射两种不同途径的化疗方案联合，是一种可行的比较好的方案。根据 US Oncology 临床试验的结果，对比曲妥珠单抗联合紫杉醇治疗组，曲妥珠单抗联合紫杉醇+卡铂治疗组的疗效更优，患者的 TTP 时间明显延长（PH vs. PCH ；RR 36% *vs*. 52%；TTP 7.1 个月 *vs*. 10.7 个月）。

在患者不能耐受化疗的情况下，可在 HER2 靶向治疗的基础上考虑联合内分泌治疗，也是合理的治疗方案。根据 EGF 30008 临床试验的结果，选择拉帕替尼联合来曲唑的比较温和的治疗方案，有利于患者的生存质量，同时也获得了很好的临床疗效，在治疗 2 个月疗效评价即达 PR，后续 PR 缓解期已达 12 个月，不良反应耐受良好。达到了比预期更长 PFS 的目标。

（复旦大学附属华山医院　汪　洁）

【指南背景】

1.《中国抗癌协会乳腺癌诊治指南与规范（2017 年版）》

（1）HER2 阳性复发转移乳腺癌，首选治疗应该是抗 HER2 为基础的治疗，根据患者激素受体状况和既往（新）辅助治疗用药情况选择治疗方案，使患者受益最大。在一线治疗中，曲妥珠单抗联合化疗疗效和安全性优于拉帕替尼联合化疗。

（2）可选方案包括 T-DM1 及曲妥珠单抗联合紫杉醇或多西他赛。曲妥珠单抗联合紫杉醇的同时也可加用卡铂进一步提高疗效。曲妥珠单抗也可联合长春瑞滨、卡培他滨等其他化疗药物。

（3）研究结果显示，曲妥珠单抗联合阿那曲唑一线治疗 HER2 阳性、ER 和 PR 阳性晚期乳腺癌，无进展生存期、临床获益率和至疾病进展时间均显著优于阿那曲唑单药，所以，HER2 与激素受体均阳性的绝经后转移性乳腺癌患者，在不适合化疗或疾病发展缓慢的患者中也可以采用曲妥珠单抗和（或）拉帕替尼联合芳香化酶抑制药等内分泌治疗药物。

2. ABC3 指南 对于一线接受化疗联合抗 HER2 治疗的 ER（+）、HER2（+）转移性乳腺癌患者，可以选择内分泌治疗联合抗 HER2 治疗作为维持治疗，即使目前仍缺乏足够的证据（1C）。

（复旦大学附属肿瘤医院　王碧芸）

【循证背景】

1. US oncology 临床试验 该项随机对照Ⅲ期临床试验比较了曲妥珠单抗联合紫杉醇、卡铂（TPC）与曲妥珠单抗联合紫杉醇（TP）的安全性与疗效。入组了 196 例 HER2 阳性的乳腺癌患者，随机接受 6 个周期的 TPC 与 TP 治疗。研究结果显示 TPC 组的 ORR 与中位 PFS 分别为 52%与 10.7 个月，显著优于 TP 组的 36%（$P=0.04$）与 7.1 个月（$P=0.03$）；这一差异在 HER2（3+）的人群中更为显著（57% *vs.* 36%，$P=0.03$；13.8 个月 *vs.* 7.6 个月，$P=0.005$）。安全性方面，两组均具有较好的耐受性。TPC 组发生Ⅳ度中性粒细胞减少的概率高于 TP 组（$P<0.01$）。

2. TAnDEM 临床试验 评估在阿那曲唑联合曲妥珠单抗对比阿那曲唑单药在 Luminal B 型绝经后转移性乳腺癌患者的有效性以及安全性，入组了 207 例病理证实的 HR（+）、HER2（+）的转移性乳腺癌患者。研究结果显示联合组的 PFS 显著延长，由单药组的 2.4 个月延长 2 倍至 4.8 个月（$P=0.0016$）。但患者的总生存并没有显著的提高，联合组与单药组分别为 28.5 个月及 23.9 个月，并无统计学差异。其中有 70%的阿那曲唑单药组进展的患者被交叉到联合组。

3. EGF30008 研究 入组了 1286 例激素受体阳性的患者，评估来曲唑联合酪氨酸酶抑制药拉帕替尼对于来曲唑单药的疗效及不良反应。入组的患者既往可接受内分泌治疗，且辅助靶向治疗的间隔时间必须超过 12 个月。在 HER2 阳性和 HR 阳性的患者（219 例）中联合治疗组的疗效尤为突出，与单药相比，联合治疗组的 PFS 有近 3 倍的增高（8.2 个月 *vs.* 3.0 个月，$P=0.019$）。但总体生存期未见明显差异。安全性方面，联合组中腹泻的发生率远远高于对照组，Ⅲ度及以上的腹泻发生率为 10%与 1%。

（复旦大学附属肿瘤医院　王碧芸）

【核心体会】

肿瘤科医师应综合考虑患者疾病特征、药物可及性及药物耐受性给予个体化治疗。在帕妥珠单抗无法获得的情况下，HER2 阳性转移性乳腺癌患者可选择曲妥珠单抗联合紫杉类药物作为一线治疗方案。曲妥珠单抗联合紫杉醇的同时加用卡铂可进一步提高疗效，但同时会提高不良事件的发生率。对于 HR（+）、HER2（+）转移性乳腺癌患者，在一线接受化疗联合抗 HER2 治疗后可选择内分泌治疗联合抗 HER2 治疗作为维持治疗。

（复旦大学附属肿瘤医院　王碧芸）

对于晚期的 Luminal B 型（HER2 阳性）乳腺癌，推荐化疗联合抗 HER2 治疗加内分泌治疗是合理的有循证依据的。当患者对化疗联合抗 HER2 治疗不能耐受时，延续的抗 HER2 治疗联合内分泌治疗，在保证患者的生存质量的前提下，延长了患者的生存时间，达到预期的治疗目标。这是 1 例抗 HER2 治疗联合内分泌治疗于 HR 阳性、HER2 阳性晚期乳腺癌的成功病例。

（复旦大学附属华山医院　汪　洁）

参 考 文 献

[1] Slamon DJ, Leyland-Jones B, Shak S, et al. Use of chemotherapy plus a monoclonal antibody against HER2 for me-

tastatic breast cancer that overexpresses HER2. N Engl J Med, 2001, 344 (11): 783-792.

[2] Marty M, Cognetti F, Maraninchi D, et al. Randomized phase Ⅱ trial of the efficacy and safety of trastuzumab combined with docetaxel in patients with human epidermal growth factor receptor 2-positive metastatic breast cancer administered as first-line treatment: the M77001 study group. J Clin Oncol, 2005, 23 (19): 4265-4274.

[3] Baselga J, Cortes J, Kim SB, et al. Pertuzumab plus trastuzumab plus docetaxel for metastatic breast cancer. N Engl J Med, 2012, 366 (2): 109-119.

[4] Swain SM, Baselga J, Kim SB, et al. Pertuzumab, trastuzumab, and docetaxel in HER2-positive metastatic breast cancer. N Engl J Med, 2015, 372 (8): 724-734.

[5] Yardley DA, Burris HA, Hanson S, et al. Weekly gemcitabine and trastuzumab in the treatment of patients with HER2-overexpressing metastatic breast cancer. Clin Breast Cancer, 2009, 9 (3): 178-183.

[6] Andersson M, Lidbrink E, Bjerre K, et al. Phase Ⅲ randomized study comparing docetaxel plus trastuzumab with vinorelbine plus trastuzumab as first-line therapy of metastatic or locally advanced human epidermal growth factor receptor 2-positive breast cancer: the HERNATA study. J Clin Oncol, 2011, 29 (3): 264-271.

[7] Schaller G, Fuchs I, Gonsch T, et al. Phase Ⅱ study of capecitabine plus trastuzumab in human epidermal growth factor receptor 2 overexpressing metastatic breast cancer pretreated with anthracyclines or taxanes. J Clin Oncol, 2007, 25 (22): 3246-3250.

[8] Robert N, Leyland-Jones B, Asmar L, et al. Randomized phase Ⅲ study of trastuzumab, paclitaxel, and carboplatin compared with trastuzumab and paclitaxel in women with HER-2-overexpressing metastatic breast cancer. J Clin Oncol, 2006, 24 (18): 2786-2792.

[9] Montemurro F, Rossi V, Cossu RM, et al. Hormone-receptor expression and activity of trastuzumab with chemotherapy in HER2-positive advanced breast cancer patients. Cancer, 2012, 118 (1): 17-26.

[10] Schettini F, Buono G, Cardalesi C, et al. Hormone Receptor/Human Epidermal Growth Factor Receptor 2-positive breast cancer: where we are now and where we are going. Cancer Treat Rev, 2016, 46: 20-26.

[11] Kaufman B, Mackey JR, Clemens MR, et al. Trastuzumab plus anastrozole versus anastrozole alone for the treatment of postmenopausal women with human epidermal growth factor receptor 2-positive, hormone receptor-positive metastatic breast cancer: results from the randomized phase Ⅲ TAnDEM study. J Clin Oncol, 2009, 27 (33): 5529-5537.

[12] Johnston S, Pippen J, Pivot X, et al. Lapatinib combined with letrozole versus letrozole and placebo as first-line therapy for postmenopausal hormone receptor-positive metastatic breast cancer. J Clin Oncol, 2009, 27 (33): 5538-5546.

[13] 中国抗癌协会乳腺癌专业委员会. 中国抗癌协会乳腺癌诊治指南与规范（2017年版）. 中国癌症杂志, 2017, 27 (9): 695-760.

[14] Cardoso F, Costa A, Senkus E, et al. 3rd ESO-ESMO International Consensus Guidelines for Advanced Breast Cancer (ABC 3). Ann Oncol, 2017, 28 (1): 16-33.

病例 31　年轻Ⅳ期乳腺癌 1 例

张迎舟*

邯郸市中心医院

【病史及治疗】

➢ 患者，女性，32 岁。孕 1 产 1。

➢ 2014-04-03 患者因发现左乳肿物 4 天入院。查体：左乳内上可扪及大小 3.0 cm×3.0 cm 肿物，质硬，边界不清，活动度差。右乳及双腋窝未及异常。全身评估未见远处转移。

➢ 2014-04-11 行左乳单纯切除术+前哨淋巴结活检术。术中冷冻切片病理检查：左侧乳腺浸润性癌。术后石蜡切片病理：左侧乳腺浸润性导管癌，大小 2.0 cm×1.8 cm×1.0 cm，Ⅲ级；脉管癌栓（-），乳头、皮肤、基底均（-），前哨淋巴结（0/4）未见癌转移。免疫组化：ER（2%+，弱）、PR（-）、HER2（3+）、Ki-67（30%+）、拓扑异构酶（topoisomerase，TOPO）Ⅱa（+）、p53（-）、血管内皮生长因子（vascular endothelial growth factor，VEGF）（-）。诊断：左侧乳腺癌ⅠA 期（$pT_{1c}N_0M_0$）。

➢ 拟化疗方案：EC→TH（E，表柔比星；C，环磷酰胺；T，多西他赛；H，曲妥珠单抗），具体为表柔比星 100 mg/m^2，环磷酰胺 600 mg/m^2，多西他赛 100 mg/m^2，曲妥珠单抗 8→6 mg/kg，1 年）。因患者原因仅接受 2 个疗程 EC 方案，未完成后续化疗及靶向药物治疗。

➢ 内分泌治疗：他莫昔芬 10 mg，每日 2 次。规律复查 2 年余无异常。

【辅助检查】

➢ 2014-04-03 双乳钼靶：左乳内上占位，其内可见沙粒样钙化，BI-RADS 4C 亚级。

➢ 2014-04-03 乳腺超声：左乳可见大小 2.9 cm×1.1 cm 不均质回声团块，边界欠清，外形不规则。彩色多普勒血流显像（CDFI）内可见血流信号，BI-RADS 4B 亚级。

➢ 2014-04-03 乳腺磁共振成像：左乳见不规则肿块，呈多中心型，大小 2.48 cm×2.46 cm，考虑乳腺癌可能，BI-RADS 4C 亚级。

【病史与治疗续一】

➢ 2016-07-05 发现右乳肿物 4 个月入院。查体：右乳内上象限可扪及一质硬肿物，大小 6.0 cm×5.0 cm，界限不清，活动度差，与皮肤、胸壁无粘连，双腋下及锁骨上未及明显肿大淋巴结。乳腺肿物空芯针穿刺病理：右侧乳腺浸润性癌，符合浸润性导管癌。免疫组化：ER（约 2%+）、PR（约 3%+）、HER2（3+）、Ki-67（35%+）、TOPOⅡa（-）、p53（约 1%+）、EGFR（+）、

* 通信作者，邮箱：yuzhou02_28@163.com

VEGF（+，弱）。

➢ 诊断为右侧乳腺癌Ⅳ期（$T_3N_1M_1$）。

【辅助检查】

➢ 2016-07-06 乳腺超声：右乳可见大小 3.8 cm×1.8 cm 肿块，边界清，其内可见少许血流信号，并见微小钙化。

➢ 2016-07-06 乳腺钼靶（图 31-1）：右乳内上团块状高密度影，边界模糊，其内可见点状钙化灶。腋下未见淋巴结显影。

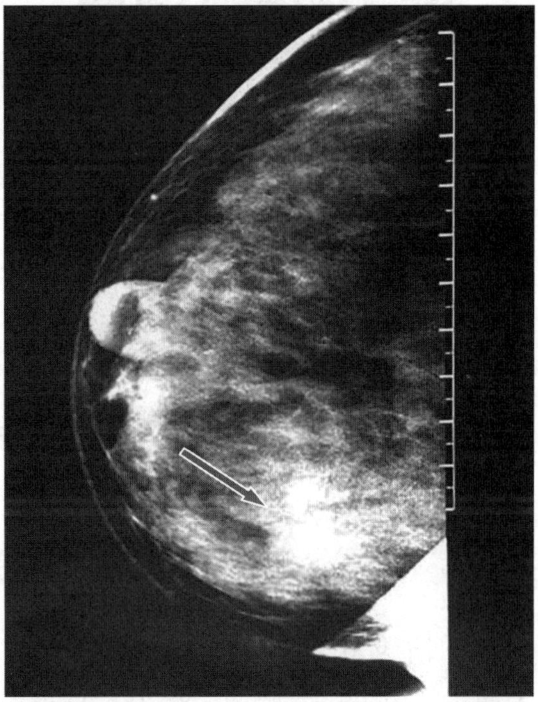

图 31-1　乳腺钼靶

注：箭头所指位置为肿物所在位置

➢ 2016-07-06 乳腺磁共振成像（图 31-2）：右侧乳腺见类圆形肿块影，边缘不光滑，见分

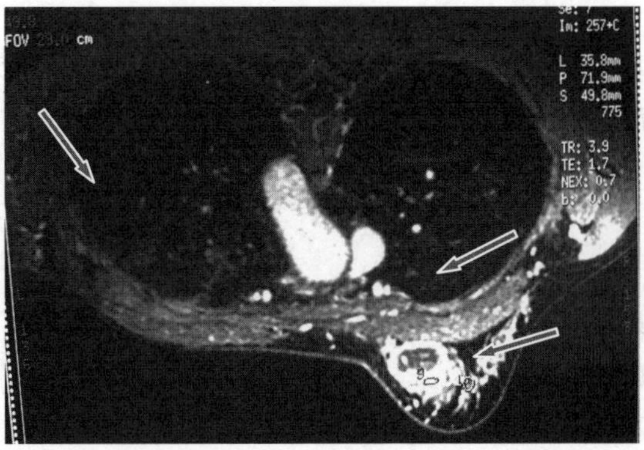

图 31-2　乳腺磁共振成像

注：箭头所示位置为乳腺肿物

叶；增强扫描肿块呈不均匀环形及结节状强化，其内低信号未见强化，时间-信号强度曲线呈流出型，弥散张量成像（ADC）值减低。BA-RADS 4~5 级。

➢ 2016-07-06 骨扫描：胸骨、第 12 胸椎血运代谢旺盛灶，结合病史考虑骨转移。

➢ 2016-07-06 胸椎磁共振成像（图 31-3）：胸骨柄可见长 T_1 长 T_2 信号，抑脂像为高信号。诊断：胸骨异常信号，结合病史及骨扫描考虑转移。

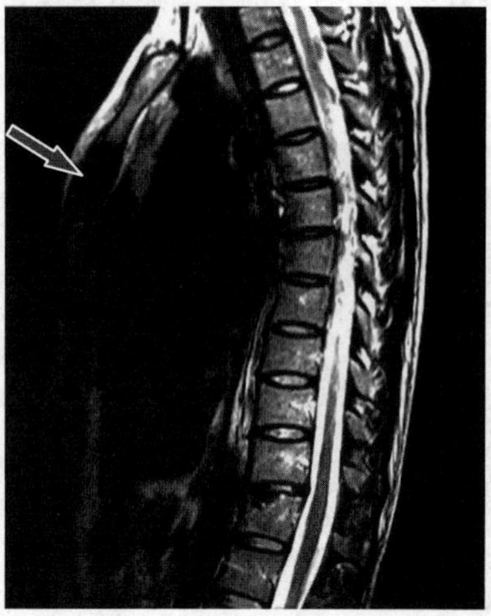

图 31-3　胸椎磁共振成像

注：箭头所示位置为骨转移灶致骨质破坏

【病史与治疗续二】

➢ 患者诊断为右侧乳腺癌Ⅳ期（$T_3N_1M_1$）。紫杉醇 80 mg/m² （第 1、8、15 天）+卡铂（AUC）（第 1、8、15 天）联合曲妥珠单抗 4→2 mg/kg（第 1、8、15、22 天）方案化疗+双膦酸盐药物治疗，共 4 个疗程（16 周）。

➢ 于 2016-11-15 行右侧乳腺癌改良根治术。

➢ 术后石蜡切片病理：右侧乳腺组织多处取材，未见明确肿瘤组织，乳腺小叶萎缩伴淋巴细胞浸润，间质纤维组织增生。乳腺及深切线未查见癌，腋窝淋巴结 12 枚未查见癌。胸肌间脂肪组织内未查见癌。

➢ 紫杉醇 80 mg/m² （第 1、8、15 天）+卡铂（AUC）（第 1、8、15 天）+曲妥珠单抗 2 mg/kg（第 1、8、15 天）方案化疗+双膦酸盐药物治疗，共 2 个疗程（8 周）。序贯曲妥珠单抗 6 mg/kg，每3 周1 次+卵巢功能抑制+依西美坦 25 mg，口服，每天 1 次。

【辅助检查】

➢ 2016-11-07 乳腺磁共振成像（图 31-4）：右乳可见病灶大小 0. 5 cm×0. 3 cm，病灶强化明显，边界清，时间-信号强度呈上升型。

➢ 2016-11-08 胸椎 CT（图 31-5）：乳腺癌胸骨转移治疗后，胸骨异常高密度影，请结合临床与原片对比。

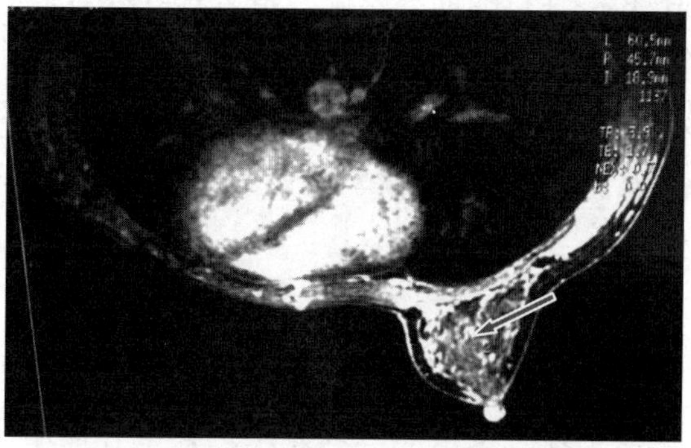

图 31-4　2016-11-07 乳腺磁共振成像

注：箭头所指为治疗后肿物所在位置

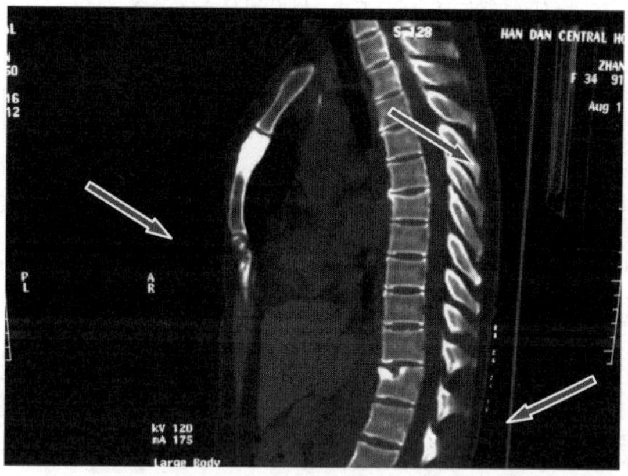

图 31-5　2016-11-08 胸椎 CT

注：胸骨转移灶出现骨化

【专家点评】

本病例患者属于 ER 低表达 HER2 阳性绝经前乳腺癌患者，在左侧乳腺癌术后 2 年余发现右乳肿物及骨转移，即为Ⅳ期乳腺癌。应对转移病灶进行活检以确定诊断，至少重新评估一次转移病灶的生物标志物。本患者右乳再次活检的病理与左乳相似，仍需鉴别诊断是双侧原发乳腺癌，还是一侧向另一侧的转移性乳腺癌。第二侧乳腺癌与第一侧乳腺癌发生的时间相隔多 6 个月以上，一般无复发或其他部位转移者考虑为原发可能。本患者第二侧发生在内上象限，两侧 p53 为左乳 p53 阴性和右乳 p53（约 1%+），并无证据支持双原发和转移。Ⅳ期乳腺癌患者原发病灶的切除与延长生存期无关，但是骨相关疾病的患者可能除外。

临床上，约 5%的患者 ER 表达为 1%~9%，2015 年的 St. Gallen 专家共识指出，这部分患者是否定义为 ER 阳性还是有争议的，这部分患者不能单纯仅接受内分泌治疗。回顾性研究显示，对于Ⅱ~Ⅲ期 HER2 阴性浸润性乳腺癌，ER<10%的患者与 TNBC 患者临床特征相似，能从新辅助化疗中取得相对较高 pCR 率，且从辅助内分泌治疗的获益较少，提示对于 ER<10%的 HER2 阴性患者可以临床定义为 TNBC 患者。本患者 ER（2%+），在辅助治疗期间应坚持抗 HER2 治疗，从内分

泌治疗中获益可能不多。

本例患者为HR（+）、HER2（+）晚期乳腺癌，患者选择化疗联合抗HER2治疗作为一线治疗，如果临床获益，停用化疗后可应用内分泌治疗联合抗HER2治疗作为维持治疗。之前未接受过抗HER2治疗的HER2阳性乳腺癌患者，化疗联合曲妥珠单抗和帕妥珠单抗应作为一线治疗的重要选择。曲妥珠单抗联合紫杉醇+卡铂也是可选方案。

（辽宁省肿瘤医院　孙　涛）

【指南背景】

1. 2017年美国NCCN指南（第2版）　对于HER2阳性的转移性乳腺癌患者，辅助阶段使用曲妥珠单抗治疗快速进展，一线治疗直接按照二线方案选择推荐使用T-DM1，即曲妥珠单抗和细胞毒药物的结合体，其他备选方案有曲妥珠单抗联合化疗，如紫杉类、长春瑞滨或卡培他滨等。

2.《中国临床肿瘤学会（CSCO）乳腺癌诊疗指南》（2017年第1版）　HER2阳性、HR阳性的复发转移乳腺癌，优先考虑曲妥珠单抗联合化疗；部分不适合化疗或进展缓慢的患者如果考虑联合内分泌治疗，可在HER2靶向治疗的基础上联合芳香化酶抑制药治疗。对于HER2靶向治疗联合化疗达到疾病稳定的患者，化疗停止后可考虑使用HER2靶向治疗联合芳香化酶抑制药维持治疗。

【循证背景】

（1）原发性双乳癌和继发性乳腺癌转移鉴别诊断：双侧皆为早期乳癌，无腋下淋巴转移，即使双侧病理类型相同，亦可认为是双侧原发性癌；双侧癌的病理组织学类型有明显的区别，如一侧为浸润性而对侧为非浸润性，或第二侧癌细胞的分化程度比第一侧癌高时应考虑为原发癌；癌组织附近在镜下改变不同，如一侧癌灶邻近乳腺导管有明显上皮增生或原位癌，而另一侧无此改变；原发性癌多位于外上象限，生长于乳腺组织中，癌周围界限不清常有明显的浸润。而转移癌常存在于近中线的对侧乳腺周围或乳腺尾部脂肪组织中；自一侧乳腺转移至另一侧，多发生于腋下淋巴结肿大，已有转移者，淋巴管堵塞为淋巴液反流而引起的。第二侧乳腺癌位于外上象限者常见，内上象限次之，位于乳腺中央者较少。因此，对可疑的乳腺外上象限肿块有必要进行切除病检。p53有助于鉴别是双侧原发还是转移，如果两侧p53突变类似，来源于相同的克隆则可能是转移；如果两侧p53突变不同，则来源于不同的克隆，可能为双侧原发。

（2）2013年Deyarmin等对ER的免疫组化检测结果为阳性细胞介于1%~10%的病例进行了基因表达谱分析，结果显示这部分患者中，62%的基因表达谱分型为基底样表型，27%为HER2表型，而腔面型的病例仅占11%，提示ER表达介于1%~10%的患者在分子分型上更接近于ER阴性。后续研究也证实ER阳性细胞介于1%~9%的患者大多年轻、组织学分级高或PR阴性，并且其无病生存率与ER阴性患者更相似。

（3）HR水平在肿瘤细胞低水平表达（1%）时即与临床疗效显著相关。基于他莫昔芬和其他内分泌治疗药物在降低病死率方面的确切作用及其相对低毒的特点，专家组认为，在低水平ER状态下即可考虑采用内分泌治疗，因此将≥1%阳性细胞作为阳性界值（<1%为阴性界值）。专家组意识到，新界值的启用将会使内分泌治疗的应用比例轻度上升，因此同时推荐，对于ER低水平表达（1%~10%弱阳性）的患者，肿瘤医师可与其讨论内分泌治疗的利弊，从而制订最佳的平衡方案。

【核心体会】

对于HR阳性、HER2阳性转移性乳腺癌患者，一线治疗首选化疗联合曲妥珠单抗靶向治疗，疾病控制后，可选择芳香化酶抑制药联合靶向治疗。

（辽宁省肿瘤医院　孙　涛）

参 考 文 献

[1] Gradishar WJ, Anderson BO, Balassanian R, et al. Breast Cancer, Version 1. 2016. Journal of the National Comprehensive Cancer Network, 2015, 13 (12): 1475-1485.

[2] 江泽飞，邵志敏，徐兵河. 人表皮生长因子受体 2 阳性乳腺癌临床诊疗专家共识 2016. 中华肿瘤杂志，2016，96（14）：1091-1095.

[3] 徐兵河. 中国晚期乳腺癌诊治专家共识. 北京：人民卫生出版社，2015.

[4] Cardoso F, Costa A, Norton L, et al. ESO-ESMO 2nd international consensus guidelines for advanced breast cancer (ABC2). The Breast, 2014, 23 (5): 489-502.

[5] Swain S, Baselga J, Miles D, et al. Incidence of central nervous system metastases in patients with HER2-positive metastatic breast cancer treated with pertuzumab, trastuzumab, and docetaxel: results from the randomized phase Ⅲ study CLEOPATRA. Annals of Oncology, 2014, 25 (6): 1116-1121.

[6] Verma S, Miles D, Gianni L, et al. Trastuzumab emtansine for HER2-positive advanced breast cancer. New England Journal of Medicine, 2012, 367 (19): 1783-1791.

[7] Extra J-M, Antoine EC, Vincent-Salomon A, et al. Efficacy of trastuzumab in routine clinical practice and after progression for metastatic breast cancer patients: the observational Hermine study. The oncologist, 2010, 15 (8): 799-809.

[8] von Minckwitz G, Schwedler K, Schmidt M, et al. Trastuzumab beyond progression: overall survival analysis of the GBG 26/BIG 3-05 phase Ⅲ study in HER2-positive breast cancer. European journal of cancer, 2011, 47 (15): 2273-2281.

[9] Kaufman B, Mackey JR, Clemens MR, et al. Trastuzumab plus anastrozole versus anastrozole alone for the treatment of postmenopausal women with human epidermal growth factor receptor 2-positive, hormone receptor-positive metastatic breast cancer: results from the randomized phase Ⅲ TAnDEM study. Journal of Clinical Oncology, 2009, 27 (33): 5529-5537.

[10] Fujii T, Kogawa T, Dong W, et al. Revisiting the definition of estrogen receptor positivity in HER2-negative primary breast cancer. Ann of Oncol, 2017, 28 (10): 2420-2428.

病例 32　激素受体阳性乳腺癌术后胸壁、锁骨上淋巴结、胸膜转移 1 例

徐玲玉*

常州市肿瘤医院

【病史及治疗】

➤ 患者，女性，43 岁，未绝经。2010-06-26 因“发现左乳肿块 1 月余”入院。

➤ 查体：左乳内上可扪及一枚肿块，大小 3.5 cm×3.0 cm，质硬，界欠清，有皮肤粘连，与胸壁无粘连，无压痛，双腋下及锁骨上未扪及明显肿大淋巴结。

➤ 钼靶示：左乳内上高密度钙化肿块，BI-RADS 4C 亚级。

➤ 2010-06-29 我院行“左乳肿块切除术”。术中快速冷冻病理：左乳浸润性癌。遂行“左侧乳腺癌改良根治术”。术后病理：左乳浸润性导管癌Ⅱ级，肿块大小 3.5 cm×3.5 cm×3.0 cm，累及脂肪组织，腋下淋巴结 31 枚示慢性炎症。免疫组化：ER（2+），PR（2+），CerbB2（-），Ki-67（-）。术后于 2010-07-07 开始予多西他赛 120 mg，第 1 天，每 3 周 1 个疗程，单药化疗 4 次；2010-10 开始口服他莫昔芬 10 mg，每天 2 次，至 2015-06 自行停药（未绝经），期间未规律复查。

【本阶段小结】

该患者为激素受体阳性乳腺癌。激素受体阳性乳腺癌患者可能存在术后 2~3 年和 7 年两大复发高峰，内分泌延长治疗可能有助于降低患者的复发风险、提高早期患者的治疗效果。采用他莫昔芬（TAM）治疗 5 年一直是标准治疗方式。新的临床研究如 ATLAS、aTTOM 研究发现长期治疗将在治疗 10 年后显示出生存的改善。对于绝经前激素受体阳性早期乳腺癌患者，指南推荐采用 TAM 标准治疗 5 年后如仍为绝经前状态，则继续采用 TAM 治疗 5 年是有效选择，尤其是存在高危风险的患者。该患者他莫昔芬治疗 4 年 9 个月后停药。

【病史及治疗续一】

➤ 2016-02 无意中扪及左锁骨上有一枚肿块，直径约 3 cm，于我院就诊。入院后查体：左锁骨上可扪及一枚肿块，大小 3 cm×3 cm，质硬，界欠清，固定。左胸壁手术瘢痕下有 1 枚小结节，大小 0.8 cm×0.6 cm，质硬，固定，边界清。

➤ 2016-03-04 颈、胸部 CT 示（图 32-1）：左锁骨上区见多枚淋巴结肿大，部分融合，最大短径约 1.7 cm，左内乳淋巴结及主动脉弓旁淋巴结肿大，最大短径 1.2 cm。左侧少量胸腔积液。

➤ 2016-03-09 彩超示：左锁骨内上软组织内可见大小 36 mm×16 mm 实质性低回声团块，由

* 通信作者，邮箱：xly9911269@126.com

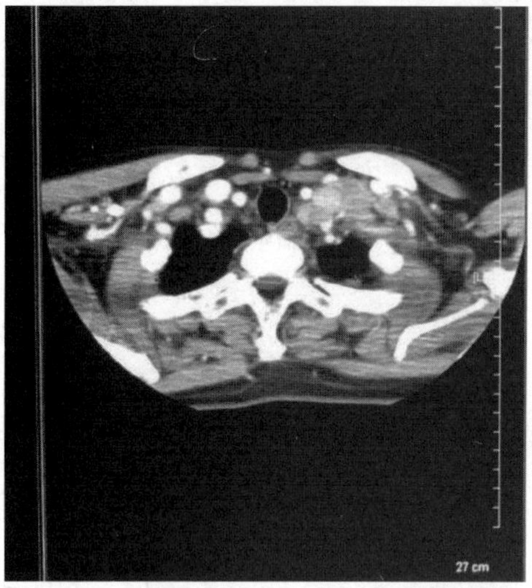

图 32-1　2016-03-04 颈、胸部 CT

多枚融合而成。

➢ 2016-03-09 行左胸壁结节切除术。术后病理示：左胸壁鳞状上皮下见腺癌组织，结合临床考虑乳腺来源。免疫组化：ER（-），PR（-），CerbB2（2+～3+）（未做 FISH 检测），Ki-67（60%+）。同日行左锁骨上淋巴结空芯针穿刺，病理示转移性腺癌。免疫组化：ER（60%+），PR（80%+），CerbB2（-），Ki-67（40%+）。

➢ 2016-03-22 及 2016-04-13 予多西他赛 120 mg 第 1 天+表柔比星 120 mg 第 2 天，化疗 2 个周期。自觉症状无明显缓解，且感胸闷。

➢ 2016-05-03 复查颈、胸部 CT（图 32-2）：左锁骨上区见多枚淋巴结肿大，部分融合，最大短径约 1.9 cm（原 1.7 cm），较前增大。左内乳淋巴结及主动脉弓旁淋巴结肿大，最大短径 1.0 cm（原 1.2 cm），较前缩小。左侧大量胸腔积液，较前增多。

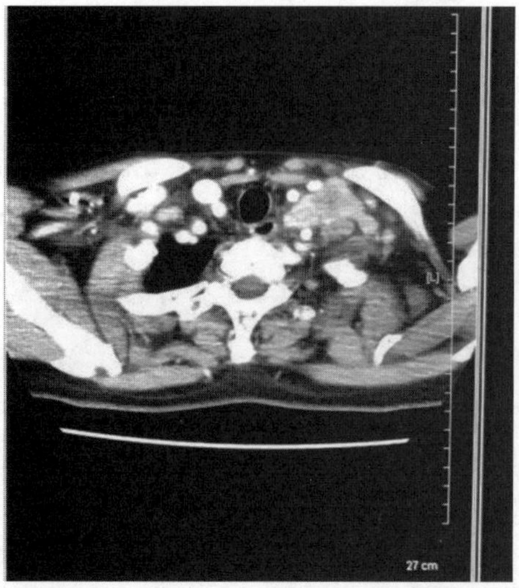

图 32-2　2016-05-03 颈、胸部 CT

➤ 2016-05 左胸腔穿刺：胸腔积液见癌细胞，提示胸膜转移。

➤ 2016-05-05 及 2016-05-26 予长春瑞滨 40 mg 第 1 天、第 8 天+顺铂 40 mg 第 1～3 天，化疗 2 个周期。自觉症状好转，胸闷缓解。

➤ 2016-06-21 彩超示：左锁骨内上软组织内可见多枚实质性低回声团块，最大 10 mm×6 mm，较前明显缩小。

➤ 2016-06-22 予长春瑞滨 40 mg 第 1 天、第 8 天+顺铂 40 mg 第 1～3 天化疗 1 个周期。其后患者不愿意继续化疗，口服他莫昔芬 10 mg，每天 2 次。其后未来月经。

➤ 2016-09 自觉左锁骨上淋巴结又出现肿大，感左颈部胀痛，且感胸闷较前明显。

➤ 2016-10-18 彩超示：左锁骨内上软组织内可见多枚实质性低回声团块，最大 36 mm×23 mm。建议其行化疗，但患者拒绝。2016-10-20 予戈舍瑞林+来曲唑治疗，自觉左锁骨上淋巴结持续增大。拒绝行相关检查。

➤ 2017-02-16 查颈、胸部 CT（图 32-3）：左锁骨上淋巴结较前明显增大，大小 6.1 cm×7.7 cm×7.0 cm，左颈总动脉及左锁骨下动脉受侵，纵隔右移，左内乳淋巴结及主动脉弓旁淋巴结肿大，最大短径 1.1 cm（原 1.0 cm），较前增多、增大，左侧大量胸腔积液，较前明显增多，左肺肺不张，左胸膜转移。

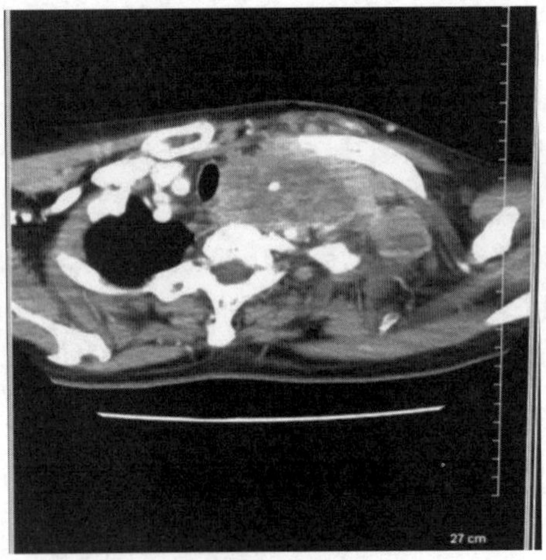

图 32-3　2017-02-16 颈、胸部 CT

➤ 建议其行 FISH 检测，明确 CerbB2 状态，建议全身化疗，但患者拒绝化疗。予口服阿帕替尼（500 mg/d），服用 3 天后自觉左颈部胀痛减轻，1 个月后左锁骨上淋巴结变软且明显缩小，胸闷缓解，但未来院行相关检查。

【本阶段小结】

该患者在他莫昔芬停药 8 个月后出现左锁骨上淋巴结及左胸壁转移，予多西他赛+表柔比星化疗 2 个周期后病情进展，左锁骨上淋巴结较前增大，发现胸膜转移且伴胸闷。更换化疗方案，予长春瑞滨+顺铂化疗后，左锁骨上淋巴结较前缩小，且胸闷缓解。化疗停止 3 个月后，左锁骨上淋巴结又增大，感左颈部胀痛，胸闷较前明显，予内分泌治疗后效果不佳。建议其全身化疗，患者拒绝。其后口服阿帕替尼，服用 3 天后自觉左颈部胀痛减轻，1 个月后左锁骨上淋巴结变软且明显缩小，胸闷缓解，但未来院行相关检查。

阿帕替尼是一种新型口服小分子抗血管生成制剂，高度选择性地结合 VEGFR-2 位点，阻断下游信号传导，具有强效抗肿瘤血管生成作用。Ⅲ期临床数据显示阿帕替尼（850 mg/d）显著延长二线治疗失败后的晚期胃癌患者的总生存期（OS）和无进展生存期（PFS），提高疾病控制率。主要不良反应为皮肤反应、白细胞降低、高血压和发热、胆红素升高等。在非三阴晚期乳腺癌患者的一项Ⅱ期临床研究中，入组 38 例患者接受阿帕替尼中位治疗 4 个周期，中位随访 10.1 个月，结果显示中位 PFS 及 OS 分别为 4.0 个月和 10.3 个月。该患者采用低于推荐剂量 500 mg/d，阿帕替尼单药治疗晚期乳腺癌，局部肿块缩小明显，患者耐受性较好。

【专家点评一】

本例患者为绝经前女性，术后诊断为左乳浸润性导管癌ⅡA 期（$pT_2N_0M_0$），HR 阳性，HER2 阴性。属于低危乳腺癌患者，术后辅助可选 AC 方案（多柔比星/表柔比星联合环磷酰胺）或 TC 方案（多西他赛联合环磷酰胺）。在术后辅助内分泌治疗中，患者可选他莫昔芬（TAM）5 年或卵巢功能抑制（OFS）联合 TAM 5 年。在 SOFT 研究中，淋巴结阳性，细胞学分级 2、3 级，肿瘤直径>2 cm 的患者，在辅助内分泌治疗中，OFS 联合治疗获益患者更多。综合 NSABP B-14、ATLAS、aTTom 研究结果显示，对于适合患者，10 年 TAM 治疗较 5 年 TAM 治疗可降低乳腺癌复发率。其中，对于初始治疗选择 TAM 治疗，完成 5 年 TAM 治疗后仍未绝经的患者，如果淋巴结阳性，或 G3，或需要进行辅助化疗但又未行化疗的患者，建议延长 TAM 治疗至满 10 年。患者 DFS 68 个月，左锁骨淋巴结转移（Lumina B 型），左侧胸壁转移（HR 阴性，HER2 不明），对于此类患者首选化疗，最好能选择铂类为基础的联合化疗，并加用放疗局部控制。患者二线 NP（N，长春瑞滨；P，顺铂）化疗 3 个疗程后疾病控制，但拒绝全身化疗，此时一线内分泌治疗可做选择。患者一线内分泌治疗 PFS 2 个月，二线内分泌治疗 PFS 4 个月，属于原发性内分泌耐药，此时单纯内分泌治疗效果不佳。在患者不愿意全身化疗及进行 FISH 检测的情况下，靶向治疗联合内分泌治疗可行。患者此时未检测激素水平，不一定达到绝经标准，在联合 OFS 的基础上，可选择 mTOR 抑制药依维莫司联合依西美坦、CDK4/6 抑制药 palbociclib 联合氟维司群。阿帕替尼在乳腺癌的使用数据不多，国内为主，Ⅱ期临床试验有数据支持。本病例可继续随访，观察疗效及耐受程度。

（上海交通大学医学院附属仁济医院　马　越）

【专家点评二】

该患者为绝经前 Luminal A 型乳腺癌（$pT_2N_0M_0$），辅助多西他赛单药化疗 4 个周期，后 TAM 辅助内分泌治疗 4 年 9 个月，停药后 8 个月出现胸壁复发、淋巴结转移，转移后一线予以多西他赛+表柔比星化疗 2 个疗程后病情进展，发现胸膜转移伴胸闷，二线换用长春瑞滨+顺铂化疗 3 个周期，症状明显缓解，因患者拒绝全身化疗，改行 TAM 维持治疗 3 个月后再次进展。三线用戈舍瑞林+来曲唑治疗约 4 个月后疾病进展（PD）。因患者拒绝行静脉化疗，行阿帕替尼治疗至今。

（1）病史表述不够清晰，建议根据 RECIST 1.1 标准进行肿瘤评估，以明确每一线治疗的最佳疗效与 PFS；影像学资料应对病灶和时间进行标注；应详细记录患者用药后出现的不良事件，以及患者是由于无法耐受而拒绝治疗。

（2）辅助化疗：该患者为 Luminal A 型肿瘤，无淋巴结转移，可选择不化疗，目前对此类患者，有条件可行 21 基因检测，帮助做出术后是否需要化疗的决策。可能考虑到患者较年轻，肿块相对偏大，患者要求积极术后化疗也无可厚非。然而辅助治疗采用单药是不符合循证医学证据的。蒽环类、紫杉类化疗药物联合或序贯的化疗方案是乳腺癌目前辅助治疗的主流方案。即使使用简单方案，也应按照指南选用联合两药或三药方案，如 EC 或 TC，甚至不含蒽环、紫杉类的 CMF

方案。

（3）患者辅助 TAM 内分泌停药后 8 个月出现胸壁复发、淋巴结转移，无内脏转移，对于此类患者，ABC3 指南均推荐内分泌治疗作为一线治疗方案。一项荷兰的真实世界研究结果显示，一线接受内分泌治疗患者的 PFS 为 13.3 个月，OS 为 36.9 个月，均显著优于一线接受化疗者对应的 5.3 个月（P<0.0001）与 16.1 个月（P<0.0001）。《中国抗癌协会乳腺癌诊治指南与规范（2017 年版）》中建议：对于既往接受过抗雌激素治疗且抗雌激素治疗结束后 1 年内复发转移的绝经后患者，氟维司群（500 mg）或芳香化酶抑制药（AI）都是合理选择。该患者可考虑 OFS 联合上述治疗。

（4）患者转移灶穿刺结果呈异质性，左胸壁转移灶病理提示 ER（-）、PR（-）、CerbB2（2+~3+）（未做 FISH 检测）、Ki-67（60%+），而左锁骨上免疫组化为 ER（60%+）、PR（80%+）、CerbB2（-）、Ki-67（40%+）。乳腺癌是一种高异质性疾病，随着疾病的发生发展，肿瘤的激素受体表达情况可能会发生改变。既往研究结果显示，30%~40%转移灶的 HR 表达与原发灶不同。此外，治疗因素也会改变肿瘤 HR 表达。国内外研究结果显示，在接受新辅助化疗后 23%~40%的患者会发生受体表达改变。该患者出现转移后两处病灶免疫组化不同，应重复病理学检测，或送至上级单位接受病理会诊及 FISH 检测，以明确是否真的存在不一致性，并进行病理疑难讨论，是否存在胸壁病灶 ER 假阴性的可能。

（5）该患者在多线治疗失败后选择了阿帕替尼口服治疗。阿帕替尼是一种新型小分子抗血管生成制剂，具有强效抗肿瘤血管生成作用，被批准用于转移性胃癌的治疗。本中心探索了阿帕替尼在经多线治疗的转移性乳腺癌中的疗效与安全性。两项Ⅱ期临床研究结果显示，在经多线治疗的转移性三阴性乳腺癌中，阿帕替尼中位 PFS 及 OS 分别是 3.3 个月和 10.6 个月；在非三阴晚期乳腺癌患者中阿帕替尼中位 PFS 及 OS 分别为 4.0 个月和 10.3 个月。常见的严重不良事件包括手足综合征、蛋白尿、高血压等。由于以上临床试验均排除了既往接受过抗血管生成治疗的患者，我们进一步分析了在真实诊疗环境中接受阿帕替尼治疗患者的疗效，研究结果与临床试验结果相符，中位 PFS 与 OS 分别为 4.9 个月与 10.3 个月。虽然阿帕替尼没有乳腺癌适应证，但在临床上一些对常规化疗无效的患者中看到了一定的疗效，本例患者也从中得到了获益。但该药物有一定的不良反应，临床应注意不良反应的控制，500 mg/d 是乳腺癌中的推荐剂量，并非为文中“低于推荐剂量”。

（复旦大学附属肿瘤医院　王碧芸）

【指南背景】

1.《中国抗癌协会乳腺癌诊治指南与规范（2017 年版）》

（1）辅助化疗方案：选择联合化疗方案，常用的有：①以蒽环类为主的方案，如 CAF、A/EC、FEC 方案（C，环磷酰胺；A，多柔比星；E，表柔比星；F，氟尿嘧啶），虽然吡柔比星（THP）在欧美少有大组的循证医学资料，但在我国日常临床实践中，用 THP 代替多柔比星也是可行的，THP 推荐剂量为 40~50 mg/m^2。②蒽环类与紫杉类联合方案，如 TAC（T，多西他赛）。③蒽环类与紫杉类序贯方案，如 AC→T/P（P：紫杉醇）或 FEC→T。④不含蒽环类的联合化疗方案，适用于老年、低风险、蒽环类禁忌或不能耐受的患者，常用的有 TC 方案及 CMF 方案（M，甲氨蝶呤）。

（2）辅助内分泌治疗：辅助内分泌治疗有 3 种选择，他莫昔芬、卵巢功能抑制加他莫昔芬、卵巢功能抑制加第三代芳香化酶抑制药。选择需要考虑两方面的因素：肿瘤复发风险高或需要使用辅助化疗；患者相对年轻（如<35 岁）、在完成辅助化疗后仍未绝经的病例。

（3）转移后内分泌治疗：既往接受过抗雌激素治疗且抗雌激素治疗结束后 1 年内复发转移的绝经后患者，氟维司群（500 mg）或芳香化酶抑制剂都是合理选择。

2. ABC3 指南 对于 HR 阳性的转移性乳腺癌患者，除外具有内脏危象或内分泌耐药证据，即使具有内脏转移，仍推荐内分泌治疗作为一线治疗。

【循证背景】

1. 一项荷兰的真实世界研究 分析了 520 例 HR（+）、HER2（-）的转移性乳腺癌患者，其中 482 例接受姑息性的全身治疗。482 例中 116 例患者一线接受化疗，366 例一线接受内分泌治疗。结果显示，一线接受内分泌治疗患者的 PFS 为 13.3 个月，OS 为 36.9 个月，均显著优于一线接受化疗者对应的 5.3 个月（$P<0.0001$）与 16.1 个月（$P<0.0001$）。即使在校正可能影响预后的混杂因素后，一线接受内分泌治疗仍显示出优于化疗的疗效。

2. 一项Ⅱ期临床研究 入组了 59 例在经多线治疗的转移性三阴性乳腺癌患者，接受阿帕替尼 500 mg 口服治疗，中位 PFS 为 3.3 个月，中位 OS 为 10.6 个月，临床获益率为 25%。最常见的不良事件为高血压（64.4%）、蛋白尿（52.6%）、手足综合征（49.2%）等。

3. 一项Ⅱ期单臂临床研究 入组了 38 例非三阴性的转移性乳腺癌患者，阿帕替尼的中位剂量强度为 82%（45%～100%）。经过中位 10.1 个月的随访，中位 PFS 及 OS 分别为 4.0 个月和 10.3 个月。最常见 3 级以上不良事件为高血压（20.5%）、手足综合征（10.3%）、蛋白尿（5.1%）。

【核心体会】

在非临床试验的真实世界临床实践中，患者的意愿是影响治疗的重要因素之一。此例患者治疗过程中曾拒绝全身化疗、拒绝复查、拒绝 FISH 检测，使得诊断和治疗无法规范进行。在真实世界当中类似的情况是普遍存在的，肿瘤科医师应尽量与患者做好沟通。当然，最终应在考虑患者意愿的前提下，结合现有的最佳循证医学证据指导个体化治疗。

（复旦大学附属肿瘤医院　王碧芸）

参考文献

[1] 高亚琳，杨逸雨，李靖若．晚期乳腺癌内分泌治疗现状及展望．中华乳腺病杂志（电子版），2016，10（1）：54-56.

[2] Burstein HJ，Lacchetti C，Anderson H，et al. Adjuvant endocrine therapy for women with hormone receptor-positive breast cancer：american society of clinical oncology clinical practice guideline update on ovarian suppression. J Clin Oncol，2016，34（14）：1689-1701.

[3] 中国乳腺癌内分泌治疗专家共识专家组．中国乳腺癌内分泌治疗专家共识（2017 年版）．中国癌症杂志，2017，27（9）：695-760.

[4] 涂艳．阿帕替尼治疗恶性肿瘤的临床研究进展．中国肿瘤临床，2016，43（12）：545-548.

[5] Hu X，Zhang J，Xu B，et al，Multicenter phase Ⅱ study of apatinib，a novel VEGFR inhibitor in heavily pretreated patients with metastatic triple-negative breast cancer. Int J Cancer，2014，135（8）：1961-1969.

病例 33　一侧乳腺癌合并一侧乳腺分叶状肿瘤病例分享

王耀辉　蒋一维　陆劲松*

上海交通大学医学院附属仁济医院

【病史及治疗】

➢ 患者，女性，67 岁，已绝经。

➢ 因发现双乳肿块 2 个月于我院就诊。体检：双乳增生，左乳外侧扪及 4 cm×3 cm 肿块，质韧，边界清；右乳内上扪及 2 cm×1 cm 肿块，质韧，界欠清，双腋下及锁骨上未扪及肿大淋巴结。

【辅助检查】

➢ 2015-06-02 B 型超声：右乳内上低回声区 27 mm×12 mm，BI-RADS 4B 亚级；左乳外侧低回声结节38 mm×25 mm，BI-RADS 4A 亚级。

➢ 2015-06-05 MRI（图 33-1）：右乳内上象限区域分布多发斑片结节灶及小囊性灶（BI-RADS 5 级），首先考虑恶性肿瘤性病变，建议病理明确。双侧乳腺增生症，左乳偏外下象限见团块影伴左乳内数枚小结节（BI-RADS 3 级），需要进一步检查明确为纤维瘤还是叶状肿瘤。建议完善 MRI 检查，并随访。

➢ 2015-06-09 钼靶（图 33-2~图 33-5）：右乳偏内上象限腺体纠集伴可疑结节影（BI-RADS 5 级）。

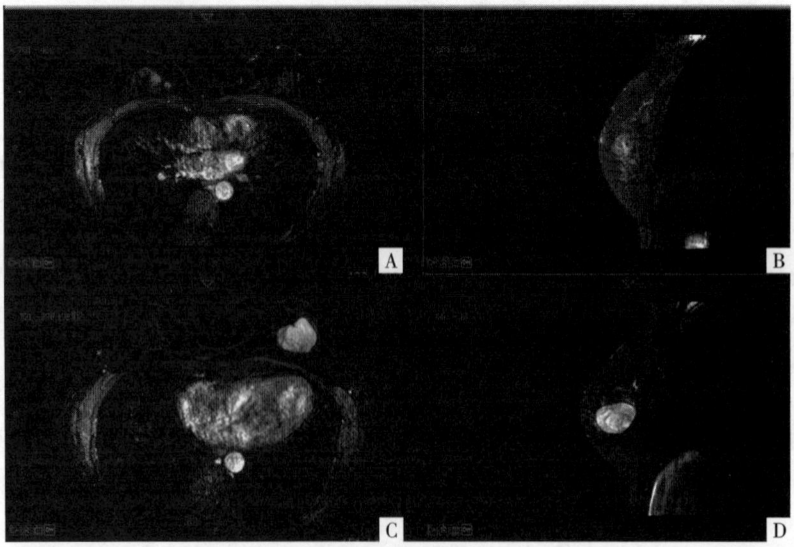

图 33-1　MRI

*通信作者，邮箱：lujjss@163. com

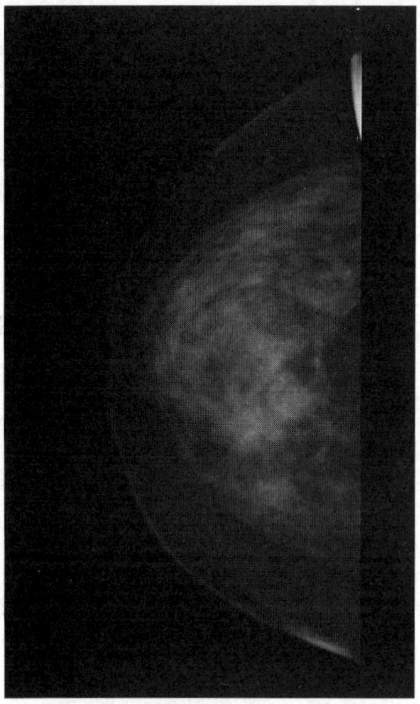

图 33-2　钼靶右头尾位（RCC）

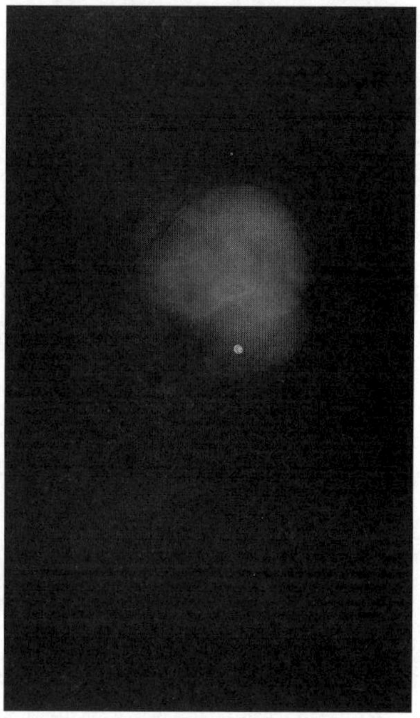

图 33-3　钼靶左头尾位（LCC）

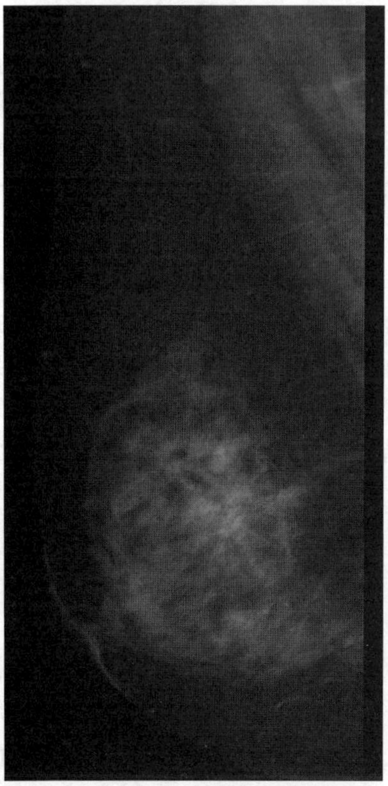

图 33-4　钼靶右内外斜侧位（RMLO）

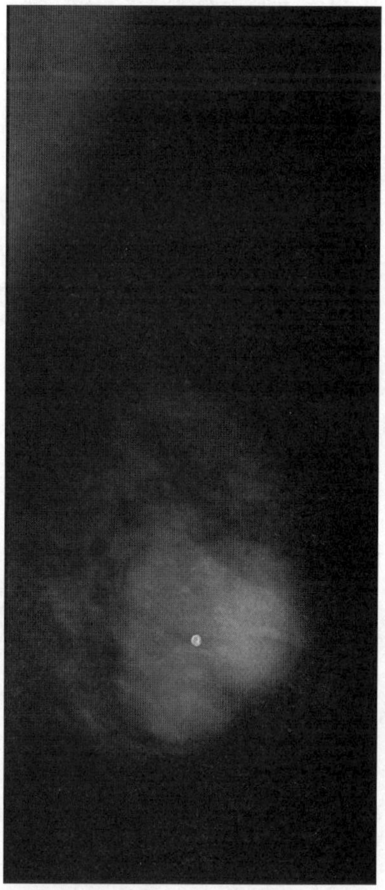

图 33-5　钼靶左内外斜侧位（LMLO）

【病史及治疗续一】

➢ 2015-06-15 在全身麻醉下行右侧单侧乳房单纯切除术、右侧前哨淋巴结活检、左侧乳房象限切除术。

➢ 术后病理示：① 右乳肿块，浸润性癌Ⅱ级，非特殊类型，最大径 1 cm，部分区域伴黏液腺癌。乳头、剥离面、腋下淋巴结（0/2）均阴性。前哨淋巴结（0/3）阴性。②左乳肿块，叶状肿瘤（5 cm× 4 cm× 4 cm），间质细胞丰富。上切缘、下切缘、内切缘、外切缘、基底切缘均阴性。

➢ 免疫组化：右乳肿块，浸润性癌Ⅱ级，非特殊类型。肿瘤细胞免疫组化：ER（80%），PR（50%），ki-67（30%），HER2（0）。

➢ 患者拒绝化疗，目前来曲唑内分泌治疗中，半年一次予唑来膦酸治疗，随访至今患者情况佳。

【本阶段小结】

乳腺癌合并分叶状肿瘤是非常罕见的情况，在本院乳腺中心之前出现过同侧乳房分叶状肿瘤内发生低级别导管原位癌，同侧乳房邻近部位既发生分叶状肿瘤又发生浸润性导管癌，以及双侧乳房一侧为分叶状肿瘤，一侧为浸润性癌。这例患者是双侧乳房一侧为分叶状肿瘤，一侧为浸润性癌的情况。检索文献发现，世界范围内这种同时存在乳腺癌与叶状肿瘤的情况也有个案报道，多集中在亚洲地区。在这些报道中，乳腺癌可在分叶状肿瘤中存在，也可在分叶状肿瘤邻近乳腺组织中存在，甚至在对侧乳房发生，这些乳腺癌有导管癌及小叶癌各种类型。传统认为，分叶状肿瘤是来源间质的，而其上皮细胞未发生异常改变。在同时存在乳腺癌与分叶状肿瘤的情况下，可能其间质成分形成分叶状肿瘤，同时其上皮成分也不同程度地发生不典型增生，形成导管内癌，甚至是浸润性癌。由于其罕见，针对上述情况目前并没有标准的治疗方案，而是分别按照分叶状肿瘤及乳腺癌标准的治疗方案进行治疗。术前由于分叶状肿瘤比较大，可能在影像学上很难发现其邻近的乳腺癌，很多时候是在肿块整体切除后病理检查发现。上述罕见病例也提醒我们，一方面临床上如果影像发现倾向叶状肿瘤的大肿块，其邻近形态欠佳的小肿块也不能轻易掉以轻心、任意判定；另一方面对于手术切除的叶状肿瘤标本，对其进行更细致的病理检查也非常重要。

【专家点评】

本例右乳为非特殊型乳腺浸润性癌，左乳为叶状肿瘤，两种肿瘤无组织发生学上的关联性，符合双原发肿瘤，因不在同一侧，不符合碰撞瘤。右侧肿瘤部分呈黏液腺癌成分，部分为浸润性导管癌成分，符合混合性黏液腺癌，生物学行为考虑为浸润性导管癌非特殊型，分子分型符合 HER2 阴性 Luminal B 型。左侧叶状肿瘤未描述肿瘤边缘特点、核分裂有无及多少，但考虑到间质轻度增生及异型，符合良性叶状肿瘤，完整切除后应较少复发。

（上海交通大学医学院附属仁济医院　刘　强）

【核心体会】

根据《中国临床肿瘤学会（CSCO）乳腺癌诊疗指南（2017 版）》及美国 NCCN 乳腺临床实践指南 2017 版，对于 HR 阳性、HER2 阴性的 Luminal B 型乳腺癌患者，其化疗方案的制订取决于疾病对化疗反应性与疾病复发风险。Ki-67 表达水平是选择化疗的重要因素之一，对于其他危险因素较低的患者（HR 阳性，T_1N_0），若 Ki-67>30%，推荐进行辅助化疗；若 Ki-67 为 15%~30%，需要综合考虑患者的意愿、对化疗的耐受程度和化疗可能带来的获益及风险，充分与患者沟通后决定是否需要进行辅助化疗。

对于分叶状肿瘤（包括良性、交界性和恶性）只行广泛切除，不行外科腋窝分期。

（湖南省肿瘤医院　肖华伍　欧阳取长）

参 考 文 献

[1] Sin EI, Wong CY, Yong WS, et al. Breast carcinoma and phyllodes tumour: a case series. Journal of clinical pathology, 2016, 69 (4): 364-369.

[2] Lakhani SR, Sunil R. WHO classification of tumours of the breast. 4th edition. Lyon: International Agency for Research on Cancer, 2012.

病例 34　三阴性乳腺癌术后左第 2 肋出现浓聚灶——肋骨浓聚灶的鉴别

杨　凡　陆劲松*

上海交通大学医学院附属仁济医院

【病史及治疗】

➢ 患者，女性，49 岁，停经。无肿瘤家族史，无特殊既往史。

➢ 2016-10-12 患者在上海交通大学医学院附属仁济医院行左侧乳腺癌改良根治术（病灶位于左乳上方）。术后病理示：左乳浸润性导管癌Ⅲ级（1.8 cm×1.5 cm×1.5 cm）。淋巴结（0/13）均阴性。免疫组化：ER（-）、PR（-）、HER2（-）、Ki-67（80%）、p53（3+）。

➢ 术后于 2016-10-26 开始行 EC→P 方案化疗 4 个疗程（E，表柔比星 110~125 mg；C，环磷酰胺 0.8 g；P，紫杉醇 110~130 mg），末次化疗时间 2017-04-05，化疗行中药治疗至今。

➢ 2017-03-04 出现咳嗽。外院胸部 CT 检查：提示左侧第 2 前肋转移可能。追问病史：患者否认外伤史。

【辅助检查】

➢ 2017-03-15 骨扫描（图 34-1）：左侧第 2 前肋浓聚灶，考虑骨折。

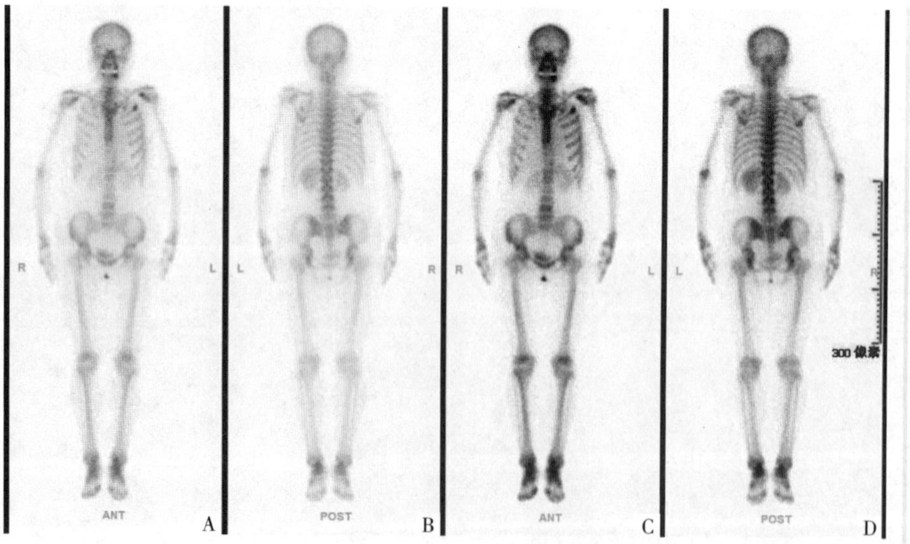

图 34-1　2017-03-15 骨扫描

注：A. 正面；B. 背面；C. 正面高对比；D. 背面高对比

* 通信作者，邮箱：lujjss@ 163. com

➢ 2017-07-04 胸部 CT（图 34-2）：左侧胸壁软组织增厚伴斑片灶，左侧第 2 前肋骨折后改变，不能排除病理性骨折。

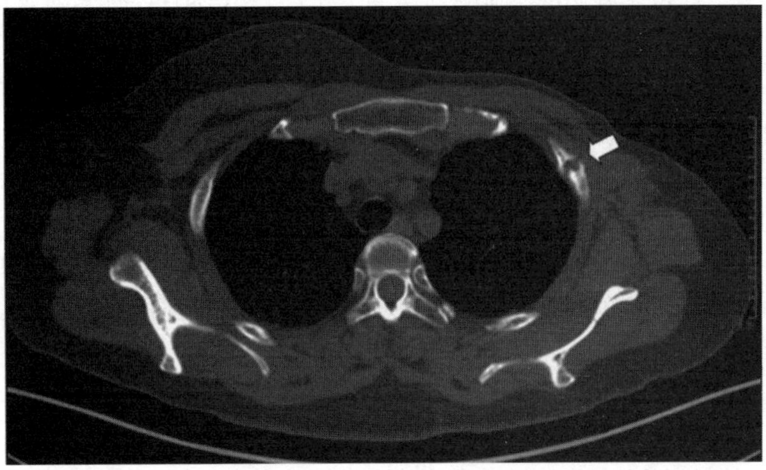

图 34-2　2017-07-04 胸部 CT

➢ 2017-07-13 胸部增强 MRI（图 34-3）：左侧第 2 前肋局部结构异常，目前病理性骨折证据不足。左侧胸壁，腋区异常信号影，怀疑炎症改变。

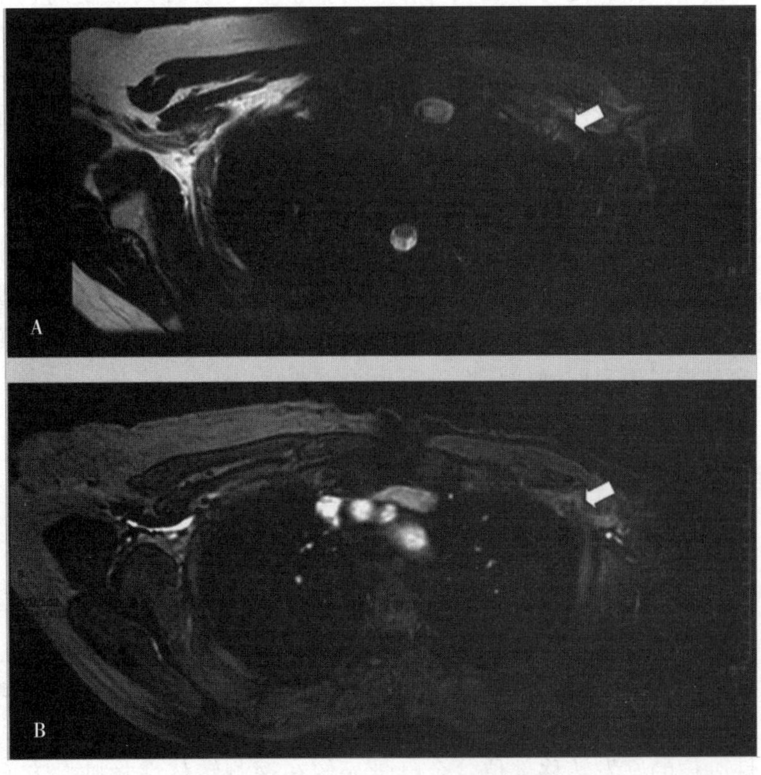

图 34-3　2017-07-13 胸部增强 MRI

注：A. T_1 加权；B. T_2加权

➢ 2017-07 血常规，肝、肾功能，肿瘤指标未见明显异常。

【病史与治疗续一】

➢ 暂不考虑转移；建议查骨密度、血钙（患者未执行）；3 个月后复查胸部 CT。

【本阶段小结】

乳腺癌术后自发性肋骨骨折的原因除骨转移病理性骨折外，还包括原发性或继发性骨质疏松。术后使用芳香化酶抑制药、放疗和长期使用双膦酸盐都会增加自发性肋骨骨折的概率。骨扫描是检测早期骨转移的主要初筛检查手段，敏感性高，不容易漏诊，但特异性较低。MRI、CT 是骨扫描主要确诊手段，根据骨扫描的提示对怀疑部位检查，确认转移情况，并可帮助判断是成骨性还是溶骨性。鉴别诊断有赖于各种诊断方法的合理应用，必要时需要通过骨活检取得病理诊断。

【专家点评一】

本例患者属于三阴性乳腺癌术后出现肋骨浓聚，需要鉴定是否为病理性骨折。乳腺癌骨转移发生率为 65%~75%。乳腺癌远处转移中，首发症状为骨转移者占 27%~50%。骨痛、骨损伤、骨相关事件（SREs）及生活质量降低是乳腺癌骨转移的常见并发症。骨相关事件包括：骨痛加剧或出现新的骨痛，病理性骨折（椎体骨折、非椎体骨折），椎体压缩、变形，脊髓压迫，骨放疗（因骨痛或防治病理性骨折或脊髓压迫），骨转移病灶进展（出现新发、多发骨转移、原有骨转移灶扩大）及高钙血症。ECT 可以作为初筛检查，X 线、CT、MRI 可以明确有无骨质破坏，PET-CT 的价值有待进一步研究，临床上各种诊断方法应该合理应用，必要时需要通过骨活检取得病理诊断。

骨放射性核素扫描（ECT）是骨转移初筛诊断方法。ECT 具有灵敏度高、早期发现、全身成像不易漏诊的优点。但也存在特异性较低，不易区分成骨性还是溶骨性病变，也不能显示骨破坏程度的缺点。骨 ECT 检查推荐用于乳腺癌出现骨疼痛、骨折、碱性磷酸酶升高或高钙血症等可疑骨转移的常规初筛诊断检查。当肿瘤转移至骨骼时，骨转移瘤处的血流与代谢比正常骨骼显著增高。如果某些骨骼的血流更丰富或代谢明显增高，则这些核素会被吸收得更多，因此放射活性物质会浓聚在骨骼受损区域，在扫描图像上表现为暗斑。本患者骨扫描发现第 2 肋骨浓聚，CT 见骨折后改变，两者不排除病理性骨折。而 MRI 并不支持病理性骨折。本患者未使用芳香化酶抑制药内分泌治疗和双膦酸盐治疗，辅助治疗完成后未接受放疗。此时，需要结合患者是否存在家族性脆性骨折史，患者若存在家族史加上化疗所致的骨质疏松，那么在出现咳嗽时可能造成骨折。因此，骨密度和骨活检对于本患者明确病理性骨折至关重要。

（辽宁省肿瘤医院 孙 涛）

【专家点评二】

临床上常用的核医学检查“骨扫描”全称“全身骨显像”，常用的显像剂为^{99m}Tc-MDP（亚甲基二膦酸盐），一种放射性标记的膦酸盐化合物；其基本原理是利用骨组织内的羟磷灰石晶体类成分与体液中发射离子交换或化学吸附作用，骨显像剂经血液循环到达全身骨骼，局部骨骼对显像剂的摄取，与该局部血流量和骨盐代谢水平成正比，能敏感地反映成骨代谢活跃或减低的部位，由此形成放射性浓聚的“热区”或放射性稀疏缺损的“冷区”。

由于骨骼是恶性肿瘤的好发转移部位，全身骨显像在探测转移性骨肿瘤方面是最常用而灵敏的方法，并且骨显像可较 X 线检查提早 3~6 个月发现骨转移灶，并且单光子发射计算机化断层显像（single photon emission computed tomography，SPECT）/CT 断层融合显像对提高骨病变（尤其是单发病灶）鉴别诊断的准确性和特异性很有帮助，因此临床上全身骨显像已成为恶性肿瘤患者诊断骨转移灶的首要筛选检查。

在乳腺癌中，根据美国 NCCN 2017 新版指南，对于临床ⅢA 期及以上的乳腺癌患者，强烈推荐全身骨显像检查来排查骨转移灶；而对于临床Ⅰ~ⅡB 期的乳腺癌患者，有局部骨痛症状或碱性磷酸酶升高时，也建议行补充的全身骨显像。

在这一病例中，全身骨显像的前位和后位平面图像显示，左侧第 2 前肋见显像剂异常浓聚灶，余全身骨骼放射性分布双侧对称、未见明显显像剂异常浓聚或稀疏缺损影。

全身骨显像表现为放射性异常浓聚的原因为存在局部骨质病变，如肿瘤、炎症、损伤修复时，由于局部血流增加和骨盐代谢活跃，从而该部位$^{99}T_c$-MDP 显像剂摄取增加而形成异常放射性“热区”。常见原因有：①骨折。②炎症。③骨肿瘤，包括良、恶性及转移性肿瘤。④骨质代谢性病变。⑤血管性病变如缺血性股骨头坏死。⑥滑膜炎、关节炎病变。⑦其他非肿瘤性病变，如肉芽肿、纤维性发育不良、骨岛、退行性病变等。

本例患者为三阴性乳腺癌术后 5 个月，化疗中，否认外伤史，复查中外院 CT 提示左侧第 2 前肋病变。结合病史及乳腺癌病理类型，三阴性乳腺癌侵袭性强，进展快并好发远处转移，对该例以孤立性异常放射性浓聚灶为表现的全身骨显像，不能排除骨转移的可能性，建议加做 SPECT/CT 断层融合显像。根据同机融合 CT 断层图像上显像剂浓聚灶的定位，结合其 CT 表现，有无骨皮质受损、成骨、骨质破坏、软组织肿块等异常表现，可以辅助并提高诊断效力。

（上海交通大学医学院附属仁济医院　辛　玫）

【指南背景】

《恶性肿瘤骨转移及骨相关疾病临床诊疗专家共识》：全身骨扫描列为首选的乳腺癌骨转移的诊断方法。影像学检查包括 X 线、CT、MRI、核素骨扫描、正电子发射断层显像（PET）。骨活检是检测骨转移的金标准。

【核心提示】

骨活检是确诊骨转移的金标准，结合家族性脆性骨折史和芳香化酶抑制药使用等高危史，有助于判别骨扫描和 MRI 结果诊断骨转移。

（辽宁省肿瘤医院　孙　涛）

参考文献

[1] Li Q, Chen Z, Zhao Y, et al. Risk of metastasis among rib abnormalities on bone scans in breast cancer patients. Sci Rep, 2015, 5 (5): 9587.

[2] Harris SR. Differentiating the causes of spontaneous rib fracture after breast cancer. Clin Breast Cancer, 2016, 16 (6): 431-436.

[3] 中国抗癌协会乳腺癌专业委员会．中国抗癌协会乳腺癌诊治指南与规范（2015 年版）．中国癌症杂志，2015，25（9）：641-703.

[4] Palmedo H, Marx C, Ebert A, et al. Whole-body SPECT/CT for bone scintigraphy: diagnostic value and effect on patient management in oncological patients. Eur J Nucl Med Mol Imaging, 2014, 41 (1): 59-67.

[5] Ghosh P. The role of SPECT/CT in skeletal malignancies. Semin Musculoskelet Radiol, 2014, 18 (2): 175-193.

[6] Cook GJ, Azad GK, Goh V. Imaging bone metastases in breast cancer: staging and response assessment. J Nucl Med, 2016, 57 (Suppl 1): S27-S33.

病例 35　钼靶筛查出的早期乳腺癌

严婷婷　陆劲松*

上海交通大学医学院附属仁济医院

【病史及治疗】

➢ 患者，女性，43 岁，未停经。

➢ 患者 1 个月前体检钼靶发现双乳多发细沙样钙化，右乳外上钙化可疑区域分布（BI-RADS 3 级），遂至我院就诊。查体：双乳增生，双乳未触及明显肿块，双侧腋下及双侧锁骨上未触及肿大淋巴结。

【辅助检查】

➢ 2017-07 双乳超声：双乳小叶增生，右乳实性结节 6 mm（BI-RADS 3 级），双侧腋下目前未见明显肿大淋巴结。

➢ 2017-07 双乳钼靶（图 35-1）：双乳多发细沙样钙化，右乳外上钙化可疑区域分布（BI-RADS 0 级），应结合 MRI 等检查。乳腺增生症，右乳内侧象限小结节（BI-RADS 3 级），请随访。双侧腋下多发小淋巴结。

➢ 2017-07 乳腺 MRI（图 35-2）：双乳多发结节、斑片状强化灶（BI-RADS 3 级），请随访。双侧乳腺增生症，右乳小囊肿（BI-RADS 2 级）。

【病史及治疗续一】

➢ 患者于 2017-08 行右侧乳腺象限切除术。术后冷冻病理示：右乳内上腺病，局灶炎症细胞浸润。右乳外上纤维囊性乳腺病。1 周后石蜡病理示右乳内上腺病伴小钙化灶，伴低级别导管内癌，最大径 0.5 cm。免疫组化：ER（95%）、PR（95%）、HER2（-）。右乳外上纤维囊性乳腺病。遂行右乳单纯切除术+前哨淋巴结活检术，术后病理示右乳残腔未见癌组织残留，右腋下前哨淋巴结阴性。

【本阶段小结】

本例患者是通过钼靶筛查发现的早期乳腺癌。乳腺超声和 MRI 检查未发现可疑病灶，说明以钙化为表现的早期乳腺癌，钼靶的敏感性优于 MRI 和乳腺超声。随着钼靶筛查的普及，可以显著提高早期乳腺癌的诊断率，降低乳腺癌的病死率，《中国抗癌协会乳腺癌诊治指南与规范（2017 年版）》也推荐对 40 岁以上的妇女进行每年 1 次的乳腺钼靶检查。

* 通信作者，邮箱：lujjss@163.com

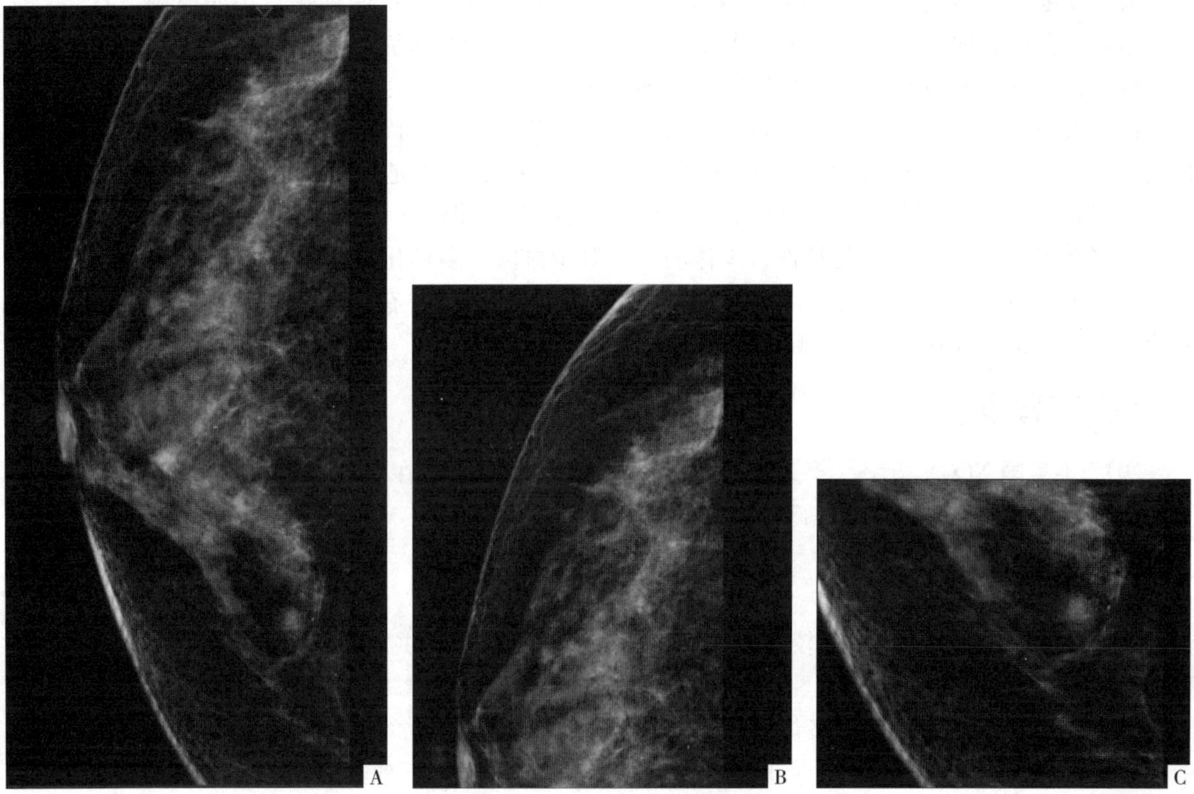

图 35-1　2017-07 双乳钼靶

注：A. 右乳轴位；B. 右乳外上钙化；C. 右乳内上钙化

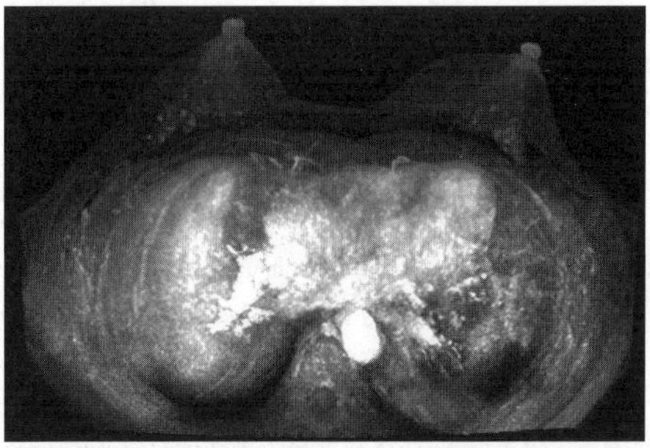

图 35-2　2017-07 乳腺 MRI

【专家点评】

患者钼靶发现右乳内侧象限小结节，行右乳象限切除术，病理提示“右乳内上”腺病伴小钙化灶，伴低级别导管内癌，现术后定期随访中。

（1）本例患者体检钼靶发现双乳多发细沙样钙化，右乳外上钙化可疑区域分布（BI-RADS 0

级），应结合 MRI 等检查。右乳内侧象限小结节（BI-RADS 3 级）。根据《中国抗癌协会乳腺癌诊治指南与规范（2017 年版）》，钼靶中可疑钙化可表现为：① 不定形钙化，小而模糊，双侧、弥漫分布多为良性表现，段样、线样及成簇分布。② 粗糙不均质钙化，钙化多介于 0.5～1.0 mm，多有融合，形态不规则可能为恶性表现。③ 细小多形性钙化，比不定形钙化更可疑，缺乏细的线样颗粒，大小形态不一，直径<0.5 mm。④细线样或细线样分支状钙化，表现为细而不规则线样钙化，直径<0.5 mm，常不连续，有时也可见分支状，提示钙化是由于被乳腺癌侵犯在导管腔内形成。双乳多发细沙样钙化为恶性可能，既往文献提示对导管内癌（ductal carcinoma in situ，DCIS）的诊断 X 线表现较具特征性，操作简单，对少血供、多钙化的乳腺 DCIS 诊断较为敏感。

（2）对于导管原位癌，若病理提示为激素受体阳性的 DCIS，在保乳手术和放疗后，可建议他莫昔芬治疗，预防乳腺其他部位肿瘤的发生。

【指南背景】

2017 年美国 NCCN 指南（第 2 版）：对于 HR 阳性的 DCIS，在保乳手术和放疗后，建议接受 5 年他莫昔芬治疗，预防乳腺其他部位肿瘤的发生。

【循证背景】

（1）DCIS 的诊断 X 线表现较具特征性，操作简单，对少血供、多钙化的乳腺 DCIS 诊断较为敏感。

（2）在绝经后妇女中，雷洛昔芬和他莫昔芬降低 ER 阳性浸润性乳腺癌风险与疗效相当。雷洛昔芬用于血栓栓塞性疾病、子宫良性疾病和白内障的风险低于他莫昔芬。对乳腺癌高危患者，他莫昔芬（20mg/d 治疗 5 年）可以降低浸润性 ER 阳性乳腺癌的风险，至少有 10 年的益处。

【核心体会】

钼靶对 DCIS 的诊断较具特征性，对少血供、多钙化的乳腺 DCIS 诊断较为敏感。

（复旦大学附属肿瘤医院　王碧芸）

参 考 文 献

[1] Visvanathan K，Chlebowski RT，Hurley P，et al. American society of clinical oncology clinical practice guideline update on the use of pharmacologic interventions including tamoxifen，raloxifene，and aromatase inhibition for breast cancer risk reduction. J Clin Oncol，2009，27（19）：3235-3258.

[2] 洪常华，韩德昌，杨新宇，等．乳腺 MRI 与乳腺 X 线诊断导管原位癌的临床效果．中国老年学杂志，2015（2）：376-377.

[3] 中国抗癌协会乳腺癌专业委员会．中国抗癌协会乳腺癌诊治指南与规范（2017 年版）．中国癌症杂志，2017，27（9）：695-760.